SKLEROSE UND HYPERTONIE DER INNERVIERTEN ARTERIEN

VON

GUSTAV RICKER

DIREKTOR DER PATHOLOGISCHEN
ANSTALT DER STADT MAGDEBURG

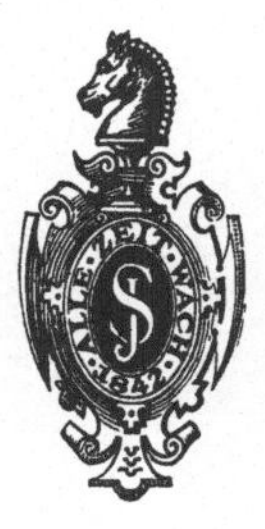

BERLIN

VERLAG VON JULIUS SPRINGER

1927

ISBN-13: 978-3-642-98299-6   e-ISBN-13: 978-3-642-99110-3
DOI: 10.1007/978-3-642-99110-3

Inhaltsverzeichnis.

Vorbemerkung.

Der hier vorliegenden Studie über die Arteriosklerose und die Arteriohypertonie und was zu beiden hinzugehört seien einige Bemerkungen vorausgeschickt, die in kürzester Form über die angewandte Methode unterrichten.

Es werden in ihr alle Bestandteile des Körpers gleichmäßig berücksichtigt werden, also auch seine unter dem Einflusse der Cellulartheorie vernachlässigten nervalen und humoralen Bestandteile. Diese Bestandteile werden nur als Teilnehmer von Vorgängen auftreten; es wird also nichts aus Eigenschaften, Tätigkeiten, Kräften, z. B. der Zelle, erklärt werden. Den Vorgängen, Teilvorgängen komplexer Vorgangsgruppen, wird eine bestimmte Reihenfolge ihres Ablaufes zugeschrieben werden; als erster wird der nervale Teilvorgang hingestellt werden, da das Nervensystem der Teil des Körpers ist, der zu den Vorgängen der Außenwelt als den „Reizen" in Beziehung steht und an dem auch im Körper entstehende Vorgangsänderungen als „Reize" angreifen. Indem die Blutbahn als nachweislich innerviert behandelt wird, ergibt sich nach dem ersten nervalen als zweiter der Vorgang an der Blutbahn und ihrem Inhalt, als dritter was sich zwischen dem Blute und dem Gewebe (im engeren Sinne) mittels exsudierter Flüssigkeit an Vorgängen abspielt und das Gewebe verändert. Die mit den Methoden der Anatomie aufzufindenden Veränderungen werden also als das Ergebnis von Vorgängen, Funktionen im Sinne der den einzelnen Körperbestandteilen speziell zukommenden Vorgänge, nachgewiesen werden.

Auf diese Weise wird es gelingen, kausale Beziehungen zwischen den Teilvorgängen zu ermitteln, also das zu leisten, worin wir die Aufgabe der Pathologie sehen; teleologische Gedankengänge werden als wertlos, weil dieser Aufgabe wesensfremd, unterbleiben. Zur teleologischen Verwertung der Ergebnisse der im angegebenen Sinne kausalen Forschung für die Lehre vom Heilen des kranken Menschen werden wir unmittelbar nichts beitragen; diese Verwertung bleibt der Medizin als derjenigen Wissenschaft vorbehalten, die auf der Pathologie, deren Methode, wie wir sie gekennzeichnet haben, die naturwissenschaftliche ist, als angewandte Wissenschaft fußt[1]).

---

[1]) Vgl. GUSTAV RICKER, Pathologie als Naturwissenschaft (Relationspathologie), Berlin, Julius Springer 1924. Diese Schrift liegt der folgenden in dem Sinne zugrunde, wie jede speziell-pathologische Darstellung auf einer allgemeinen Pathologie ruht; sie wird daher nur an wenigen Stellen angeführt werden. Auch sonst werden aus der Literatur, die wir zu kennen glauben, nur so weit Belege gebracht werden, als es uns nötig erschienen ist.

Erster Teil

Die Arteriosklerose.

A. Einleitung: Grundriß der allgemeinen Pathologie der Arterien.

1. Die Arterien als innervierte Organe, ihr segmentäres Reagieren und ihre Ernährung.

Die Pathologie der Arterien, mochte sie im Sinne der Cellularpathologie oder unter Bevorzugung der physikalisch-chemischen Betrachtungsweise betrieben werden, hat bisher vernachlässigt, daß sämtliche Arterien innerviert sind, und daß ihre Gewebsbestandteile in Beziehung zu einem Flüssigkeitsstrome stehen, dessen Bewegung indirekt vom Nervensystem bestimmt wird. Den Nachweis hierfür hat mein Mitarbeiter FRITZ LANGE[1]) erbracht, dessen Studien zur Pathologie der Arterien dem Folgenden zugrunde liegen und soweit angeführt und ergänzt werden sollen, als es die Ziele dieses Aufsatzes notwendig machen.

Was die *Innervierung* angeht, so brauchen wir uns bei ihrem Nachweis für die glatten Muskelfasern der Media nicht lange aufzuhalten; ihre Nerven sind leicht mit der Methylenblaumethode darzustellen und sind motorische, deren Reizung, wie ihrem Erfolge zu entnehmen ist, Contraction oder Dilatation bewirkt. Inwieweit zentripetalleitende Nerven in den Schichten der Arterienwand vorhanden sind, darüber kann die histologische Methode nur dadurch Auskunft geben, daß sie von anderen Orten her bekannte Endorgane solcher Nerven nachweist; als solche hat R. THOMA[2]) PACINISche Körperchen in der äußersten Schicht der Arterienadventitia, A. S. DOGIEL[3]) plattenförmige in der Adventitia von Säugetieren beschrieben, die nach eigenen Erfahrungen, neben PACINISchen Körperchen, auch beim Menschen vorkommen. Der histologische Nachweis von Nervenfasern in der Arterienintima ist bisher

---

[1]) Virchows Archiv, 248. Bd., 1924.
[2]) Virchows Archiv, 93. Bd. 1883, 95. Bd. 1884, 112. Bd. 1888.
[3]) Arch. f. mikroskop. Anat., 52. Bd. 1898.

nicht gesichert; wo sie Muskelfasern enthält, sind sie als innerviert anzunehmen. Das Experiment hat in der Hand W. Odermatts[1] dargetan, daß zentripetale Nerven in der Intima nicht, wohl aber in der Adventitia vorhanden sind.

Von den *Constrictoren* der Arterien läßt sich nachweisen, daß ihre Erregbarkeit gemessen am Grade der Verengerung auf Reizung um so größer ist, je kleiner das Kaliber der Arterie. Hat dies schon A. Vulpian[2] für makroskopisch sichtbare Arterien von verschiedener Dicke gegenüber mechanischer Reizung dargetan, so haben die Versuche meiner Mitarbeiter dasselbe für zahlreiche physikalische und chemische, sowohl örtlich als vom Blut aus angreifende Reize unter dem Mikroskop ergeben, und zwar auch für kleinste Arterien; sie haben ferner gezeigt, daß das Sinken der Erregbarkeit der Constrictoren, wie es Reizungen von genügender Stärke bewirken, um so früher und leichter eintritt, je kleiner die Arterien sind. Am empfindlichsten gegen Reize, mögen sie die Constrictoren erregen oder lähmen, sind die dem Capillarsystem unmittelbar vorgeschalteten Arterienstrecken, die Arteriolen.

Wenn man die dünnste, die dickere und die noch dickere Strecke einer und derselben Arterie *Segmente* derselben nennt, kann man also von einem *segmentären Reagieren der Arterie* als einem im angegebenen Sinne gesetzmäßigen Verhalten gegenüber Constrictorenreizung sprechen; diese Segmente sind durch quantitative Eigentümlichkeiten der Struktur und durch Astabgabe gekennzeichnet. Außerdem hat das Experiment gelehrt, daß streng lokalisierte Reizung, wie sie am besten als mechanische herbeizuführen ist, an beliebigen Stellen Reaktion veranlaßt, eine Contraction, die über den Ort der Reizung nach beiden Seiten hinausgreift; auch in diesem Falle kann man von reagierenden Segmenten sprechen. Es sind also zwei Formen des segmentären Reagierens auf Constrictorenreizung zu unterscheiden und nach Möglichkeit auseinanderzuhalten.

Von den *Dilatatoren* der Arterien soll hier nur angeführt werden, daß sie nach unseren Beobachtungen in zwei verschiedenen Formen erweiternd wirksam werden können, einmal bei Erhaltung der Erregbarkeit der Constrictoren, die jedoch nicht erregt sind, zum zweiten nach Verlust der Erregbarkeit der Constrictoren. Das Experiment lehrt, daß das erste auf schwächste Reizung eintritt, auf die die (schwerer erregbaren) Constrictoren nicht ansprechen, das zweite auf so starke Reizung, daß sie die Erregbarkeit der Constrictoren aufhebt; da hierbei die Erweiterung über das durch die Constrictorenlähmung erreichte Maß zunehmen kann, wird die Deutung notwendig, daß in einem solchen Falle

---

1) Beitr. z. klin. Chirurgie, 127. Bd. 1922.
2) Leçons sur l'appareil vasomoteur, Paris 1875.

die Dilatatoren länger erregbar bleiben und durch die stärkste Reizung erregt werden. — Das segmentäre Reagieren der Dilatatoren ist bisher nicht Gegenstand von systematischer Untersuchung gewesen, indessen sprechen unsere Beobachtungen alle dafür, daß es in dem gleichen doppelten Sinne stattfindet, wie das der Constrictoren.

Aus den Angaben geht hervor, daß die Constrictorenreizung der Arterien an eine mittlere Reizungsstärke gebunden ist. Wir werden es im folgenden ausschließlich mit Reizung der Constrictoren und mit Herabsetzung und Aufhebung ihrer Erregbarkeit zu tun haben, neben der die Erregung der länger erregbar bleibenden Dilatatoren wo nötig in Betracht gezogen werden soll. Es wird uns also die Wirkung mittelstarker und starker Reize beschäftigen, wie das unserem Gegenstande, pathischen Prozessen entspricht, im Unterschied von physiologischen Prozessen, in denen auch schwächste Reizung ihre Rolle spielt.

Die auf Nervenreizung erfolgenden Reaktionen der dem Capillarsystem vorgeschalteten Arterien, von denen wir als unmittelbar vorgeschaltet *Arteriolen*, als sich herzwärts anschließend „*kleine Arterien*" unterscheiden, hängen so eng mit den ebenfalls nervalen Reaktionen des Capillarsystems zusammen, daß wir hier dieses Zusammenhanges in den Grundzügen gedenken wollen, ehe wir fortfahren uns mit den Arterien zu beschäftigen. Wir erwähnen also als das Ergebnis unserer Experimente, daß auf das, was wir oben schwächste und mittlere Reizungsstärke genannt haben, die Arterien und Capillaren gleichzeitig und gleichsinnig reagieren, so daß *Fluxion* durch Dilatatorenreizung und *Ischämie* oder *Anämie* durch Constrictorenreizung entstehen, von denen aus mechanischer Ursache Fluxion mit Beschleunigung des Blutstromes, Ischämie bei genügendem Grade der Verengerung mit Verlangsamung verbunden ist; und daß auf stärkere Reizung die Erregbarkeit der Constrictoren des Capillarsystems (unter Umständen dazu auch der Arteriolen) sinkt und verlorengeht, während die Constrictoren der Arteriolen oder der kleinen Arterien durch dieselbe Reizung erregt werden: das Capillarsystem erweist sich also auf diese Form der Reizung als der empfindlichste Abschnitt der Strombahn. Das Mißverhältnis zwischen der Enge der Arterie und der Weite der Capillaren, für die ebenfalls nach Verlust der Erregbarkeit der Constrictoren mit Erregung der Dilatatoren zu rechnen ist, bewirkt Verlangsamung des Capillarblutes; wir haben diesen Zustand der Strombahn in der großen Breite, deren er, was Arterienenge und Capillarerweiterung angeht, fähig ist, den *peristatischen Zustand* genannt, weil sein Höhepunkt: Arterienverschluß vor erweitertem Capillarsystem in diesem *Stase* bewirkt. Es handelt sich um die pathische Kreislaufsänderung katexochen, da je nach dem Grade der Reizwirkung, nämlich der durch Arterienenge verschiedenen Grades mechanisch bedingten Verlangsamung des Capillarblutes in mehr oder minder stark erweiterter Bahn aus dieser die verschiedenen Exsudationen stattfinden: bei einem mittleren Grade der Austritt körperchenfreier Flüssigkeit (*Liquordiapedese*), bei einem stärkeren der von Leukocyten (*Leukodiapedese*), beim stärksten der von Erythrocyten (*Erythrodiapedese*).

Wir kehren nach diesen Zwischenbemerkungen zu den Arterien zurück und erörtern nun die Herkunft, das Verhalten und den Einfluß des *Flüssigkeitsstromes in der Arterienwand*; sie sind nur durch das Experiment an normalen Arterien zu ermitteln gewesen, da die Schlüsse aus pathologisch-anatomischen Befunden unzuverlässig sind und in der Tat bei den verschiedenen Autoren bis auf den heutigen Tag[1]) zu völlig entgegengesetzten, teils unvollständigen, teils unzutreffenden Meinungen geführt haben. Die erwähnten zahlreichen und mannigfaltigen Experimente LANGES sind an Arterien mit einer adventitiellen Strombahn angestellt worden; wir müssen auf sie, ihre Verwertung und die bestätigende Heranziehung anderer Erfahrungen verweisen und können hier in Kürze nur folgendes, zum Teil ergänzend, angeben.

1. Die Ausschaltung der Durchströmung der adventitiellen Strombahn und die gleichzeitige Verhinderung des Zutrittes von Flüssigkeit aus der Umgebung der Arterie bewirken Nekrose in der Adventitia, während die Media unversehrt bleibt und die Intima hyperplastisch wird. — Hieraus geht hervor, daß die beiden inneren Wandschichten einer Arterie zu ihrer Erhaltung, ja zu Wachstum genügendes Ernährungsmaterial aus dem Plasma des in ihr fließenden Blutes beziehen können, das sich in einem durch den Eingriff (mittels Nervenreizung) leicht erweiterten Lumen bewegt.

Es ließ sich denn auch nachweisen, daß in einer solchen Arterie mit der aus ihrem strömenden Blute stammenden Flüssigkeit feinste Tuschekörnchen bis an die Media-Adventitiagrenze getragen werden; aber nicht weiter.

2. Alte leicht zu bestätigende Erfahrungen lehren, daß eine zwischen zwei verschließenden Ligaturen mit mehr oder minder viel flüssigem (oder auch geronnenem) Blut gefüllte Arterienstrecke in keiner ihrer Wandschichten Zerfallsveränderungen erfährt. Es ergibt sich weiter, daß der Eingriff (als mechanische Reizung) die adventitielle Strombahn in der Umgebung der Unterbindungsstellen in peristatische Hyperämie versetzt, die sich gegen die Mitte der Strecke hin verliert: im Bereich dieser Hyperämie wird die Intima hyperplastisch. — Aus diesem Experiment geht hervor, daß unter den von ihm gesetzten Bedingungen die adventitielle Strombahn die ganze Arterienwand durch die Flüssigkeit, die sie an sie abgibt, zu ernähren vermag, und daß die Vermehrung der Flüssigkeit, wie sie der (im Versuch durch mechanische Reizung gesetzte) peristatische Zustand (mittleren Grades) bewirkt, Wachstum der Intima zur Folge hat.

Wir haben es somit in Arterien, die mit einer adventitiellen Strombahn versehen sind, mit zwei Flüssigkeiten zu tun, die im *leicht* erweiterten Zustande, wie ihn auf nervalem Wege die experimentellen Eingriffe — unvermeidbarerweise — mit sich bringen, in die Wand eintreten:

---

[1]) N. ANITSCHKOFF, L. ASCHOFF an den später anzugebenden Orten. Vergleiche auch die Kritik der mit der Vitalfärbungsmethode gewonnenen Ergebnisse J. R. PETROFFS bei F. LANGE, l. c., p. 496—497.

der aus den Capillaren der Adventitia durch die Capillarzellen hindurchgetretenen und der aus dem Wandplasma des im Lumen fließenden
Blutes stammenden Flüssigkeit, die das Endothel der Intima passiert
hat. Da nichts dafür spricht, daß die leichte Erweiterung die eine oder
die andere Quelle erst eröffnet, muß angenommen werden, daß auch
im mittleren Zustande der Weite mit seinen Schwankungen aus beiden
Quellen stammende Flüssigkeit die Arterienwand durchströmt. Beide
müssen also stets berücksichtigt werden, solange nicht der Nachweis
erbracht ist, daß die eine oder die andere verstopft ist.

Beim Fehlen einer adventitiellen Strombahn, wie es von den kleinen
Arterien und den Arteriolen gilt, genügt die aus dem Plasma des in ihnen
fließenden Blutes stammende, die dünne Wand durchsetzende Flüssigkeit zur Erhaltung und zu Wachstumsvorgängen; dies läßt sich aus dem
Vorkommen in nekrotischem Gewebe von kleinen Arterien entnehmen,
die keinen Thrombus aufweisen, durchströmt geblieben waren und deren
Wand unversehrt ist oder gar Wachstumsbefunde aufweist. Indessen
sind auch hier Erfahrungen vorhanden, die dafür sprechen, daß die
umgebende Gewebeflüssigkeit in die Arterienwand eindringt: geht dies
daraus hervor, daß vorsichtig in die Umgebung gebrachtes Adrenalin
(das an den Endorganen der motorischen Medianerven angreift) wie
an Arterien mit adventitieller Strombahn so auch an kleinen Arterien
ohne solche wirksam ist, so haben wir uns ferner überzeugt, daß Tuschelösung, ebenso vorsichtig appliziert, aus dem circumadventitiellen Bindegewebe in die Media gelangt.

Es spricht nichts dafür, daß sich die die Arterienwand durchsetzende
Flüssigkeit ins Lumen zurückbegibt; demgemäß ist ihr Abfließen nach
außen, in die Lymphcapillaren einer mit Blutstrombahn versehenen
Adventitia und in die Lymphcapillaren des Organteiles anzunehmen,
die sich nahe den nicht mit einer besonderen Blut- und Lymphbahn versehenen kleinen und kleinsten Arterien befindet. Obzwar die Richtung
der aus dem Lumen und der aus der Adventitia austretenden Flüssigkeit
entgegengesetzt sind, stellen wir uns nicht ein Aufeinanderprallen zweier
Ströme in dem dichten Gewebe der Arterienwand vor; sondern eine
Mischung und in der Norm gleichmäßige Durchtränkung des Gewebes in
langsamer Bewegung der auf diese Weise einheitlichen Flüssigkeit zur
Lymphstrombahn der Adventitia oder über diese hinaus.

2. Die drei Grundformen der Beziehungen zwischen Nervenreizung, Ernährungsflüssigkeit und Gewebsveränderungen in der Arterienwand.

Wir haben bisher gesehen, 1. daß die Arterien innerviert sind, 2. daß
ihre Wand von einer Flüssigkeit durchströmt ist. Es ist die nächste Auf-

gabe, anzugeben, ob sich Beziehungen zwischen diesen beiden Tatsachen herstellen lassen und wie diese Beziehungen das Gewebe der Arterienwand beeinflussen.

a) Stärkste Reizung — Medianekrose durch stärkste Erweiterung.

Unsere Experimente haben in dieser Richtung zunächst ergeben, daß *stärkste* nervale Reizung die Constrictoren der Media lähmt und in der zugehörigen adventitiellen Strombahn Stase hervorruft. Durch die zweite Wirkung wird die eine Quelle der Flüssigkeit verstopft, da aus Staseblut keine Flüssigkeit austritt; durch die erste Wirkung es dem Drucke des Blutes im Lumen ermöglicht, die gelähmte Media aufs stärkste zusammenzupressen, so daß die Bewegung der Gewebsflüssigkeit in ihr aufgehoben wird und aufgehoben bleibt, auch nachdem sich die Stase in der Adventitia gelöst hat. Das Gewebe der Media wird auf diesem zweifachen Wege von der Beziehung zu der strömenden Gewebsflüssigkeit getrennt, sequestriert; es verfällt der *Nekrose, Sequestrationsnekrose* und später der Verkalkung, die sich mittels aus der Umgebung eintretender Flüssigkeit vollzieht. Dies ist der Hergang der Vorgänge bei der viel erörterten, aber unerklärt gelassenen Adrenalinwirkung stärksten Grades auf die Arterien, worauf wir später zurückkommen werden; das gleiche kann mit zahlreichen anderen chemischen Reizen von hinreichender Stärke, kann mit elektrischer Reizung auf dem gleichen doppelten Wege erreicht werden, immer durch das Angreifen der Reize am Nervensystem der adventitiellen Strombahn und der Media in einer *maximalen* Stärke.

b) Schwächere Reizung — Intimahyperplasie durch geringere Erweiterung.

Die Experimente haben für *schwächere*, die Erregung der Constrictoren nachweislich herabsetzende Reizung uns weiter ergeben, in Bestätigung der von Ludwig Braun[1]) gefundenen Tatsache, daß kleinere Adrenalingaben die Arterien leichter erweitern, und daß sich dann eine *Intimahyperplasie* einstellt; dieselbe Intimahyperplasie läßt sich auch durch alle anderen Eingriffe erzeugen, die als Erstes eine nicht maximale Erweiterung hervorbringen.

Es zeigt sich in den Versuchen, daß die ganze Arterienwand insbesondere die Intima aufgelockert wird, ehe das Wachstum eintritt und während es sich vollzieht; die aus beiden Quellen stammende Flüssigkeit sammelt sich also in ihr an, es entsteht ein mehr oder minder starkes *Ödem* der Wand. Aus unseren Beobachtungen der örtlichen Kreislaufs-

---

[1]) Sitzungsberichte der k. k. Akademie der Wissenschaften, Wien, 116, Ablg. 3, 1907.

änderungen geht hervor, daß es sich für die adventitielle Strombahn um einen peristatischen Zustand bestimmten, mittleren Grades handelt, der als einziger unter allen vorkommenden Kreislaufsänderungen geeignet ist, die Exsudation und Ansammlung in verlangsamter Bewebung begriffener zellfreier Flüssigkeit zu erklären; wir dürfen dazu annehmen, daß bei der Erweiterung, die mit Vergrößerung der Stomata, mit Verbreiterung der Zwischensubstanz des Endothels verbunden ist, mehr Flüssigkeit auch aus dem Plasma des Lumens in die Wand eintritt, als in einem mittleren Grade der Weite und überhaupt bei physiologischen Schwankungen des weiten Zustandes. Dieses somit zweifach bedingte Mehr von Flüssigkeit in verlangsamter Bewegung zur Adventitia ist die Quelle der Hyperplasie der — bindegewebigen — Intima, d. h. derjenigen Schicht, in der sich die Flüssigkeit nachweislich am stärksten ansammelt. Die Hyperplasie kann vorwiegend die Zellen und vorwiegend die Fasern der Intima betreffen; gemäß den Erfahrungen, die an anderen Orten über die Bedingungen der vorwiegend zelligen und der fasrigen Hyperplasie des Bindegewebes gewonnen worden sind, muß man auch hier annehmen, daß jene der Ausdruck eines lebhafteren Wachstumes ist, das eine lebhaftere Bewegung der vermehrten Flüssigkeit voraussetzt, die sich infolgedessen in geringerer Menge anhäuft; während die andere Form, die fasrige Hyperplasie, das Ergebnis des entgegengesetzten Verhaltens der vermehrten Flüssigkeit ist. Da sich mit der Zeit die Folgen der initialen Reizung abschwächen, geht das vorwiegend zellig-hyperplastische Intimagewebe später in den fasrigen Zustand über, der, wie gesagt, auch von vornherein auftreten kann. In den übrigen Schichten, in denen sich, wie aus dem geringeren Grade des Ödems zu erschließen, weniger Flüssigkeit ansammelt, vermehren sich bei genügender Dauer des Prozesses die Collagenfasern und nehmen Elastin- und Muskelfasern ab; dies steht im Einklang mit den allgemeinen Kenntnissen über die Wirkung des chronischen peristatischen Zustandes in Organen, die aus Stroma (Bindegewebe) und Parenchym (Muskelgewebe) aufgebaut sind, und soll uns später genauer beschäftigen.

c) Noch schwächere Reizung — Mediahyperplasie durch Verengerung.

Haben wir nun gesehen, was aus maximal und aus minder stark erweiterten Arterien wird, so gilt es nun zu ermitteln, wie sich Arterien verändern, die auf die Dauer in durch Constrictorenreizung engem oder verengtem Zustande durchströmt sind. Ihm liegt eine *schwächere* Reizung zugrunde als in den beiden vorhergehenden Fällen.

Bei der Beantwortung dieser Frage wollen wir so verfahren, daß wir von einer der früher unterschiedenen, örtlich begrenzten Kreislaufsänderungen ausgehen; wir erinnern uns, daß wir vom peristatischen

Zustande festgestellt haben, daß in ihm die Arteriolen oder die kleinen Arterien eng oder verengt sind; hierdurch entsteht Verlangsamung des Blutstromes im erweiterten Capillarsystem. Es handelt sich um eine örtliche Kreislaufsänderung, zu der es leicht ist, in der unveränderten Nachbarschaft oder im symmetrischen unveränderten Organ Vergleichsobjekte an Arterien gleichen Ranges zu gewinnen.

Wir führen zunächst ein Beispiel aus der experimentellen Pathololologie an.

Wenn man einen Strombahnnerven beiderlei Art enthaltenden Nerven durchschneidet, wird, wie wir[1]) gezeigt haben, die Strombahn, z. B. im Beine nach Ischiadicusdurchschneidung, in einen peristatischen Zustand versetzt, mithin nicht der Beziehung zum Nervensystem beraubt, sondern auf nervalem Wege in die dem peristatischen Zustande zukommende Form eingestellt. Es sind dann also die Arterien auf die Dauer verengt. Sie werden, wie zahlreiche Autoren beschrieben und F. LANGE (l. c.) bestätigt hat, in ihrer Media hyperplastisch; da an so veränderten Arterien keineswegs ein Mißverhältnis zwischen der Dicke der (verdickten) Media und der der beiden anderen ebenfalls verdickten Häute auffällt und Abweigungen von den normalen Struktureigentümlichkeiten ganz oder nahezu fehlen, können wir von einer *typischen oder fast typischen Hyperplasie* auf die Dauer verengter Arterien sprechen.

Die mikroskopische pathologische Anatomie des Menschen bestätigt das Gesagte tagtäglich. Untersucht man die Arterien an der Grenze von gewöhnlichem oder spezifischem Granulationsgewebe, im Grunde eines chronischen Geschwürs, auch eines Carcinoms (dessen Stroma aus gewöhnlichem Granulationsgewebe besteht), so sind die laut unserem Nachweis hier verengten, die Verlangsamung in dem erweiterten, durch Neubildung vergrößerten sich peripheriewärts anschließenden Stromgebiet unterhaltenden Arterien in dem angegebenen Sinne hyperplastisch, und zwar, wie die Messung der Arterien im umgebenden unveränderten Gewebe an Arterien gleichen Ranges ergibt, auf das dreifache und mehr. In demselben Sinne ist auch die Hyperplasie der Arterien der Adventitia einer Aorta mit Skleroseveränderungen zu verwerten; hier handelt es sich um Arteriolen, die, wie wir noch bei Erörterung der Genese der Sklerose zeigen werden, dazu beitragen, einen peristatischen Zustand in der adventitiellen Strombahn zu unterhalten.

Es ergibt sich somit unzweideutig, daß Arterien auf dauernde Verengerung, wie sie vor einem im peristatischen Zustande befindlichen

---

[1]) Literatur und Erörterung in RICKER, Pathologie als Naturwissenschaft, Berlin 1924.

Gebiete besteht, mit Hyperplasie ihrer Wandelemente, unter ihnen der Mediamuskulatur, reagieren und diesen Zustand lange Zeit festhalten. Es unterscheiden sich also die *zu* einem im peristatischen Zustande der Erweiterung und Verlangsamung führenden Gebiete verlaufenden Arterien von den *in* einem solchen befindlichen kleineren Arterien, insbesondere Arteriolen, die durch Reizung stärkeren Grades erweitert sind: in diesen tritt, was wir bereits angegeben haben, Bindegewebs- oder Bindegewebsfaserhyperplasie und Schwund der Muskelfasern, des Parenchyms der Arterien, auf, abhängig von der Verlangsamung der vermehrten Flüssigkeit, die die Arterienwand durchsetzt; in jenen die Hyperplasie.

Wir müssen uns vorstellen, daß im verengten Zustande der Arterien die Gewebsflüssigkeit erleichtert und verstärkt durch die Wand bewegt wird. Es ist das eine Hypothese, die nicht nur den anderweitig von uns begründeten Anschauungen von der Entstehungsweise typischen Wachstums entspricht; sie kann sich auf die leicht, am leichtesten an der Schlängelung der Elastica interna zu bestätigende Tatsache berufen, daß in einer kontrahierten Arterie das (aus Collagen- und Elastinfasern bestehende) Gerüst geschlängelt, demgemäß entspannt ist, ohne zugleich aufgelockert zu sein, wie das bei der Ansammlung verlangsamter Gewebsflüssigkeit, beim Ödem der Arterienwand der Fall ist. In einer so beschaffenen, leicht durchströmbaren Wand sich rasch bewegende, stetig sich erneuernde Flüssigkeit ist also als Quelle dieses in typischer Form vor sich gehenden Wachstumsprozesses anzusehen; sie stammt wieder aus dem Blute der Arterie und, wo eine adventitielle Strombahn vorhanden, aus dem Blute dieser, die wir uns ohne qualitative Abweichung vom normalen Strömungscharakter verstärkt durchströmt vorstellen[1]). —

Indem wir zurückblicken, bemerken wir, daß wir auf dem Boden der Innervierung der Arterien, der Abhängigkeit der Lumenweite von der Innervierung, des Einflusses der Weite auf die Durchströmung der Wand mit Gewebsflüssigkeit festgestellt haben in umgekehrter Reihenfolge, als sie im vorigen eingehalten wurde, den Dauerzustand:

1. der Enge oder Verengerung mit Hyperplasie der Wand als Folge

2. der Erweiterung mit Bindegewebshyperplasie (insbesondere der Intima) und Schwund der Muskulatur als Folge,

3. der maximalen Erweiterung mit Nekrose der Media als Folge, — den ersten Zustand als Wirkung einer verstärkten beschleunigten, den zweiten als Wirkung einer verstärkten verlangsamten, den dritten als

---

[1]) Der *Verschluß* von Arterien (z. B. der Nabelarterien) durch Contraction, der die Durchströmung mit Blut aufhebt, wird in seinen Folgen, als hier nicht in Betracht kommend, unerörtert gelassen.

Wirkung der aufgehobenen Durchströmung mit Gewebsflüssigkeit. Diese drei verschiedenen Einstellungen der Weite auf die Dauer entstehen und werden aufrechterhalten auf nervalem Wege, durch Reizung mannigfacher Art, deren Sitz zentral oder peripherisch sein kann; jede durch Reizung von bestimmter Stärke, die im ersten Falle am geringsten, im zweiten beträchtlicher, im dritten maximal ist. Der erste Zustand kann, sei es durch Sinken des Erregungszustandes nach langem Bestande, sei es durch akzessorische Reizung, in den zweiten übergehen, woran sich auf dieselbe Weise der dritte schließen kann.

B. Anwendung auf die Pathologie der Arterien des Menschen, insbesondere die Lehre von der Sklerose.

Im vorhergehenden haben wir vorwiegend auf der Grundlage unserer Tierversuche in kürzester Fassung die Hauptformen der Gewebsveränderungen der Arterien besprochen und als Wirkungen von Reizung des Nervensystems der Arterien als neuromuskulärer Organe erklärt; unsere nächste Aufgabe ist, das Gesagte auf die *Arterien des Menschen* anzuwenden, deren zu erklärende Veränderungen wesentlich vielseitiger sind als die im Tierversuch herzustellenden; in dieser Erörterung werden wir zur Erläuterung von Einzelheiten und Kombinationen die Ergebnisse der Tierversuche, wo es notwendig ist, ausführlicher heranziehen, als es bisher geschehen. Wir dürfen im folgenden als relativ einfach und im vorhergehenden allgemeinen Teil genügend gewürdigt die typische oder annähernd typische Hyperplasie unerörtert lassen; demgemäß wird es sich im folgenden nur um die Veränderungen der Arterien handeln, die sie durch *Erweiterung* erfahren; die Erweiterung verschiedenen Grades ist eine *dauerhafte* und beruht auf Herabsetzung der Erregung der Constrictoren. Wir erinnern daran, daß sie auftreten kann in typisch hyperplastischen und in nicht typisch hyperplastischen Arterien; im ersten Falle handelt es sich, wie bereits bemerkt, um eine zweite Phase, die sich aus der ersten herausentwickelt auf Grund des Sinkens der Erregung der Constrictoren bei fortdauernder oder gesteigerter Reizung, im zweiten Falle ist der Grad der nervalen Reizung derart, daß sie unmittelbar die Erweiterung auf Dauer hervorbringt; die sich abspielenden Gewebsvorgänge in der Arterienwand sind in beiden Fällen dieselben.

Es wird sich aus dem Folgenden ergeben, daß der zweiten der (S. 10) unterschiedenen drei Grundformen die Arteriosklerose entspricht, die wir ausführlich behandeln werden; als diese zweite Grundform wird sie nur zu rechtfertigen sein, wenn wir kurz auch der ersten, der zur Medianekrose führenden, gedenken und zum Schluß auch der dritten einige Worte widmen.

a) Die Medianekrose.

Wir besprechen also zuerst das Entstehen der *Nekrose* der (bis dahin unverändert gewesenen) Arterienwand, und zwar ihrer *Media*. Ihre Genese ist allein aus den mikroanatomischen Befunden nicht ableitbar; es bedarf dazu der Beobachtungen, die nur im Experiment gewonnen werden können.

Wir greifen, um dies zu zeigen, auf die bereits mitgeteilte Wirkung des *Adrenalins* zurück und ergänzen, um eine genauere Einsicht zu geben, das an früherer Stelle Gesagte nach den Angaben, wie sie sich bei FRITZ LANGE über experimentelle Beobachtungen am Kaninchen finden.

Es hat sich herausgestellt, daß mehrmalige intravenöse Applikation von Adrenalin in geeigneter Dosis stärkste Verengerung der Aorta und starke Liquordiapedese, zu der sich stellenweise Erythrodiapedese gesellt, in ihrer Adventitia bewirkt. Beide Befunde sind schon makroskopisch wahrzunehmen und sehr frappant.

Dieser Grundversuch beweist, daß das Adrenalin am Nervensystem der Media und an dem der Adventitia angreift, und daß es die Constrictoren der großen Arterie reizt, während es die der capillären adventitiellen Strombahn ausschaltet, und an den Arteriolen dieser die Constrictorenreizung setzt, die, wie wir an früherer Stelle erwähnt haben, dem peristatischen Zustand zugrunde liegt, der in unserem Falle mittleren bis starken Grades ist.

In den (zahlreichen) Fällen, die hier, wo wir es mit der Entstehung der Nekrose zu tun haben, in Betracht kommen, entfaltet das Adrenalin, auf die angegebene Weise verabfolgt, außer der angegebenen allgemeinen eine spezielle Wirkung, nämlich auf kleine umschriebene Stellen der Media der Aorta derart, daß sie sich ausbuchten zu einem Aneurysma und daß in diesen Stellen Nekrose der Media auftritt, woran sich die Verkalkung schließt. Es handelt sich um eine örtlich stärker ausfallende Wirkung in der Aortenmedia, als sie von dem Grundversuche angegeben worden ist.

Wie sie im einzelnen abläuft, haben die weiteren Versuche LANGES ermittelt, in denen Adrenalin auf Strecken der Aorta oder Carotis durch mehrmaliges Aufträufeln der Lösung, also stärker, zur Einwirkung kam. Es ergab sich, daß diese Form der Reizung zwar ebenfalls zunächst mehrmals stärkste Verengerung, darauf aber starke Erweiterung der beträufelten Stelle zur Folge hat. Adrenalin lähmt also da, wo es als stärkerer Reiz wirkt, dieselben Constrictoren, die es als schwächerer Reiz erregt. Demgemäß muß man den Schluß ziehen, daß jene Aneurysmata in der Aorta, die nach mehrmaliger intravenöser Injection als umschriebene, bleibende Veränderungen auftreten, auf einer verstärkten, nämlich lähmenden Wirkung des Adrenalins auf die Constrictoren beruhen. Nach der Lähmung wird die Stelle vom Blutdruck ausgebuchtet.

Es ließ sich weiter nachweisen, daß nur in den auf die Dauer erweiterten Strecken die Nekrose der Media nachträglich und regelmäßig entsteht. Ihr Zustandekommen erklärt sich, wie bereits bemerkt, leicht aus der im mikroskopischen Präparat eindeutig wahrnehmbaren stärksten Kompression der gelähmten Mediateile durch den Blutdruck, eine Kompression, die zugleich mit ihrer Dehnung, Ausbuchtung erfolgt und alle Gewebszwischenräume, in denen die zur Erhaltung des Gewebes, insbesondere der Muskelfasern, notwendige Strömung der Aortenwandflüssigkeit ungehemmt stattfinden könnte, völlig aufhebt; es ist eine äußerst schwache und langsam sich bewegende aus der Nachbarschaft stammende Flüssigkeit, die den Kalk im nekrotischen Gebiete entstehen läßt.

Die Adrenalin-Medianekrose ist also ein Vorgang, der mit stärkster Reizung des Nervensystems beginnt, die Lähmung von Mediamuskulatur zur Folge hat; diese Lähmung führt durch Sequestration von der Gewebsflüssigkeit Nekrose herbei.

Was man mit dem Adrenalin erreichen kann, bewirkt, wie wir uns überzeugt haben, mehrmalige schwache elektrische Reizung auf dieselbe Weise; und in der gleichen Art ist die Wirkungsweise der zahllosen, ihrer Natur nach denkbar verschiedenen chemischen Reize aufzufassen, die gemäß der Literatur des Gebietes genau dieselben Folgen in der Wand der Aorta und anderer Arterien erzeugen. Auch auf diesem Gebiete kommt es nicht auf die Qualität des nervalen Reizes, sondern auf das Quantitative seiner Wirkung an, die da wo Medianekrose auftritt wie gesagt eine maximale, völlige Lähmung herbeiführende ist.

Die angeführten Versuche haben in besonders eindringlicher Weise vor Augen geführt, daß ein nervaler Reiz, der mit dem Blute und der aus ihm stammenden Gewebsflüssigkeit gleichzeitig und gleichmäßig die Arterienwand oder Strecken derselben erreicht, eine Wirkung von verschiedener Stärke in dicht nebeneinandergelegenen Muskelbündeln ausüben kann; dieser Unterschied ist, wie immer er im einzelnen zu verstehen sein mag, als in der Reaktionsart, Empfänglichkeit des Nervensystems der Bündel, wie sie zur Zeit des Eintreffens des Reizes besteht, begründet zu denken. —

Ehe wir die Erfahrungen über die experimentelle Medianekrose auf die beim Menschen auftretende anwenden, müssen wir Beobachtungen einschieben, die an der *Intima der mit Medianekrose versehenen Stellen* von uns erhoben worden sind.

Wir erinnern daran, daß wir im vorhergehenden auf Grund von zahlreichen Versuchen mannigfacher Art, die im einzelnen in der Abhandlung FRITZ LANGES aufgezählt und erläutert sind, den Satz aufgestellt haben, daß das Auftreten von Intimahyperplasie an eine submaximale Erweiterung der Arterie nervalen Ursprungs gesetzmäßig gebunden ist; und zwar mittels der Mehrzufuhr von Flüssigkeit, die derjenige Reiz bewirkt, der die Arterie erweitert und so die Intima durchlässiger macht, und der zugleich die adventitielle Strombahn in mit Liquordiapedese verbundene peristatische Hyperämie versetzt; in verlangsamter Bewegung wirkt die Flüssigkeit da am stärksten, wo sie sich nach Ausweis der Präparate am stärksten anhäuft, nämlich in der Intima, als in der von den (nun herabgesetzt) resorbierenden Lymph- und Blutbahnen am weitesten entfernten Schicht der Wand. Ob die Hyperplasie der Intima vorwiegend zellig oder vorwiegend faserig ausfällt, darüber entscheiden die an einer früheren Stelle angegebenen Bedingungen.

Nach dieser Erinnerung wenden wir uns der Frage zu, wie sich die Intima da verhält, wo auf die angegebene Weise Medianekrose eingetreten ist.

Es hat sich in den Versuchen ergeben, daß meistens über einem Medianekrosebezirk, wie ihn Adrenalin (und ungezählte andere Reize von hinreichender Stärke) erzeugt, Intimahyperplasie ausbleibt; in einem solchen Falle ist also die Kompression der gelähmten Wand so stark, daß aus dem Wandplasma stammende Flüssigkeit die Intima zwar in der Regel vor der Nekrose bewahrt, der die — als Parenchym empfindlichere — Muscularis anheimfällt, aber nicht reichlich genug ist, eine Vermehrung zuzulassen. Wir haben aber auch weiter in den Versuchen erlebt, daß über nekrotisierter Media Intimahyperplasie eintrat; es war das nur dann der Fall, wenn die Medianekrose einen sehr geringen Umfang erreicht, nämlich nur einen kleinen Teil des Muskelringes befallen hatte; in einen solchen Falle kann also aus der Umgebung, die sich in minder erweitertem Zustande befindet und deren Adventitia ebenfalls die Bedingungen der vermehrten Flüssigkeitszufuhr erfüllt, solche in die Intima ein- und sie in Bewegung durchdringen, wodurch sie in Wachstum versetzt wird.

Wir gehen nun dazu über, auf dieser Grundlage uns mit der *Nekrose der Media in* (bis dahin unverändert gewesenen) *Arterien des Menschen* zu beschäftigen. Es handelt sich um einen Teilakt der Arterienveränderungen, die bei der sog. *Periarteriitis nodosa* und bei gewissen Infektionskrankheiten auftreten, und zwar in Arteriensegmenten.

Was zuerst die — sehr seltene — „Periarteriitis nodosa" angeht, die an (muskulösen) Arterien bis zum Kaliber einer Herzkranzarterie oder Leberarterie auftritt, so sind von den etwa 100 in fast 6 Dezennien meist ausführlich beschriebenen Leichenbefunden nur ganz wenige dadurch von grundlegender Bedeutung, daß sie den Anfang des Prozesses in der Media und als in Nekrose derselben bestehend erschließen lassen. Wir weisen in diesem Sinne nachdrücklich und besonders auf die Abhandlung Bruno Künnes[1]) hin, der einwandsfrei durch Wort und Bild nachweist, daß in dem von ihm bearbeiteten Falle von — nach Scharlach — entstandener „Meso-Periarteriitis" die primäre Veränderung „in der Media, und zwar in einem sehr akuten nekrotischen Untergang ihrer Elemente" zu sehen war. Dieser Befund konnte allein vorhanden sein; wo Intimaveränderungen hinzugetreten waren, waren sie zweifellos nachträglich — wenn auch früh — entstanden, während für die Beteiligung der Adventitia der Autor schließt, daß sie gleichzeitig oder kurz nach der Medianekrose einsetzt. Wir fügen hinzu, daß auch andere Autoren an der Hand nicht ganz so günstiger Objekte zu dem Schlusse gekommen sind, daß der Vorgang in der Media beginnt und zwar als Nekrose derselben; so in jüngster Zeit R. Lemke[2]) und Carl Holtermann[3]).

Wenn wir auf dieser Grundlage zuerst einen sehr kurzen Überblick über die mikroanatomisch in den drei Häuten zu erhebenden Befunde und die unmittelbar aus ihnen zu ziehenden Schlußfolgerungen geben, so ist nachzutragen, daß die nekrotisierte Media fertig ausgebildet als gequollen beschrieben wird; bei diesem Zustande der Media hat Künne, wie bemerkt, den Bau der Intima und Adventitia (noch) unverändert angetroffen; er fügt hinzu, „daß das Lumen der Gefäßchen durch die Mediaquellung etwas verengt ist".

Von der Adventitia gilt, daß sie und das circumadventitielle Gewebe zunächst stark von Leukocyten durchsetzt sind, worauf sich eine Hyperplasie ihrer Bindegewebszellen und Capillaren findet. Wesentlich zellige Hyperplasie setzt auch in der Intima schon früh ein; indem die hyperplastische Adventitia die nekrotisierte Media, die dabei schwindet, durchwächst (wobei die Elastica externa, darauf die interna zerlegt und aufgelöst wird), verschmilzt sie mit der hyperplastischen Intima. Ein Thrombus, der schon vor dem Auftreten einer deutlichen Intimahyperplasie entstehen kann oder, häufiger, auf irgendeiner späteren Stufe des Prozesses entsteht, wird ebenfalls vom neugebildeten Bindegewebe und seinen Capillaren durchwachsen.

Wir dürfen von genaueren Angaben absehen, und gehen dazu über die Entstehungsweise dieser mikroanatomischen Befunde zu erörtern.

Nekrose der Media entsteht nach unserer im vorausgehenden begründeten Vorstellung durch Aufhebung der Durchströmung mit Gewebsflüssigkeit. *Vor* dem Eintritt derjenigen Gewebsveränderungen der Media, aus deren Abschluß auf Nekrose geschlossen wird, müssen die Bedingungen erfüllt sein, unter denen diese Aufhebung zustandekommt; sie sind, wie wir gesehen haben, in der Media und in der Adventitia zu suchen.

---

1) Frankfurter Zeitschr. f. Pathol., 5. Bd. 1910.
2) Virchows Archiv, 240. Bd. 1923.
3) Zieglers Beiträge, 72. Bd. 1924.

In der *Media* bestehen sie, wie wir in Anwendung der mitgeteilten experimentellen Erfahrungen schließen, in einer den Prozeß eröffnenden nervalen Lähmung, die mittels der Dehnung und Kompression der Gewebsbestandteile die Sequestration von der Gewebsflüssigkeit erzeugt und genügend lange, etwa einige Stunden, unterhält, so daß Nekrose entsteht, die sich danach im Verlust der Kerne und in anderen Strukturveränderungen verrät.

Was zweitens die Strombahn der *Adventitia* angeht, so muß, da in dieser Haut eine starke Leukocytendurchsetzung als erster mikroanatomischer Befund erhoben wird, nach unserer Lehre von ihrer Entstehung *vorher* in ihr eine Hyperämie herrschen, die den Charakter einer starken peristatischen (peri*rubro*statischen) mit vorübergehender mehr oder minder ausgedehnter roter Stase hat. Sie liefert wenig Flüssigkeit, die, wie in den paradigmatischen Adrenalinversuchen, zunächst nicht in die gedehnte und komprimierte Media einzudringen vermag; erst nach dem Eintritte der Nekroseveränderungen bringt sie die sequestrierte Muscularis zum leichten Quellen. Unsere Kreislaufsstudien haben ergeben, daß dem jener anfänglichen Hyperämie folgenden starken leukodiapedetischen Zustand eine Abschwächung der Reizungswirkung zugrunde liegt, desgleichen der an diese sich anschließenden peristatischen Hyperämie des Grades, der mit Austritt einer größeren Menge flüssigen (körperchenfreien) Exsudates einhergeht, als es in den beiden vorangehenden Stadien der Fall ist. Die Quellung der nekrotisierten Media in dieser nun von der Adventitia vermehrt eindringenden Flüssigkeit nimmt zu, wodurch das zu Beginn, wie wir gesehen haben, maximal erweiterte Lumen, enger wird. Die ursprünglich infolge der maximalen Erweiterung und Dehnung gestreckten Elastinfasern erscheinen jetzt, in der zerfallenden Media aus ihren Verbindungen gelöst, mehr oder minder geschlängelt.

Wie alles Parenchym, ist auch die Arterienmuskulatur (aus im einzelnen unbekannter Ursache) empfindlicher als das Bindegewebe; demgemäß bleibt die *Intima* in der auf einige Stunden zu schätzenden Periode der anfänglichen Aufhebung der Durchströmung der Arterienwand erhalten; sie gerät in Wucherung, sobald nach der Lösung der adventitiellen Stase, nach der Zunahme der Liquordiapedese aus der adventitiellen Strombahn die vermehrte Flüssigkeit zu ihr gelangt. In der Adventitia setzt zur gleichen Zeit die Bindegewebs- und Capillarhyperplasie ein, die, wie erwähnt, einem bestimmten Grade der peristatischen Hyperämie als Abhängige zugeordnet ist; die nekrotisierte Media wird durchwachsen und schwindet dabei.

Auf diese Weise gelingt es, zu einem kausalen Verständnis der Teilbefunde bei der Polyarteriitis nodosa zu gelangen; auch des im vorhergehenden als inkonstant außer acht gelassenen, der statt eines, wie wir gesehen haben, im abnehmenden peristatischen Zustande der adventitiellen Strombahn aus hyperplastischem, später schrumpfendem Bindegewebe bestehenden Knötchens („nodosa") der befallenen Arterienstrecke ein Aneurysma entstehen läßt. Wir haben uns in unserer Erklärung eng an die Erfahrungen, die wir bei der Adrenalin-Medianekrose gewonnen haben, angeschlossen; es besteht in der Tat Übereinstimmung bei lediglich quantitativen Unterschieden.

Was wir soeben von der Polyarteriitis nodosa mitgeteilt und erklärt haben, kommt im wesentlichen in derselben Form vor und trifft zu auf — sehr seltene — Prozesse in Strecken der *Hirnarterien bei Luischen*. In dasselbe Gebiet, das Gebiet der mit früher Medianekrose einhergehenden Polyarteriitis, gehören auch die zuerst von EUGEN FRAENKEL[1]) von den Arterien der Haut und des subcutanen Gewebes der *Fleckfieber*kranken und die von ihm in einem Falle nach *Grippe* von Nebennierenarterien beschriebenen Befunde[2]). Immer handelt es sich um seltene Steigerung dessen, was häufiger in schwächerer Form auftritt; so ist nach unseren Ausführungen die zugehörige schwächere Form die sog. Endarteriitis syphilitica, sind die schwächeren Formen des nach Grippe von E. FRAENKEL erhobenen stärksten Befundes diejenigen Veränderungen, die O. STOERK und E. EPSTEIN[3]) in Grippeleichen angetroffen haben und die für alle möglichen Infektionskrankheiten, insbesondere akute, von anderen Autoren beschrieben sind. Alle Grade sind, wie wir gezeigt haben, abhängig von einer Erweiterung der Arterienstrecke, über deren Grad die Stärke der nervalen Reizung entscheidet. Da von einer Spezifität der Veränderungen, von einer Beziehung zur Anwesenheit von Mikroorganismen in den befallenen Arterienstrecken nicht gesprochen werden kann, gehören die Vorgänge in das Gebiet der nervalen Funktionsänderungen, wie sie im Rahmen der sich im übrigen Körper abspielenden insbesondere bei und nach Infektionskrankheiten auftreten; es handelt sich unserem Nachweis zufolge um die stärkste Funktionsänderung: vollständige Lähmung da, wo Nekrose folgt.

Wir haben nur noch hinzuzufügen, daß alles, was sich in solchen Fällen in den terminalen Gebieten abspielen kann, peristatische Hyperämie, Diapedesisblutung, Stase, nicht von den gelähmten und zum Teil nekrotisierten Arterienstrecken abhängig ist, sondern auf dem Hinzutreten der zugehörigen Vorgänge in den innervierten terminalen Gebieten beruht; in ihrem Bereich auftretende Stase kann Nekrose bewirken, wie sie auch durch Thrombose in der nekrotisierten Arterienstrecke herbei-

---

[1]) Münch. med. Wochenschr. 1915 Nr. 24, S. 805, 1921 Nr. 31, S. 969 u. a. a. O.
[2]) Festschrift f. M. B. SCHMIDT, 33. Bd., 1923 des Zentralbl. f. allg. Pathol. u. pathol. Anat.
[3]) Frankfurter Zeitschr. f. Pathol., 23. Bd., 1920.

geführt werden kann. Jene Form der Blutung spielt eine größere Rolle als die in Zusammenhang mit dem Aneurysma entstehende.

Weiter möchten wir diese Gruppe von Arterienprozessen nicht erörtern; wir wollten nur den Weg zu einer kausalen Erklärung zeigen auf einem Gebiete, in dem sie bisher noch nicht versucht worden ist.

b) Die Arteriosklerose.

Der *Arteriosklerose* liegt, wie wir im folgenden zeigen werden, die zweite der unterschiedenen Grundformen des Arterienverhaltens zugrunde, die auf nervale Reizung des Grades zurückgeht, der *nichtmaximale Erweiterung* zur Folge hat.

Ehe wir beginnen, ist vorauszuschicken, daß sich nach Abschluß des Körperwachstums, das ein Dickenwachstum der Arterienwand in typischer Form unter Zunahme der Weite des Lumens mit sich bringt, bis etwa zum 45. Lebensjahr die Verdickung der Wand leicht fortsetzt, jedoch mit beträchtlichen individualen Unterschieden in der Menge der Muskularis, ihrem Collagengehalt und der in der Regel stärker als diese besonders an Elastinfasern wachsenden Intima; mit diesem Wachstum, das wie die größten und großen, so die mittleren, kleinen und kleinsten Arterien betrifft, ist eine geringe Zunahme der Weite verbunden zu denken, die für die Aorta durch Messung nachgewiesen ist[1]). Die über die Zunahme der Wanddicke vorliegenden Untersuchungen haben sich fast ausschließlich mit der Intima beschäftigt[2]) und lassen eine Berücksichtigung der Media[3]) (und der Adventitia), die als Grundlage zur Anbahnung einer Erklärung nötig wären, vermissen; diese Erklärung hätte auch die Tatsache zu berücksichtigen, daß in der gleichen Zeit der Blutdruck leicht zunimmt. Zur Zeit (Untersuchungen sind im Gange) ist es nicht möglich, zu den Vorgängen in den Arterien im mittleren Lebensalter erklärend Stellung zu nehmen; hier muß und darf es genügen, festzustellen, daß in wie angegeben beschaffenen Arterien diejenigen Vorgänge einsetzen, die aus Arterien des mittleren Alters sklerotische Arterien des Greisenalters machen.

α) Die diffuse und die nodöse Sklerose der Aorta als elastinöser Arterie.

Die Arterien des Menschen werden nach dem Bau ihrer Media in elastinfaserreiche, muskelfaserarme, und in elastinfaserarme, muskel-

---

[1]) L. KAUFMANN, Veröff. a. d. Geb. d. Kriegs- u. Konstitutionspathol., Heft 2, Jena 1919.

[2]) Vgl. die Darstellung von LEONHARD JORES im 2. Bd. des Handbuchs der spez. pathol. Anat. u. Histol., Berlin, Julius Springer 1924.

[3]) Die Verdickung auch der Media lehren TH. LANGHANS (Virchows Arch., 36. Bd., 1866), ARNE FABER (die Arteriosklerose, Jena 1912), LOTTE LANDÉ (Arch. f. klin. Med., 116. Bd. 1914) u. a. für die Zeit vor dem Einsetzen der Sklerose.

faserreiche eingeteilt; wir wollen kurz von *elastinösen* und *muskulösen Arterien* sprechen und uns zuerst mit der Aorta als elastinöser Arterie beschäftigen. Da die Ansicht allgemein verbreitet ist, daß die starken Unterschiede im Bau wesentliche Unterschiede in der Funktion bedingen, müssen wir zuerst nachweisen, daß *auch die elastinöse Arterie, z. B. die Aorta, ein neuromuskuläres Organ* ist. Der Tierversuch kann hierauf keine Antwort geben, da die Aorta, Carotis usw. der Versuchstiere mehr oder minder muskulöse Arterien sind.

Dieser Nachweis ist dadurch zu führen, daß elastinöse Arterien (Carotis) und die (elastinöse) Aorta des Menschen auf nervale Reizung beträchtliche Weiteveränderungen erfahren können: die Carotis communis durch Schußverletzungen des Halses, die die Arterie selbst unverletzt lassen, aber in ihr den stärksten ,,traumatischen segmentären Krampf" auf viele Stunden unterhalten[1]; für die menschliche Bauchaorta durch Beobachtungen von WILLIAM STOKES (1855), OTTOMAR ROSENBACH (1897), ERICH SCHLESINGER (1912)[2] über die paroxysmale Lähmung derselben auf Stunden: sie kann wie jener Krampf nur auf nerval gesetzter Änderung des muskulären Tonus beruhen.

Durch diese Beobachtungen am Menschen ist also nachgewiesen, daß sich elastinöse Arterien durch nervale Beeinflussung ihrer Muskulatur verengen und erweitern können; bei der neuromuskulären Verengerung sind die Elastin- und Collagenfasern entspannt und verstärkt geschlängelt, der Blutdruck wird allein von der kontrahierten Muscularis getragen; bei der neuromuskulären Erweiterung genügend starken (*maximalen*) Grades werden die Bindegewebsfasern (Elastin- und Collagenfasern) gespannt und tragen nach völliger Lähmung der Muskulatur den Blutdruck zusammen mit den gelähmten Muskelfasern, um dann mit diesen überdehnt zu werden und wie diese ihre Elastizität einzubüßen, wodurch die Erweiterung zunimmt.

Dagegen ist nicht nachgewiesen, daß die Collagen- und Elastinfasern, direkt oder durch Vermittlung von Bindegewebszellen, reizbar sind und durch Reizungswirkung das Lumen verengen oder erweitern können. Es ist auch nicht nachgewiesen, daß dieselben Fasern vom Blute und der Gewebsflüssigkeit aus oder durch den Blutdruck rasch oder langsam so direkt alteriert werden können, daß durch ihre Alteration die Wand sich zusammenzieht oder dem Blutdrucke nachgibt, so daß Erweiterung entsteht. Diese Vorstellungen vergessen, daß irgendwelche pathische Beeinflussung zunächst an der innervierten Muskulatur

---

[1] HERMANN KÜTTNER u. MAX BARUCH, Beitr. z. klin. Chirurg., 120. Bd. 1920.

[2] Zu diesen von F. LANGE (S. 587) zitierten Autoren sind noch der bekannte russische Kliniker BOTKIN und L. LÖWENFELD zu stellen (vgl. L. LÖWENFELD, Studien über Ätiologie und Pathogenese der spontanen Hirnblutungen, Wiesbaden, 1886 (S. 145)).

angreifen muß als dem im Vergleich zu den Bindegewebsfasern unvergleichlich empfindlicheren Wandbestandteil. Es sind also immer zuerst die Muskelfasern, die über das Nervensystem verkürzt oder verlängert werden, danach die Bindegewebsfasern bei der Erklärung der Lichtungsänderungen wie aller Arterien, so auch der Aorta heranzuziehen. Diese Grundanschauung ist somit in der Pathologie auch der Aorta und der anderen elastinösen Arterien festzuhalten; zugleich auch die oben mitgeteilten Kenntnisse über die Bewegung der Gewebsflüssigkeit aus ihren beiden Quellen, von deren einer, der adventitiellen Strombahn wir daran erinnern, daß ihre Capillaren in der Wand der normalen Aorta (und in einem Teil der Wand der Art. iliaca communis) bis zur Grenze des mittleren Mediadrittels reichen, um hier in breiter Form umzubiegen. —

Die zuerst zu erwähnende, weil ausnahmslos eintretende Veränderung der Aorta ist die leicht zu messende, ausgesprochene Erweiterung; wie wir gesehen haben, nervalen Ursprungs; sie geht nicht mit einer Wandverdünnung einher, sondern mindestens mit dem Bestehenbleiben der durchschnittlichen Dicke der Aorta eines in den 40er Jahren Stehenden oder, weit häufiger, mit einer Verdickung der Wand. Die mikroskopische Untersuchung lehrt, daß die Dickenzunahme auf einer Ablagerung von Collagen, besonders in der Intima, aber auch auf Verdickung und Vermehrung der feinen Collagenfasern der Media beruht, deren Muskelfasern dünner werden; in beiden Häuten nehmen die Elastinfasern ab. Auch die Adventitial-Collagenfasern sind bei starker Ausbildung des Befundes dicker und zahlreicher. Während für das unbewaffnete Auge Fett fehlen kann, findet es sich mikroskopisch unregelmäßig verteilt, insbesondere stellenweise gehäuft in der Intima, was bei genügender Menge zu ohne weiteres sichtbaren gelben Flecken führt; außerdem in der Media und zwar auch hier ungleichmäßig, nämlich strecken- und schichtweise angesammelt.

Wir haben damit in größter Kürze den — in verschiedenen Stärkegraden unabhängig von der Höhe des Greisenalters anzutreffenden — Befund der *„diffusen"* Sklerose der Aorta angegeben, den TH. LANGHANS und R. THOMA der häufigeren *„nodösen"* (mit beet- oder plattenförmigen Intimaverdickungen — den sog. Plaques —) gegenüberstellen; da der Befund der „diffusen Sklerose" *ausnahmslos* im Alter besteht und da er bis ins höchste Alter in reiner Form vorkommt, sehen wir in ihm das für die Sklerose Charakteristische und Grundlegende.

Ihre Entstehung muß also zuerst abgeleitet werden, ehe wir uns mit den umschriebenen Veränderungen beschäftigen.

Da, wie wir gesehen haben, die Aorta ein Körperteil mit innervierter Muskulatur ist, einen nervalen Tonus besitzt, der von ihren Constrictoren durch einen bestimmten Grad von Reizung aufrechterhalten wird, muß die sich in der dauerhaften Erweiterung aussprechende Herab-

setzung desselben mit Hilfe eines Sinkens des Erregungszustandes der
Constrictoren erklärt werden; es hat eine Erweiterung zur Folge. Aus
dem Einflusse dieser Erweiterung, bei deren Eintreten keine Strukturveränderung vorhanden ist, auf die Menge und Bewegung der Gewebs-
flüssigkeit in der Wand, einem Einflusse, der Verlangsamung vermehrter
Flüssigkeit in ihr mit sich bringt, erklären wir in der oben angegebenen
Weise die Ablagerung von Collagen, desgleichen die von Fetttropfen[1]),
sowie die Abnahme der Dicke der Muskelfasern.   Mikroanatomische
Befunde in der Adventitia, die dazu auffordern würden, auf eine stärkere
Beteiligung der adventitiellen Strombahn zu schließen, sind nicht vorhanden; wir nehmen auf Grund unserer oben dargelegten allgemeinen
Anschauungen an, daß im Alter in ihr Einflüsse tätig sind, die nicht
fördernd, sondern hemmend auf die Bewegung der Gewebsflüssigkeit
einwirken und so die Collagenablagerung in den drei Häuten herbeiführen; dieser Anforderung wird ein leichter peristatischer Zustand der
adventitiellen Strombahn gerecht.

Wenn sich so jede Aorta im sich entwickelnden und im ausgebildeten
Greisenzustande des Körpers verhält, so ist die nächste Aufgabe, die
umschriebenen Veränderungen zu erläutern, von denen die wie gesagt
in der großen Mehrzahl der Aorten von Greisen in wechselnder Menge
zu findenden Beete (Platten) die auffälligsten sind.

Es bestehen die frühen *Beete* aus deutlich aufgelockerter, ödematöser
hyperplastischer Intima; die Hyperplasie betrifft vorwiegend die Collagenfasern, und zwar besonders in der inneren Schicht der Intima.
Die Beete sind auch der Sitz starker Fettablagerung, insbesondere in
ihrer tieferen Schicht; haben die vermehrten Collagenfasern eine beträchtliche Dicke erreicht, so verkalken sie.   Den stärksten Grad der
Veränderung stellen Beete dar, die nun dichter geworden durch die
ganze Dicke der Intima reichen und rein aus verkalkten Collagenfasern
bestehen, zwischen denen sich Fett in den spärlichen, bei dem Prozesse
sich nicht nachweislich vermehrenden Intimazellen und außerhalb solcher in der Grundsubstanz findet.   Es sind solche voll ausgebildete Beete,

---

[1]) Wir können hier nicht die Begründung unserer Lehre von der Verfettung
geben, die, in zahlreichen Abhandlungen vertreten, darauf hinausläuft, daß Fett
(und Lipoide) durch Synthese aus den Komponenten da entstehen, wo der Stoffwechsel, d. h. die Beziehung zwischen dem Blut und dem Gewebe, vermittelt von
der Gewebsflüssigkeit, herabgesetzt ist. Wir müssen auf den der Verfettung (für
den Kalk, den der Verkalkung) gewidmeten Abschnitt bei FRITZ LANGE (l. c.
S. 562—582) verweisen; dgl. auf GUSTAV RICKER, Pathologie als Naturwissenschaft (Berlin 1924), schließlich auf die nach dem Jahre 1924 erschienenen Abhandlungen, nämlich die von L. LOEFFLER und M. NORDMANN, Virchows Arch.,
257. Bd., 1925 und die von M. NORDMANN, Zeitschr. f. d. ges. exp. Med., 48. Bd.,
1925. — Im 2. Teil dieser Schrift (S. 113—114) ist die Verfettung etwas ausführlicher behandelt, worauf wir verweisen.

in denen Zerfallsveränderungen, zentral beginnend und sich schließlich bis nahe an ihre Grenze ausdehnend, Platz greifen können: sie bestehen in einer über fibrinoide Umwandlung des Collagens erfolgenden Verflüssigung desselben und in einem Zerfall der Intimazellen; die so entstehende Flüssigkeit schließt das frei gewordene Fett, schließt, als Umwandlungsprodukt desselben, Cholesterin und ferner Kalk ein. Es entsteht so ein Brei, der aus dem Beet ein *Atherom* macht, aus dem nach Übertritt des Breies in das Blut ein Geschwür der Intima wird[1]).

Wir gehen dazu über, die gleichzeitig anzutreffenden Befunde im zugehörigen Teil der beiden anderen Häute zu betrachten.

Was zunächst die dem Beete anliegende *Media* angeht, so finden wir in ihr zuerst dieselbe Auflockerung, die wieder nur auf Ansammlung vermehrter, in verlangsamter Bewegung befindlicher, den beiden Quellen entstammender Flüssigkeit beruhen kann; in der Folge können sich dieselben Vorgänge wie in der Intima in der anliegenden Schicht der Media ausbilden, so daß schließlich das Beet kein reines Intimabeet, das Atherom kein reines Intimaatherom ist. Was von der Media übrigbleibt oder, im anderen häufigeren Falle, die ganze Mediadicke im Bereich des Intimabeetes, weist im weiten Verlauf Veränderungen auf, die in Schwund der vorher verdünnt aussehenden Muskelfasern, in Schwund der Elastinfasern und in Vermehrung der Collagenfasern bestehen, Veränderungen, die gleichartig aber stärker sind als sie, wie wir gesehen haben, unter Schwankungen des Grades in der übrigen Media der sklerotischen Altersaorta und zwar strichweise auftreten. Auch die *Adventitia* nimmt im Bereich der Beete und zugehörigen Mediaveränderungen stärkeren Anteil an dem Prozesse, als das der diffusen Altersaorta zukommt; neben Ödem und Collagenfaserhyperplasie ist es die Capillarneubildung, die hier besonders zu nennen ist; die Capillaren, die aus Arterien (Arteriolen) mit unverkennbar hyperplastischer, muskulöser Wand hervorgehen, vermehren sich nicht nur im adventitiellen Bindegewebe, sie dehnen sich mit vermehrten Maschen auch durch die ganze Dicke der Media hindurch aus; aus Teilen des einheitlichen Netzes entstehen arterien- und venenähnliche Gefäße, von denen die Venulae Lymphocyten austreten lassen. Diese Capillarwucherung in der Adventitia und die Lymphocytodiapedese in ihr beweisen, daß die adventitielle Strombahn sich in einem peristatischen Zustande befindet, einem Grade desselben, der stärker ist, als wir ihn von der der unkomplizierten Sklerose der Aorta erschlossen hatten. Nur im peristatischen Zustande eines gewissen Grades findet (paratypische) Capillarwucherung, nur in ihm Diapedese von Lymphocyten statt; er als einzige Kreislaufsänderung liefert durch

---

[1]) Da die Bildung dieses Breies sehr häufig ausbleibt, vermeiden wir den Ausdruck Atherosklerose als allgemeine Bezeichnung.

Liquordiapedese Ödem, das, aus dieser Quelle und der anderen, dem Wandplasma der erweiterten Aorta stammt, wir wir gesehen haben, in den frühen Beeten und zugehörenden Teilen der anderen Schichten nachweisbar und geeignet ist, die Vermehrung des Collagens, die Ablagerung von Fett und Kalk, die Abnahme und den Schwund der Muskelfasern zu erklären, Vorgänge, wie sie sich in der Intima, aber auch in der Media abspielen; dort stärker als hier, weil die Flüssigkeit ihre stärkste Verlangsamung am Orte der am stärksten herabgesetzten Resorption erreicht, also in der von der Adventitia entferntesten Schicht.

Alles in allem ergibt sich aus diesen Angaben, daß die Beete Befunde darbieten, die eine Verstärkung derjenigen sind, die die Aorta außerhalb der Beete aufweist. Demgemäß ziehen wir den Schluß, daß sie auf einem stärkeren Grade dessen beruhen, was wir als Ursache der allgemeinen Erweiterung der Aorta erkannt haben, der *Mediaparese.* Diese stärkere Mediaparese liefert aus dem Wandplasma mehr Flüssigkeit; zu dieser einen Quelle tritt die andere, die vergrößerte adventitielle und Mediastrombahn. Die Folge der stärker verlangsamten Bewegung der stärker vermehrten Flüssigkeit sind die stärkeren Gewebsveränderungen.

Es bleibt nun noch übrig, des Zerfalls des Intimaknotens erklärend zu gedenken. Wir sehen seine Ursache in einem Aufhören der (verlangsamten) Strömung der (vermehrten) Gewebsflüssigkeit; in diesem Sinne wirkt das mit dem Nachlassen und Erlöschen des nervalen Reizungszustandes allmählich eintretende Sinken und Erlöschen der peristatischen Hyperämie der adventitiellen Strombahn, das zur unvollständigen Durchströmung des vergrößerten Netzes und zur Rückbildung von Capillaren führt; wirkt ferner die zunehmende Anhäufung des Collagens, die, wie wir gesehen haben, allmählich aus weichen, lockeren Platten knorpelharte, dichte macht, die als fast oder ganz undurchlässig anzusehen sind.

β) Die Mediaverkalkung der Femoralis als muskulöser Arterie.

Haben wir es in der Aorta mit einer Arterie zu tun gehabt, die ihrem Bau nach zu den elastinösen zu rechnen sich nichtsdestoweniger als ein neuromuskuläres Organ erwiesen hat, so ist nun die Frage zu beantworten, ob in den *muskulösen Arterien* ein ähnlicher Prozeß vorkommt und wie er in diesen ebenfalls neuromuskulären Teilen der arteriellen Strombahn verläuft. Die sog. Mediaverkalkung der muskulösen Arterien ist ein solcher Prozeß; mit ihm haben wir uns nun zu beschäftigen und legen das Verhalten der *Arteria femoralis* als Paradigma zugrunde, da sie und ihre Äste ihn am stärksten erfahren.

Zunächst ist zu bemerken, daß sich die Mediaverkalkung, ein Name, der vom sinnlich auffälligstem Merkmal genommen ist, das aber nur eines unter vielen ebenso wichtigen ist, in bezug auf das Lebensalter so verhält, wie diejenigen Veränderungen, die wir soeben von der Aorta beschrieben und erklärt haben; so wie in bezug auf diese, wie wir sehen werden, Ausnahmen vorkommen, nämlich Auftreten in früheren Altersstufen, so gilt das und zwar in leicht erhöhtem Maße auch von der Mediaverkalkung; demgemäß treffen alle Bemerkungen, die wir an früherer Stelle dieses Kapitels über das Verhalten der Arterien im höheren Lebensalter gemacht haben, auch für unser Beispiel zu, die Arteria femoralis und ihre Äste vor dem Einsetzen des Mediaverkalkung genannten Prozesses; für das verfrühte Auftreten des Prozesses müssen besondere Bedingungen maßgebend sein. Auch die Mediaverkalkung ist also ein Vorgang, der mit dem Eintritt in dasjenige Alter des Menschen einsetzt, das ein Sinken des Erregungszustandes der Constrictoren der Arterien auf einen gewissen Grad mit sich bringt. Es sind also auf einen gewissen Grad erweiterte muskulöse Arterien, die der Verkalkung entgegengehen; hierüber läßt die Untersuchung keinen Zweifel. Nach dem früher Dargelegten brauchen wir die Gründe nicht zu wiederholen, die uns zwingen, bei der Erklärung der Gewebsveränderungen von der Mediaparese, und nicht von einer Alteration der Bindegewebsfasern auszugehen.

Die mikroanatomische Untersuchung lehrt, daß sich bedeutende Prozesse in der paretischen Muscularis abspielen, ehe der Kalk auftritt. Es handelt sich wieder um Ödem und Collagenfaserhyperplasie einerseits, Elastinfaser- und Muskelfaserhypoplasie andererseits, der das Auftreten von Fett in den Muskelfasern vorausgehen kann. Wie wir diese Vorgänge erklären, d. h. in kausale Abhängigkeit bringen von der Erweiterung der Arterie und dem peristatischen Zustande der adventitiellen Strombahn in ihrem Einflusse auf die Menge und Bewegung der Gewebsflüssigkeit, haben wir im vorhergehenden des öfteren angegeben; das Gesagte trifft auch hier zu.

In der so veränderten Media tritt, nachdem die genannten Vorgänge einen gewissen Grad erreicht haben, der Kalk auf und wird um so reichlicher, je mehr die Collagensubstanz, in der er sich ablagert, unter Schwund der Muskelfasern zunimmt. Diese Kalkablagerung und die genannte Gewebsveränderung, die ihre Vorbedingung bildet, entstehen nicht gleichmäßig in der ganzen Media, sondern so, daß von bogenförmigen oder zirkulären Spangen, kleinsten Segmenten der Media, abwechselnd die einen geringer verändert und kalkfrei, die anderen stärker verändert und kalkhaltig sind; nur in den stärksten Graden, die dem Prozeß erreichbar sind, verwischt sich diese Abwechslung und macht einer annähernd gleichmäßigen Verkalkung des in der angegebenen

Weise veränderten Gewebes Platz. Wir fassen diese Ungleichmäßigkeit des Entwicklungsganges, die nicht regellos, sondern in der angegebenen Weise in typischer Form vor sich geht, das Kleinsegmentäre des Prozesses, folgerichtig so auf, daß die nervale Parese in den einen Bündeln der Media stärker ausfällt, als in den anderen, und werden die Berechtigung auch dieser Vorstellung später zu begründen haben, an der Stelle, wo wir Weiteres über die graduellen Unterschiede in den uns hier beschäftigenden Prozessen angeben werden.

Intima und Adventitia verhalten sich in Arterien mit Mediaverkalkung in der Regel so, wie von der unkomplizierten Alterssklerose angegeben; die Plattenbildung, d. h., wie wir gesehen haben, der stärkere Grad der Veränderungen tritt seltener auf als in der Aorta des Greisenalters. Wir erklären die Befunde, wie dies für die Aorta geschehen.

Wir lassen zum Schluß dieser Bemerkungen über die sog. Mediaverkalkung nicht unerwähnt, daß sie in den Arterien des Beines, ihrem Hauptsitz, nicht nur wie angegeben klein-, sondern zugleich großsegmentär verläuft, in der ersten Form des segmentären Reagierens, die wir oben (S. 3) aufgestellt haben. Näheres hierzu anzuführen kann der Kürze halber unterbleiben; wir verweisen auf die Angaben FRITZ LANGES.

γ) Die Sklerose der mittleren und kleinen Arterien und der Arteriolen.

Indem wir dazu übergehen, die hierhergehörigen Veränderungen der *mittleren und kleinen Arterien* zu behandeln, Arterien, die ebenfalls muskulöse sind, so ist zur Erläuterung der grundlegenden Befunde, der sich auf dem Boden von Erweiterung einstellenden Hyperplasie von Collagenfasern und Hypoplasie von Muskelfasern, nichts anderes zu bemerken, als was von der großen muskulösen Arterie, die uns soeben beschäftigt hat, gesagt worden ist; von Einzelheiten ist nur hervorzuheben, daß die Verkalkung um so sicherer ausbleibt, je kleiner die Arterien sind, und daß die Zerfallsveränderungen in den ebenfalls in umschriebener Form auftretenden stärker verdickten collagenfasrigen Bezirken der hyperplastischen Intima ebenfalls um so sicherer ausbleiben, je kleiner die Arterie ist. Es handelt sich somit um Unterschiede, die sekundäre Veränderungen betreffen; sie erklären sich ungezwungen daraus, daß sich in kleinen Arterien eine geringere Menge Collagensubstanz bildet, die durchströmbar bleibt und nicht das fast völlige Erlöschen ihrer Bewegung mit sich bringt, das in den umfangreicheren, dichteren Collagenablagerungen der großen Arterien in Beziehung, wie wir gesehen haben, sowohl zur Verkalkung als zur Atherombildung steht. Da diese Eigentümlichkeiten keinen prinzipiellen Unterschied zu dem Verhalten der großen Arterien bedeuten, dürfen wir zur Erörterung der Befunde an den Arteriolen übergehen, die sie durch Erweiterung auf die Dauer, Folge der Herabsetzung der Erregung der Constrictoren erfahren, soweit diese Befunde nicht die soeben erörterten sind.

Die zu besprechenden mikroanatomisch nachweisbaren Veränderungen der erweiterten *Arteriolen* bestehen in einer unter Schwund der Elastinfasern der Intima anfangs ungleichmäßig erfolgenden Ablagerung von einer homogenen, glänzenden („*hyalinen*", „*colloiden*") Substanz. Diese Substanz dürfte, fertig ausgebildet, dem Collagen verwandt sein; sie erinnert an das Fibrinoid, das aus solchem hervorgehen kann, und kann Fett enthalten, zunächst diffus, später in Tropfenform, wie es auch in den Endothelzellen auftritt. In stärker veränderten Arteriolen ist die gleiche homogene Substanz auch in der vorher nur dünn und gedehnt aussehenden Media abgelagert; es entsteht so ein homogener dickwandiger, unter Umständen stark fetthaltiger Zylinder mit Endothelauskleidung des verengten Lumens und mit faserreicher Adventitia. Es ist, wie Injektion unter nicht erhöhtem Drucke lehrt, leicht möglich, diese Arteriolen zu injizieren, worauf das im Präparat verengte Lumen weiter als zuvor erscheint. Die Veränderung kann indessen so weit fortschreiten, daß das Lumen verlorengeht.

Diese Veränderung der Arteriolen betrifft, wie die Erfahrung lehrt, sie nicht immer in ihrer ganzen Länge; so stellt man sie in ihren geringeren Graden in Arteriae afferentes der Nierenrinde fest, ohne daß die im Hilus der Glomeruli gelegenen Arteriolenabschnitte beteiligt sind (und ohne daß Nierenkorn- und Kanälchenveränderungen bestehen); in den Milzfollikeln sonst normal gebauter Milzen, während die letzten Segmente, unmittelbar vor der Auflösung in Capillaren gelegen, unverändert sind; und das Gleiche ist uns vom Hirne bekannt. Wir haben es somit in diesen Fällen mit der Reaktion von Segmenten der Arteriolen zu tun, mit der ersten Form dessen, was wir oben als segmentäres Reagieren von Arterien angegeben haben; daneben kommt ihre zweite Form, das Reagieren kleiner und kleinster Segmente und Ausschnitte aus solchen vor.

Zur Erläuterung des von den Arteriolen angegebenen Befundes, der Ablagerung von homogener Substanz, ist davon auszugehen, daß es sich zweifellos um eine Flüssigkeit handelt, die aus dem Plasma des in den Arteriolen strömenden Blutes in die Wand eindringt und sich in ihr ansammelt, worauf aus ihr das „Hyalin" als gelatinöse und schließlich *vielleicht* feste Masse[1]) und das Fett in Tropfenform entstehen; demgemäß haben wir es mit Arterien zu tun, die, wie es oben dargelegt wurde, im — nicht maximal — erweiterten Zustande und infolge desselben von

---

[1]) Untersuchungen mit der mikrurgischen Methode könnten hierüber Aufschluß geben.

vermehrter, verlangsamt strömender und daher sich ansammelnder, zur Entstehung von Niederschlägen geeigneter Flüssigkeit aus dem Plasma ihres Blutes durchströmt werden. Verglichen mit dem normalen Verhalten, dem einer lebhaft durchströmten Arterienwand, muß der Stoffwechsel des Gewebes, der sich in Beziehung zur Gewebsflüssigkeit vollzieht, als herabgesetzt bezeichnet werden; so werden also z. B. die Fettkomponenten der Gewebsflüssigkeit nicht mit ihr davongeführt oder verbrannt, sondern sie treten zu Fett zusammen und bleiben liegen; so schwinden die Muskelfasern, deren Existenz als an eine lebhafte Beziehung zur Gewebsflüssigkeit gebunden vorzustellen ist, eine Beziehung, die auch dadurch herabgesetzt und aufgehoben wird, daß die Gewebsspalten durch jene Niederschläge albuminoider Substanzen ausgefüllt und unwegsam gemacht werden.

Die nervale Dauererweiterung der Arteriolen ist also wieder die Grundlage, auf der sich die Struktur verändert. —

In diesem Kapitel haben wir im wesentlichen dieselben makro- und mikroanatomischen Strukturveränderungen, mochten sie Arteriolen oder die Aorta betreffen, beschrieben und auf eine Erweiterung nervalen Ursprungs zurückgeführt; dazu auf eine ebenfalls nerval bedingte peristatische Hyperämie leichtesten oder stärkeren Grades der Capillaren der adventitiellen Strombahn, wo eine solche vorhanden. Ausgehend von der Ansicht, daß die normale Struktur abhängt von der regelrechten Bewegung der Flüssigkeit durch die Arterienwand, einer Bewegung, die kein Stocken zustande kommen läßt, haben wir in der verlangsamten Bewegung, die das Gewebe ödematös macht, die Ursache gefunden, daß Collagen in mehr oder minder homogener oder fasriger Form ausfällt, daß Fett und Kalk ausfallen, — aus einer Flüssigkeit, die die Vorstufen dieser Stoffe enthält und als verlangsamt geeignet ist, Niederschläge zu bilden und Stoffe bestehen zu lassen, die bei einer lebhaften Beziehung zwischen Flüssigkeit und Gewebe, wie sie in der normalen Arterie herrscht, nicht über das physiologische Maß hinaus zunehmen und nicht in sichtbarer Form auftreten; denselben auf eine niedrigere Stufe gerückten Stoffwechsel haben wir der Abnahme der Muskelfasern zugrunde gelegt, die sich zum Schwund vollendet da, wo das abgelagerte dichte Collagen die Wand für Flüssigkeit undurchgängig macht.

Es muß weiteren Untersuchungen überlassen bleiben, festzustellen, bei welchen Personen die Sklerose diffus oder nodös ist, ein Unterschied, der keineswegs nur die Aorta und große Arterien betrifft; und die Einflüsse zu ermitteln, die den beschriebenen Prozeß in den Arterien verschiedenen Kalibers so modifizieren, wie oben beschreibend angegeben; die Modifikationen sind unbedeutend und nur quantitativer Natur.

Für den Tastsinn des Untersuchers wird die Wand der erweiterten tastbaren Arterie mit den angegebenen voll ausgebildeten Veränderungen versehen *hart*; daher die anatomische Bezeichnung *Sklerose*; für die infolge ihrer Kleinheit nicht tastbaren Arterien läßt es sich nicht vermeiden, da es sich um im wesentlichen dieselben Gewebsveränderngen gleichen Ursprungs handelt, denselben Ausdruck zu benutzen, so daß also wie von Arterio-, so von Arteriolosklerose zu sprechen ist. Wir wenden beide Ausdrücke für Arterienbefunde an, die sehr verbreitet sind, also der sog. allgemeinen Arteriosklerose angehören, und für solche, die an umschriebener Stelle entstehen, — in beiden Fällen durch die angegebene Wirkung der Erweiterung nervalen Ursprungs, die über den Einfluß veränderter, nämlich vermehrter und verlangsamter Durchströmung der Wand mit Flüssigkeit zur Geltung kommt.

c) Die Mediahyperplasie.

Zu der *Mediahyperplasie*, mit der sich eine Hyperplasie der Intima und Adventitia verbindet, so daß man von typischer oder nahezu typischer Hyperplasie der Arterienwand sprechen kann, haben wir bereits erwähnt, daß sie experimentell erzeugbar ist und nach unseren Untersuchungen beim Menschen bestimmt da auftritt, wo enge oder verengte Arterien genügend lange Zeit einem im peristatischen Zustande (der Erweiterung) befindlichen Strombahngebiete dauerhaft vorgeschaltet sind, dessen Blutstromverlangsamung sie unterhalten. Da dies ungemein häufig vorkommt, schreiben wir der Mediahyperplasie einen sehr großen Umfang zu; er genügt in dem jetzigen Zusammenhange, die aufgestellte Abhängigkeit der typischen Hyperplasie von nervaler Engeeinstellung erneut zu betonen und den zwei anderen Grundformen die dritte an die Seite zu stellen. Ob es neben dieser *lokalen* Arteriohypertonie eine *verbreitete* oder gar *allgemeine* gibt, die zu Mediahyperplasie führt, nämlich bei bestehender allgemeiner Blutdrucksteigerung, bedarf eingehender Untersuchung: dies ergibt sich schon daraus, daß L. JORES[1]) nur die „Möglichkeit" ihres Vorkommens in „gewissen Gefäßgebieten" zugibt und ihr Vorkommen als „keineswegs allgemein oder konstant" bezeichnet, während WERNER HUECK[2]) behauptet: „man kann die Tatsache der chronischen Hypertonie direkt aus dem histologischen Bilde ablesen", das „oft" neben Intima-Elastinvermehrung eine „hypertrophische Media" zeige. HUECK gibt keine Belege; uns selbst scheint es zur Zeit nicht möglich, die Frage zu beantworten, ob unter Schwankungen dauerhafte

---

[1]) Handb. d. pathol. Anat., 2. Bd., S. 701, Berlin 1924.
[2]) Münch. med. Wochenschr., 1920, S. 536. „Ich behaupte, daß es eine auch nur einige Wochen bestehende Hypertonie ohne diese Gefäßveränderung (Mediahyperplasie) nicht gibt."

Arteriohypertonie typische Hyperplasie der Arterienwand bewirkt. Zu diesem Nachweis, der nur mit Messungen — unter Überwindung der diesen entgegenstehenden Schwierigkeiten — erbracht werden kann, sind also sehr eingehende neue, namentlich auch topographische Studien im Arteriensystem des Körpers notwendig, Studien, die zur Zeit in der hiesigen Anstalt betrieben werden.

Wir werfen an dieser Stelle einen kurzen *Rückblick* auf unsere bisherige Darstellung, um das Wichtigste hervorzuheben und die Aufgaben, die sich ergeben, zu kennzeichnen.

Wir haben gesehen, daß *alle* Arterien *neuromuskuläre Organe* sind, auch die elastinösen, die bisher als solche nicht betrachtet worden sind; demgemäß *mußten* wir vom Angreifen der Reize am Nervensystem *ausgehen und* an diesem Angreifen sowie am Bestehen eines Reizungszustandes so lange *festhalten*, bis der Schluß auf eine Ausschaltung des Nervensystems durch Lähmung geboten war; diese Ausschaltung fällt, wie wir gesehen haben, mit der Entstehung von Nekrose zusammen, d. h. der stärksten Strukturveränderung der Arterienwand, die es gibt. Alle Weiteveränderungen von der schwächsten physiologischen Schwankung der Weite bis zur stärksten dauerhaften Erweiterung, dem Aneurysma, alles was an Graden der Reizungsvorgänge dazwischen liegt, ist demnach nervalen Ursprungs und im vorhergehenden in den Grundzügen als nervalen Ursprungs nachgewiesen.

Bei diesem Nachweis haben wir von den Arterien mit adventitieller Strombahn ein doppeltes Nervensystems berücksichtigt, das der Muskelfasern der Wand und das der adventitiellen Strombahn; jedes der beiden mit zentrifugalen Fasern, dieses dazu mit zentripetalen Fasern, die Endorgane besitzen; hierzu kommen die zugehörigen Ganglienzellgruppen, die, was uns nicht beschäftigt hat, teils in gewissen Organen, teils an den Arterien gewisser Körperteile, und im übrigen im sympathischen, parasympathischen und cerebrospinalen Nervensystem liegen. Wir haben die Folgen von Reizung des Nervensystems der Media und der Strombahn der Adventitia bei so vielen Arterienprozessen als engst miteinander verbunden teils wahrgenommen, teils erschlossen, daß wir die direkte und die indirekte (reflektorische) gemeinsame Erregung beider Teilsysteme des Arteriennervensystems als regelmäßiges Verhalten in dem Sinne vertreten, wie sie von den sonstigen muskulären Organen für die Innervierung des Parenchyms und der Blutbahn nachgewiesen ist. Wenn nun beide nervale Systeme gleichzeitig auf Reizung antworten, so bedarf es der Untersuchung, wo und wie sich im Nervensystem der Parallelismus der Reizung einstellt; es muß aber auch ermittelt werden, ob nicht unter bestimmten Umständen jedes der beiden Systeme allein oder vorwiegend, oder ein System nach dem anderen in Reizung versetzt werden kann.

Wenn sich die Arterie auf Reizung des Nervensystems verengt und erweitert und eine Zunahme von Erweiterung durch den Blutdruck erst nach Ausschaltung des Nervensystems einer Strecke möglich ist, so ist diese Grundlage für die Pathologie, das Gebiet der stärkeren Reizungswirkungen, erst fruchtbar geworden mit der gewonnenen Einsicht in das *relativ selbständige Reagieren der Teile des Arteriensystems*, das weit über das hinausgeht, was wir vorne im Anschluß an das Experiment als segmentäres Reagieren bezeichnet haben: auf Reizung von mindestens mittlerer Stärke (Constrictorenreizung) und auf stärkere, nämlich stärkste Reizung antworten mit sichtbarer Wirkung große Teile des Arteriensystems, kleinere Teile desselben, einzelne Arterien mit ihren Ästen oder Arteriensegmente bis zu den kürzesten, die schmale Ringe der Media darstellen, ja bis zu Ringteilen; sowohl auf Reize, die vom Blute aus wirken und an Endorganen zentrifugaler Medianerven angreifen, als, wie sich aus dem Folgenden ergeben wird, auf Reizung, die im Zentralnervensystem oder in anderen nervalen Zentren stattfindet. Diesem segmentären Reagieren der Arterienmuskulatur steht ein segmentäres Reagieren der Adventitiastrombahn an der Seite.

Es sind besonders die Adrenalinsversuche gewesen, die uns zu dieser Einsicht verholfen haben; unbedenklich durfte dies Ergebnis auf alle anderen übertragen werden, da wir genugsam gezeigt haben, wir kommen darauf an späteren Stellen zurück, daß es nicht die Qualität der Reize ist, die über die Wirkung entscheidet. Wir haben bereits bemerkt und wiederholen es hier, daß es sich bei den auf Reizung eintretenden circumscripten Vorgängen kleinen Umfanges nicht um Reizungsfolgen in vom Reize unbeeinflußt bleibender Umgebung handelt, sondern um verstärkte Reizung mit stärkeren Folgen; deswegen sprechen wir auch auf diesem Gebiete von relativer Selbständigkeit. Es spricht sich darin eine Eigentümlichkeit des Reagierens des Nervensystems auf stärkere Reizung aus, die nicht nur dem des Arteriensystems zukommt; was ihr zugrunde liegt, zunächst ist an Erregbarkeits- und Erregungsschwankungen zu denken, wie sie unter physiologischen Umständen vorkommen und zur Zeit des Eintreffens des pathischen Reizes bestehen, bedarf der weiteren Untersuchung auf breitester Grundlage.

Ist die Berücksichtigung des Nervensystems auf Schritt und Tritt das eine, was wir in der Physio- und Pathologie der Arterien fordern und nach Kräften durchgeführt haben, so ist das andere ebenso wichtige die Verwendung der *Flüssigkeitsströmung in der Arterienwand*, deren Stärke und Schnelligkeit wie wir gezeigt haben, vom Reizungszustande des Nervensystems bestimmt wird. In dieser Flüssigkeit haben wir die Vermittlerin zwischen dem Blut und dem Gewebe erkannt, in ihr die Quelle, aus der die Veränderungen des Gewebes fließen, das nicht direkt von den Reizen getroffen, das nicht von „trophischen Nerven" beeinflußt wird, sondern je nach dem Reizungszustande des doppelten Nervensystems der Arterienwand mehr oder weniger, schneller oder langsamer bewegte Flüssigkeit erhält oder dem sie abgeschnitten wird. Die Berücksichtigung der Beziehungen des Gewebes zu der Gewebsflüssigkeit, der Beziehungen dieser zu dem Blute und dem Nervensystem eröffnet erst den Weg zu einem kausalen Verständnis der Funktions- und Strukturänderungen wie der übrigen Organe so auch des Arteriensystems. Wir haben, wie dies methodologisch (gemäß dem Ausfall unserer Experimente) erforderlich war, im vorhergehenden stets beide Quellen der Flüssigkeit nach Möglichkeit berücksichtigt; die weitere Forschung möge, wie bereits bemerkt, ermitteln, ob es Prozesse gibt, in denen die eine oder die andere zurücktritt oder gar nicht in Anspruch genommen wird, was aufs engste mit der Beantwortung zusammenhängt, die die Frage finden wird, ob es mehr oder minder selbständige Vorgänge im Nervensystem der Media und in dem der Strombahn der Adventitia gibt, Vorgänge, die wir als kombiniert behandelt haben, was sie ohne Zweifel in der Regel sind. Bei derartigen Untersuchungen dürften sich vielleicht die Unterschiede im Verhalten der Gewebsveränderungen zwischen den muskulösen und den elastinösen Arterien erklären lassen, die der Aufklärung ebenso harren, wie dieselben Unterschiede in bezug auf die Arterien mit adventitieller Strombahn und ohne eine solche.

Es sind bei weitem nicht alle Gewebsveränderungen der Arterien, die wir im vorhergehenden berücksichtigt und in unserer Weise, nämlich als abhängig von der Innervation der Blutbahn und ihrem Inhalte soweit wie möglich erklärt haben[1]); für anderes, nahverwandtes, so die Intimaverfettung sonst morphologisch unveränderter Arterien verweisen wir auf die Darstellung Fritz Langes. Wir bekennen auch, daß wir auch die Ergebnisse der in den ersten Anfängen stehenden Forschungen über diejenige Substanz, die außer den längst bekannten Gewebselementen, dem Nervensystem, den Bindegewebszellen, Muskelfasern, Elastin- und Collagenfasern, in der Arterienwand anwesend ist, die schleimhaltige „Grundsubstanz" unberücksichtigt gelassen haben. Die hier entstandenen Probleme reichen über das Gebiet der Arterienphysiologie und -pathologie weit hinaus, werden aber in ihr eine besondere Rolle spielen, insbesondere was die Entstehung von Collagen, Elastin und verwandten Stoffen in fasriger oder homogener Form angeht. Auch die hier vorliegenden Aufgaben werden sich nur unter Berücksichtigung der aus

[1]) Das Verhalten der Arterien beim Entstehen und Bestehen des Collateralkreislaufs bedarf genauer erneuter Untersuchung; mit Jores (Handb. d. pathol. Anatomie, II., S. 702) erklären wir die Struktur der an ihm beteiligten Arterien für unbekannt.

dem Blutplasma stammenden Flüssigkeit, die zu jener Grundsubstanz in Beziehung steht, bearbeiten lassen; desgleichen die eng verwandte Frage nach dem aus dem Verhalten zu Farbstoffen nicht zu erschließenden physikalischen Eigenschaften der (anscheinend aus ihr entstehenden) albuminoiden Substanzen, der Elastin- und Collagenfasern, von denen bekannt ist, daß ihre Elastizität im flüssigen Exsudat unter seinem Einfluß herabgesetzt wird, wie das Bestehenbleiben der Fingerdruckstelle bei Ödem und experimentelle Erfahrungen beweisen[1]).

Die soeben erwähnte Grundsubstanz ist einheitlich in den drei Häuten der Arterienwand vertreten, die sich durch sie bewegt. So notwendig es ist, bei der Beschreibung von Befunden und Teilvorgängen von Häuten, und zwar von drei, nicht (mit R. BONNET) von zwei Häuten zu sprechen, ebenso notwendig ist es, die Trennung fallen zu lassen, wenn es sich um Physiologie und Pathologie der Arterien handelt. Es gibt, wie wir gezeigt haben, keinen pathischen Prozeß, der sich auf eine der Häute beschränkt; es kann nur die eine oder die andere Haut stärker beteiligt sein und dadurch stärkere Strukturveränderungen erfahren, wofür, wie bereits bemerkt, die näheren Umstände weiter zu ermitteln sind.

C. Spezielle Erklärung der Gewebsveränderungen der Arterien in ihrer Abhängigkeit vom Nervensystem und der Gewebsflüssigkeit. Bestätigung der nervalen Genese der Arterienveränderungen durch Beeinflussung des zentralen und peripherischen Nervensystems.

Im Vorhergehenden sind die besprochenen komplexen Vorgänge der Arterien, in deren Ablauf sich ihre Struktur verändert, in Teilvorgänge zerlegt, denen eine bestimmte zeitliche Reihenfolge zugeschrieben und zwischen denen in derselben Folge eine gesetzmäßige Verknüpfung hergestellt worden ist. Die zeitliche Folge wurde durch Beobachtungen ermittelt; wir erinnern z. B. daran, daß erst eine Arterie auf die Dauer enger wird, ehe sie in typischer Form wächst, daß sie sich erst in einem gewissen Maße erweitert und dann an Bindegewebe besonders in der Intima zunimmt, daß sie sich erst aufs stärkste erweitert und dann Nekrose in der Wand erfährt usw. Das Gesetzmäßige dieser Beziehungen ist mit der Konstanz der Verknüpfung der Teilvorgänge begründet worden. Diese zwei Seiten unserer Darstellung sollen uns im folgenden

---

[1]) Vgl. A. LANDERER, Die Gewebsspannung in ihrem Einfluß auf die örtliche Blut- und Lymphbewegung, Leipzig 1884.

nicht noch einmal beschäftigen; ebensowenig soll von neuem begründet werden, daß die Beeinflussung der Arterien durch physio- und pathologische Reize am Nervensystem angreift, solange ein solches in erregbarem Zustande vorhanden ist; da das für unsere Versuche und die mit ihnen in Verbindung gebrachten Prozesse der Arterien des Menschen gilt, mußten wir als ersten Teilvorgang die Reizung des Nervensystems hinstellen.

Wenn hierfür die im vorhergehenden gegebene Begründung genügen darf und wenn wir ferner auch das Mitwirken der Flüssigkeit als gesichert betrachten können, so bleibt noch übrig, die bisher in kürzester Form getroffene *kausale Verknüpfung der Teilvorgänge* dadurch zu festigen, daß die Art und Weise des Ineinandergreifens der miteinander verknüpften Teilvorgänge zusammenhängend in der Richtung dargestellt wird, die es am meisten bedarf, nämlich was die *Erklärung der Gewebsveränderungen* angeht.

Hierzu ist an erster Stelle auf die Rolle, die die *Gewebsflüssigkeit* spielt, zurückzukommen, die Gewebsflüssigkeit, die aus dem Blute stammend in je nach dem Verhalten der Weite der Arterie und der adventitiellen Strombahn verschiedener Weise die Arterienwand durchfließt, nachdem sie bei ihrem Durchtritt durch das Endothel der Intima und die zellige Wand der adventitiellen Capillaren in ihrer Zusammensetzung abgeändert worden ist. Wir müssen deshalb auf sie zurückkommen, weil wir dieser Flüssigkeit, dem normalen und abnormen Exsudat, auf Grund unserer Tierversuche eine Bedeutung beigelegt haben, die ihr sonst nicht zugebilligt wird, nämlich die, einzige Vermittlerin zwischen Blut und Gewebe zu sein.

Wir haben hierzu nur zu bemerken, daß uns eine andere Form der Beziehung zwischen Blut und Gewebe weder bekannt noch vorstellbar ist; wir betrachten es als ein Axiom der Physiologie und Pathologie, daß alle Beziehungen zwischen dem Blut und dem Gewebe im Körper mittels der aus dem Blute stammenden und das Gewebe durchsetzenden, nach Abänderung in die Blut- und Lymphbahn zurückkehrenden Flüssigkeit verlaufen. Dieser Satz hat axiomatischen Wert, da er keines Beweises bedarf und nicht negiert werden kann: müßte man doch sonst zur Annahme einer Fernwirkung ohne materielles Substrat greifen, was der Logik der Naturwissenschaften widerstreiten würde. Nur unter Anwendung dieses Axioms wird es verständlich, daß sich in Arterien, die keine Capillaren oder solche nur im äußeren Teile ihrer Wand besitzen, die capillarlose Wand und die capillarlosen Teile der Wand nicht wesentlich anders verhalten wie die capillarhaltigen; die Beziehungen zwischen dem Blute und dem Gewebe, die nicht in Abrede gestellt werden können, laufen dort wie hier auf die gleiche Weise, nämlich mittels der Gewebsflüssigkeit ab.

Nach dem Gesagten müssen wir uns bemühen, es dem Verständnis näherzubringen, wie diese Flüssigkeit in die Arterienvorgänge eingreift; wir erinnern uns, daß wir die Spannung der Wand, wie sie auf nervalem Wege in der Arterie durch größeren oder geringeren Tonus der Muskulatur besteht, zusammen mit dem Verhalten der adventitiellen Strombahn und der je nach der Art der Nervenreizung derselben in verschiedener Menge austretenden Flüssigkeit für die Masse und Geschwindigkeit der sich durch die Wand bewegenden Flüssigkeit verantwortlich gemacht haben.

Gehen wir von der normalen Arterie aus, so wird die (zellfreie) Ernährungsflüssigkeit so rasch durch die Wand hindurchbewegt, daß sie sich in ihr so wenig wie in irgendeinem anderen Organ des Körpers derart anhäuft, daß man sie als ein sei es auch geringstes Ödem der Wand erkennen kann. Es werden Schwankungen in der Menge der Flüssigkeit bestehen je nach dem Grade des im Tage wechselnden Tonus der Arterien; und es darf nach unseren Versuchen angenommen werden, daß, im Rahmen dieser Tagesschwankungen der Weite, im engeren Zustande der Arterie die Flüssigkeit schneller durch die Wand hindurchtritt als im weiteren Zustande, und daß in der dickeren Arterie einer Person im Vergleich zu einer dünneren Arterie derselben Person dort mehr Flüssigkeit strömt als hier.

Wir sehen also als eine Eigentümlichkeit des normalen Verhaltens der Arterie und ihrer sämtlichen Wandbestandteile die schnelle Strömung der Gewebsflüssigkeit an, deren Menge der Gewebsmasse adäquat ist. Diese Strömungsart gilt uns als ein Merkmal des normalen Stoffwechsels, nämlich der normalen Beziehung zwischen Blut und Gewebe der Arterienwand, und damit als die Grundlage der Erhaltung ihres Stoffbestandes in dem Charakter und in der Breite der Norm.

Wenden wir uns zu den, wie gezeigt, auf Grund von einer Verengerung bei genügender Dauer derselben typisch hyperplastisch werdenden Arterien, mithin zum *typischen Wachstum einer Arterienwand* in die Dicke, so wird es auf dem eingenommenen Standpunkte verständlich, wenn wir der aus histologischen Zeichen als vermehrt zu erschließenden Flüssigkeit nicht nur dieselbe Zusammensetzung, sondern auch eine höhere Geschwindigkeit zuschreiben, als sie vor dem Eintritte der Arterie ins Wachstum besaß. Es tritt dann mehr Flüssigkeit ohne qualitative Abänderungen ihres Verhaltens in rasche Beziehung zum Gewebe; wie der Skeletmuskel bei verstärkter Durchströmung mit Blut und Gewebsflüssigkeit unter hiervon abhängiger vermehrter Arbeitsleistung wächst, bis das auf höherer Stufe zwischen Flüssigkeit und Gewebe hergestellte Gleichgewicht dem Wachstum ein Ziel setzt, so dürfen wir uns bei Anerkennung aller Unterschiede im Verhalten der quergestreiften und der glatten, im Verhalten der verschiedenen Typen der glatten Muskulatur im Prinzip das typische Wachstum der Arterie vorstellen: als Ergebnis der Mehranlagerung von Gewebe aus vermehrter, qualitativ nicht geänderter aus dem Blute stammender Flüssigkeit in rascher Bewegung.

Wir haben oben weiter gesehen, daß auf Erweiterung nervalen Ursprungs, Erweiterung, die den stärksten Grad nicht erreicht und von Dauer ist, die Arterie mit *Muskelabnahme und Bindegewebsvermehrung* antwortet; mit dieser kurzen Ausdrucksweise wollen wir hier alle die verschiedenen Formen dieses kombinierten Vorganges bezeichnet wissen, die früher erörtert worden sind. Es wurde gezeigt, daß sich vermehrte Flüssigkeit mit Ödem des Gewebes als Folge ansammelt, daß sich also die Flüssigkeit verlangsamt bewegt.

Läßt sich auch hierfür, in der heute nur in Betracht kommenden ersten Annäherung, ein kausales Verständnis gewinnen? Insbesondere für das *gegensätzliche Verhalten der Muskulatur der Arterie und ihres Bindegewebes.*

Indem wir ein wenig ausholen, ist zunächst darauf aufmerksam zu machen, daß dieser Gegensatz sich in weiten Gebieten der Pathologie bewährt: im Bereiche der sog. chronischen Entzündung und der geschwulstmäßigen Hyperplasie des Bindegewebes in Parenchymorganen. Es liegt, wie wir durch unmittelbare Beobachtung (im lebenden Körper) gezeigt haben, dem komplexen Vorgange der peristatische Zustand der Strombahnweite und Strömungsgeschwindigkeit des Grades zugrunde, der mit vermehrtem Austritt zellfreier Flüssigkeit aus verlangsamt fließendem Capillarblute gesetzmäßig einhergeht, einer Flüssigkeit, die selbst verlangsamt fließt und dadurch mehr oder minder ausgesprochenes Ödem des Gewebes bewirkt.

Dieser bekannte Gegensatz wird mit der höheren Empfindlichkeit des komplizierter konstruierten Parenchyms gegenüber pathischer Reizung und mit der Reizung des einfach gebauten, besonders wucherungsfähigen Bindegewebes von derjenigen Pathologie erklärt, die im Gegensatz zu der unsrigen die Reize an den Zellen angreifen läßt.

Von diesen Vorstellungen können wir die höhere Empfindlichkeit des Parenchyms, im Falle der Arterien der Mediamuscularis, in dem Sinne anerkennen, daß es innerviert ist, was die Bindegewebselemente (soweit bekannt) nicht sind, und uns ferner zu eigen machen, daß die Parenchyme einen komplizierteren, von Organ zu Organ verschiedenen Bau besitzen als das Bindegewebe, das in allen Organen morphologisch im allgemeinen dasselbe und einfacher beschaffen ist; hieraus ergibt sich der Schluß auf kompliziertere Vorgänge im Parenchym, die denn auch als solche in großen Zügen bekannt sind, und auf gleichartige und einfachere Vorgänge im Bindegewebe, die für dieses freilich in weitem Umfange unbekannt sind.

3*

Beide Elemente, das innervierte muskuläre Parenchym und das Bindegewebe der Arterienwand, liegen im peristatischen, mit Liquordiapedese einhergehenden Zustande der adventitiellen Strombahn und bei infolge von Erweiterung vermehrt aus dem Wandplasma zutretender Flüssigkeit in der gleichen, einheitlichen vermehrten und sich verlangsamt bewegenden Flüssigkeit: jenes nimmt ab, dieses nimmt zu. Diese beiden Merkmale, die Verlangsamung und die Vermehrung der Flüssigkeit sind zur Erklärung heranzuziehen als dauernd verwirklicht, da eine Arterienstrecke, in der Parese der Muskulatur und peristatischer Zustand der adventitiellen Strombahn die ödembildende Flüssigkeit liefern, dem Einfluß der schwächeren im Laufe des Tages leichte Tonusschwankungen hervorrufenden physiologischen Reize nach dem Eintritte der pathischen Reizung entzogen ist.

Was zuerst die *Verlangsamung* angeht, so ist dieser Charakter der Gegensatz zu der schnellen Strömung der Gewebsflüssigkeit in der normalen und der wachsenden Arterie, derselben schnellen Strömung, in der wir die Grundlage eines lebhaften Stoffwechsels, der Erhaltung des Stoffbestandes und bei Steigerung der Stoffzunahme in der Arterienwand erkannt haben. Demgemäß dürfen wir die Verminderung der Intensität der Beziehungen zwischen Blut und Gewebe, wie sie die sich verlangsamt bewegende Flüssigkeit, obwohl vermehrt, unterhält, als Ursache eines herabgesetzten Stoffwechsels, eines Sinkens desselben auf eine niedrigere Stufe, die sich nach genügend langer Dauer ihres Bestehens dem Auge als verringerter Stoffbestand, als Verdünnung, Hypoplasie kundgibt, betrachten. Es ist sehr wohl vorstellbar, daß auf dem Boden dieser Verlangsamung die Vermehrung der Flüssigkeit die Wirkung der Verlangsamung verstärkt.

Wir betrachten also die Verlangsamung der (vermehrten) Flüssigkeit als entscheidend für die in Abnahme der Muskulatur sich äußernden Folgen der Parese der Muskulatur der Media, des Arterienparenchyms, dessen Verharren im normalen dickeren Zustande an raschen Flüssigkeitswechsel gebunden ist.

Die verlangsamt fließende Flüssigkeit in der Arterienwand im Bereiche der paretischen Muskulatur ist zugleich *vermehrt*; wir haben nun zu untersuchen, ob sich die Zunahme des zweiten, bindegewebigen Wandteiles damit bis an eine gewisse Grenze kausal verständlich machen läßt.

Wir sahen vom Bindegewebe, daß es, soweit man zur Zeit urteilen kann, in den verschiedensten Parenchymorganen des Körpers eines und dasselbe und relativ einfacher Struktur, somit, wie man annehmen muß, Sitz relativ einfacher Vorgänge ist. Demgemäß darf die Vorstellung genügen, daß für seine Vermehrung einfach die vermehrte Menge der Flüssigkeit maßgebend ist, so daß je mehr Flüssigkeit mit dem

Bindegewebe in Beziehung tritt, es um so mehr wächst. Angesichts der Tatsache, daß das Bindegewebe aus Zellen und Fasern besteht, angesichts der weiteren Tatsache, daß, wie wir früher gezeigt haben, sowohl seine Zellen als seine Fasern sich vermehren können, liegt es nahe, die Menge der durchtretenden Flüssigkeit auch dafür zu verwerten, ob zellige oder Faserhyperplasie im Bindegewebe der Arterienwand eintritt. Da wir bei den hierhergehörigen Untersuchungen gesehen haben, daß stärkere Hyperämie und Exsudation Zell- oder vorwiegend Zellvermehrung im Bindegewebe bewirken, schwächere Hyperämie und Exsudation dagegen Faservermehrung, benutzen wir diese Erfahrung zur Erklärung der beiden Prozesse, die, wie oben gezeigt, beide in der Arterienwand vorkommen (wir erinnern an die zellige Intimahyperplasie in den Adrenalinversuchen, die fasrige der Intima oder in der Media bei der Sklerose): jene setzt danach größere Mengen von exsudierender Flüssigkeit voraus als diese. Es darf weiter angenommen werden, daß sich außer dem — dominierenden — Einfluß der Vermehrung, der sich auf Grundlage dieser entfaltende Einfluß des Grades der Verlangsamung, zur Geltung bringt in dem Sinne und mit der Wirkung, daß minder verlangsamte Bewegung der Flüssigkeit zellige, stärker verlangsamte Faserhyperplasie zur Folge hat: lehrt doch die Erfahrung, daß verlangsamt, aber relativ lebhaft durchströmtes wucherndes Bindegewebe, z. B. Granulationsgewebe, vorwiegend aus Zellen besteht und (in der Regel) nicht oder leicht ödematös ist, während sich die ausgesprochensten Beispiele von Faserhyperplasie in stark ödematösem Gewebe einstellen, z. B. bei der Elephantiasis. Um eine solche *„Ödemsklerose"* (E. KROMPECHER[1]) handelt es sich z. B. in der Intima, Media und Adventitia bei Altersarteriensklerose, worauf schon der Autor dieses Begriffes aufmerksam gemacht hat. Daß in diesem reichlichen, dichten Collagen und Hyalin die, wie wir gesehen haben, hypoplastisch gewordenen Muskelfasern völlig schwinden, erklärt sich aus der Verlegung der Wege der Gewebsflüssigkeit durch die aus ihr stammende unlöslich gewordene dichte Substanz.

Wir haben eben von der Ablagerung von Collagen (und „Hyalin") gesprochen; es sei aber noch ergänzend angemerkt, daß auf leichtere Grade der Vermehrung und Verlangsamung der Flüssigkeitsströmung in der Wand der entsprechend leicht erweiterten Arterie, sie sei typisch hyperplastisch oder nicht, an der Bindegewebshyperplasie auch Elastinfasern beteiligt sein können, wie wir annehmen auf Grund der geringeren Grade der Abweichung vom normalen Charakter der Strömung. Solches kann im Anfange des Prozesses, z. B. in den frühesten Stadien der Intimaplatten, der Mediafibrose, der Fall sein; aber auch dann,

---

[1]) Zentralbl. f. pathol. Anat., 22. Bd., 1911.

wenn z. B. zellig hyperplastische Intima unter und infolge von Abnahme der Flüssigkeit in den fasrigen, sozusagen narbigen Zustand übergeht, so daß sich dabei also die Beziehungen zwischen Flüssigkeit und Gewebe wieder der Norm annähern. Alle stärkeren Grade der Faserhyperplasie, mögen sie sich aus schwächeren entwickeln oder von vornherein stark einsetzen, weisen nicht Elastin- sondern Collagenfasern und das dem Collagen offenbar nahestehende „Hyalin" auf.

Wir merken noch an, daß wir in der ganzen Abhandlung von Elastinfasern sprechen und nicht von elastischen Fasern, einerseits, weil chemische Eigenschaften das Elastin charakterisieren, andererseits, weil über die Entfaltung der Elastizität speziell der Elastinfasern im komplizierten Gefüge der Arterienwand nichts zu ermitteln ist.

Wenn wir im vorhergehenden das Auftreten von Bindegewebsfasern, im ungelösten Zustande befindlicher Stoffe, mit der auf der Grundlage der Vermehrung sich auswirkenden Verlangsamung der exsudierten Flüssigkeit in Zusammenhang gebracht haben, und berücksichtigen, daß es sich hierbei um den Übergang gelöster Stoffe (der Flüssigkeit) in den ungelösten Zustand (die Fasern), handelt, so sehen wir in der Verlangsamung der die Arterienwand durchsetzenden Flüssigkeit die Vorbedingung auch für das Auftreten von *Fett* und *Lipoiden*, sowie *Kalk* in mannigfacher Bindung, Stoffen also, die ebenfalls aus dem Lösungszustande, in dem sie die Flüssigkeit enthält, in den ungelösten Zustand eintreten. Diese Stoffe, in der schnell durchströmten normalen oder typisch hyperplastisch werdenden und gewordenen Arterienwand fehlend, haben wir nur da angetroffen, wo wir auf verlangsamte Bewegung der vermehrten Gewebsflüssigkeit hatten schließen dürfen. Da sich diese Beziehung in der Pathologie allgemein bewährt[1]), sehen wir in der Verlangsamung vermehrter Gewebsflüssigkeit, dem Kennzeichen eines auf niedrigere Stufe gerückten Stoffwechsels, die Ursache des Ausfallens der genannten (und anderer) organischen (Eiweiß- und Fett-) und anorganischen Körper; die Wirkungsweise dieser Ursache muß freilich erst im einzelnen festgestellt werden.

An letzter Stelle ist nun noch einmal der *Nekrose* in der (vorher unveränderten) Arterienwand erklärend zu gedenken. Wenn nicht bestritten werden kann, daß Sequestration vom Blute auf die Dauer Gewebsnekrose verursacht, so muß, da, wie wir gezeigt haben, das Blut allein durch die Gewebsflüssigkeit in Beziehung zum Gewebe tritt, auch die dauerhafte Sequestration von der Gewebsflüssigkeit Nekrose, Sequestrationsnekrose bewirken. Es ist die im verlangsamten Flusse aus der Nachbarschaft eindringende Flüssigkeit, die in dem so nekrotisierten Gewebe Kalk ausfallen läßt. —

---

[1]) Vgl. die Anmerkung auf S. 21.

Am Schlusse dieser Ausführungen betonen wir erneut, daß sie nicht mehr als einen ersten Versuch darstellen, Anfänge, die, gemessen an der Fülle und Schwere des Problems, es handelt sich um die Erklärung der Entstehung und des Ablaufes der Gewebsveränderungen, so klein sind, daß sie fast verschwinden. Wenn wir ihnen trotzdem Worte geliehen haben, so ist es deshalb geschehen, weil sie allein den Forderungen gerecht werden, die Logik und Methodik der Pathologie, die eine Naturwissenschaft ist, stellen müssen: der Forderung, *alle* nachgewiesenen Bestandteile der Arterienwand, auch ihr nervales, auch ihr flüssiges Element, auf Schritt und Tritt gleichmäßig zu berücksichtigen; der Forderung, die Gewebsveränderungen rein kausal zu erklären und teleologische Gedankengänge als Scheinerklärungen ebenso streng zu vermeiden, wie ontologisch-scholastische, die aus Eigenschaften, Fähigkeiten, Kräften der „Zelle" mit inhaltslosen Phrasen das ableiten, womit sich die naturwissenschaftliche Arbeit vieler Männer und Zeiten wird beschäftigen müssen, wie wir glauben in der von uns eingeschlagenen Richtung.

Bei dieser Arbeit, sagten wir, darf das Nervensystem der Arterie als vorhanden nicht vergessen werden; in keiner Darstellung, die mehr sein will als Beschreibung, die nur Vorbereitung ist. Dem Nervensystem kann freilich, wir haben das oft genug betont, nur der Primat der Zeit, nicht der des Ranges zugesprochen werden; wenn es in dieser Schrift ungebührlich in den Vordergrund zu treten scheint, so ist das aus ihrer polemischen Seite verständlich: da, wie bekannt, das Nervensystem in dem, was heute allgemeine Pathologie genannt wird, keine Rolle spielt, muß seine Beachtung erkämpft werden.

So dürfte es denn begreiflich sein, wenn wir mit einer Schlußbemerkung auf das *Nervensystem* zurückgreifen, in aller Kürze, da der auf Literaturangaben und eigene Experimente gestützte Nachweis dessen, was hier gestreift werden soll, bereits bei FRITZ LANGE erbracht ist.

Wir meinen die Tatsache, daß sich zwei der hier behandelten Prozesse und ihr Ergebnis, die zugehörigen Typen der Strukturveränderungen der Arterienwand durch *experimentelle Eingriffe am peripherischen Nerven* haben hervorbringen lassen, Eingriffe, die in so großer Entfernung am Nervenstamm gesetzt worden sind, daß eine direkte Beeinflussung der Arterien durch den operativen Eingriff nicht in Betracht kam. Dies ist ein neuer, unwiderleglicher Beweis dafür, daß das Erste die Reizung des Strombahnnervensystems ist und daß alles Folgende funktionelle Vorgänge sind, die bei genügender Stärke und Dauer die Strukturveränderungen hervorbringen, in der Weise, die wir angegeben haben.

Wenn wir einiges hinzufügen dürfen, so liegt uns zunächst daran, einen Einwand, den man gegen einen wichtigen Teil dieses Nachweises erhoben hat, zu beseitigen: den Einwand, daß die nach Nervendurchschneidung entstehenden Arterienveränderungen (in einem ersten Stadium Muscularishyperplasie, in einem zweiten Intimahyperplasie und Mediahypoplasie mit Collagenfaservermehrung, vgl. die früheren Bemerkungen), und zwar besonders die des zweiten Stadiums „entzündlichen" Ursprungs seien und in diesem Sinne mit den Geschwüren zu tun hätten, die als Folge von Ischiadicusdurchschneidung nach Verlust von Zehen aufzutreten (und unter Schorf zu heilen) pflegen. Wie die Anwendung des Entzündungsbegriffes auf die Polyarteriitis, so ist auch die hier getroffene ein Beweis für die Schädlichkeit des Entzündungsbegriffes, eine Schädlichkeit, die darin besteht, daß er von der vorurteilsfreien Erforschung der Einzelvorgänge abhält, die unter diesen unbrauchbaren Begriff fallen. Unsere Untersuchung der örtlichen Kreislaufsänderungen im anästhetisch gemachten Gebiet haben die Entstehung dieses Zehenverlustes — durch Stase — in ihrer Abhängigkeit von den Folgen der Nervendurchschneidung für den Kreislauf und für die Herbeiführung accessorischer, die Kreislaufsänderung — zur Stase — steigernder Reizung aufgeklärt; sie haben gleichzeitig dargetan, daß die Länge der stärkst verengten bis verschlossenen Arteriensegmente, die in dieser Beschaffenheit die Stase in der erweiterten Capillarbahn erzeugen, sehr kurz ist, zweifellos bei weitem nicht bis zur Fußwurzel reicht. Die Arterienveränderungen, die bis zum Leistenband nachzuweisen sind, können daher nicht als „entzündliche" erklärt werden; sie entstehen so wie angegeben, entstehen auch dann, wenn es gelingt, die accessorischen Reizungen auszuschalten, so daß die Steigerung der Kreislaufsänderungen und die Geschwürsbildung vermieden werden. Daß auch unvoreingenommene klinische Beobachtung am Menschen zu diesem Resultat kommt, das uns die Tierversuche vermittelt und im einzelnen aufzuklären vergönnt haben, geht in schönster Form aus der Abhandlung von T. WINGATE TODD[1]) hervor, der die Wirkung des Druckes einer Halsrippe auf den Plexus cervicalis, ein Experiment der Natur, in derselben Reihenfolge verlaufen läßt, die auch wir vertreten: erst die Nervenreizung, dann die Arterienfunktions-, darauf die Arterienstrukturveränderungen (darunter auch Mediahyperplasie), schließlich diejenigen Kreislaufsänderungen in den terminalen Gebieten, die die Geschwüre entstehen lassen.

Mit der Erwähnung dieser wertvollen Abhandlung haben wir die literarischen Angaben FRITZ LANGEs erweitert. Es ließe sich das fortsetzen; wir erwähnen nur noch für diejenigen, die die Forderung stellen, daß auch die Platten durch experimentelle Beeinflussung eines Nervenstammes zu erzeugen sein müssen, daß dies Y. MANOUÉLIAN[2]) gelungen ist.

---

[1]) Journ. of nerv. a. ment. dis., 40. Bd., 1913.
[2]) Ann. de l'inst. Pasteur, 27. Bd., 1913.

Daß wie im Toddschen Falle dauernde, so auch einmalige mechanische Reizung der Strombahnnerven Sklerose der Aorta erzeugen kann, wollen wir zum Schluß dieses Kapitels mit den zwei geeignetsten Mitteilungen über *traumatogene Sklerose* beim Menschen bekräftigen.

Eugen Fraenkel[1]) beschreibt Sklerose der Bauchaorta (abwärts vom Austritt der Nierenarterie) nach Schußverletzung zwischen dem 3. und 4. Lendenwirbel, die durch Commotio weiße Erweichung des unteren Teiles des Dorsalmarkes eines 29jährigen Mannes bewirkt hatte. Was Eugen Fraenkel ohne Erörterung der Wirkungsweise unmittelbare Wirkung der „Erschütterung" nennt, indem er ein einziges Argument anführt, nämlich Verlaufsabweichungen von Mediamuskelbündeln (einen Befund, der in von einem Trauma nie beeinflußt gewesenen sklerotischen Arterien nicht ganz selten vorkommt und der daher keine beweisende Kraft hat), läßt sich auf der im vorhergehenden gelegten Grundlage nur erklären mit (in diesem Falle in besonderer Form zustande gekommener, einmaliger) mechanischer Reizung des Nervensystems des genannten Aortensegmentes, die auf dem angegebenen Wege die Folgen für das Gewebe gehabt hat, deren Endzustand die Sklerose gewesen ist. Diese Reizung und ihre Folgen sind in der Aorta schwächer ausgefallen als im Lendenmark, wo die einmalige mechanische Reizung, die Commotio, wie aus dem weiteren Verlauf unserer Darstellung hervorgehen wird, durch Angreifen am Strombahnnervensystem Dauerstase und Sequestrationsnekrose hervorgebracht hatte.

In jüngster Zeit hat Alexander Schmincke[2]) von einem 45jährigen Fuhrmann berichtet, der einen Deichselstoß gegen die Herzgegend und linke Brustseite erlitten hatte; nach dauernden Herzbeschwerden plötzliche Herzlähmung ungefähr 6 Monate nach dem Unfalle. Wir müssen es uns versagen, den lehrreichen Befund wiederzugeben, aus dem Schmincke mit Recht die traumatische Genese der Skleroseveränderungen im Bereich des Kranzarteriensystems und der Aorta (vom Isthmus bis zum Zwerchfell) erschließt; die einmalige mechanische Beeinflussung und ihre Folgen können wieder nicht anders verstanden werden als auf der im vorhergehenden gelegten Grundlage, daß es funktionelle Vorgänge sind, die die Struktur der Arterie ändern; an ihrer Spitze steht die nervale Reizung, die auch in diesem Falle eine einmalige kürzeste mechanische gewesen ist.

Hiermit sind wir bereits in das Gebiet der beim Menschen an den Arterien angreifenden Reize eingetreten; sie sollen uns im folgenden ausführlich beschäftigen, ganz vorwiegend in bezug auf die Sklerose.

---

[1]) Dtsch. med. Wochenschr., 1919 Nr. 46.
[2]) Dtsch. Arch. f. klin. Med., 149. Bd., 1926.

D. Die Ätiologie der Arteriosklerose.

Im vorhergehenden haben wir die speziellen Reize, die zu den erörterten Vorgängen der Arterien führen, im wesentlichen nur soweit erwähnt, als es sich um in Tieren experimentell angewandte gehandelt hat; dabei sind wir zu dem wichtigen Ergebnis gekommen, *daß nicht die Qualität der Reize, sondern die Quantität der Reizung dafür maßgebend ist, welcher Prozeß sich in der Arterie einstellt.* Es bleibt zu untersuchen übrig, wie es sich mit den *Reizen beim Menschen* verhält; dabei müssen diejenigen Tierversuche zur Sprache kommen, deren Ausfall man eine Bedeutung für das Verständnis der beim Menschen wirksamen Reize und Reizungen zugeschrieben hat. Nicht die Beeinflussung der Arterien durch Reizung einer umschriebenen kurzen Strecke, wie sie z. B. in einer Wunde stattfindet, sondern die oben angegebene Reizung im Verlauf mindestens großer Strecken von Arterien, zumeist großer Teile des ganzen Systems wird uns im folgenden beschäftigen; nicht mit Namensnennung aller sich verändernden Arterien, sondern so, daß eine als Repräsentantin für sich erfahrungsgemäß ebenso oder ähnlich verhaltende, insbesondere auch für die Zweige und Äste angeführt werden wird. Wenn wir in der folgenden Erörterung von Sklerose sprechen, so geschieht es in dem Sinne des Begriffes, den wir oben angegeben haben.

a) Amechanische und mechanische nervale Reizung als Ursache der Sklerose.

Wir behandeln zunächst die *Aorta*: von ihr haben wir eine ausnahmslos unter individualen Schwankungen wie der Zeit so des Grades eintretende Veränderung kennengelernt, die Erweiterung und Wandverdickung, die etwa vom 50. Lebensjahre an besteht. Wir meinen mit Wandverdickung zunächst diejenige, die allgemein ist und der Platten entbehrt.

Da es sich somit um einen an das höhere Alter gebundenen regelmäßigen Befund handelt, ist zunächst zu fragen, ob man ihn in den Rahmen der *Altersveränderungen* der Körperorgane stellen und auf dieser Grundlage ein Verständnis gewinnen kann. Beim Versuch so zu verfahren ergibt sich die Frage, ob man überhaupt von für das Alter charakteristischen Organbefunden sprechen darf. Wenn zur Antwort auf die „senile Atrophie" der Organe, ihre Verkleinerung hingewiesen wird, so haben wir auf Grund unserer Sektionserfahrungen zu bemerken, daß sie keineswegs regelmäßig, nicht einmal sehr häufig besteht; dieser Umstand macht es unmöglich, die uns beschäftigende, wie wir gesehen haben, konstante Aortenveränderung einfach als eine senile zu bezeichnen. Sieht man weiter zu, welche Einzelbefunde die „senil-atrophischen" Organe aufweisen, so ist zunächst zu sagen, daß sie nicht einfach in einer Verkleinerung der Bestandteile bestehen, in den Parenchymorganen also der Parenchymzellen und des Zwischengewebes. Indem wir hier davon absehen, einen Überblick über die mannigfachen Befunde zu geben, die man in den sog. senilatrophischen Organen erhebt, beschränken wir uns darauf, den Gegensatz hervorzuheben, der darin besteht, daß die Parenchymbestandteile — Herzmuskelfasern, Leberzellen, Nierenzellen usw. — *unter anderem* Verkleinerung aufweisen, während das Bindegewebe in seinen Fasern leicht vermehrt ist. Es besteht also ein Gegensatz zwischen dem Verhalten der beiden Organkomponenten, derselbe, den wir in der Aorta antreffen, die im Sinne der diffusen Sklerose des höheren Alters verändert verdünnte Muskelfasern und vermehrte Collagenfasern, ebenfalls neben anderen Gewebsbefunden besitzt. Diese Übereinstimmung ist zweifellos geeignet, zugunsten einer gemeinsamen Auffassung z. B. des senilen Herzens einerseits, der senilen Aorta andererseits zu wirken; sie würden in unserer Auffassung darauf zurückzuführen sein, daß in Nervenzentren die Parenchymnerven und die Nerven der Strombahn der Organe beeinflußt werden; die der glatten Muskelfasern der Aorta also so, daß die Erregung der Constrictoren sinkt, die der adventitiellen Strombahn so, daß ihre Capillaren weiter werden, als der ebenfalls verminderten Enge der Arteriolen entspricht, woraus eine leichte Verlangsamung des Capillarblutes resultieren würde: aus dem ersten Einfluß wäre die Erweiterung der Aorta, aus dieser und dem zweiten Einfluß wären ihre Strukturveränderungen zu erklären.

Legen wir diese Vorstellung zugrunde, so ist die reine Altersaorta als *a*mechanischen Ursprungs zu betrachten, denn die physiologischen Reize, die von den nervalen Zentren aus die Vorgänge in den Nervensystemen der Organe beeinflussen, sind amechanisch (und ihrer Natur nach unbekannt). Wir haben indessen bereits bemerkt, daß sich die Aortenveränderungen und die „Atrophie" seniler Organe dadurch unterscheiden, daß jene konstant auftritt, während diese inkonstant ist; wir machen weiter darauf aufmerksam, daß die Gewebsveränderungen in der rein senilen Aorta wesentlich stärker ausfallen als z. B. in der „senilatrophischen" Leber; schließlich ist hinzuzufügen, daß die „reine Altersaorta" nach unseren Erfahrungen früher auftritt als die sog. senile Atrophie der Leber und Niere. Unter Berücksichtigung dieser Tatsachen tritt die Annahme in den Vordergrund, daß der diffusen Sklerose der Aorta außer dem Einflusse des Alters, der sich vom Zentralnervensystem aus zur Geltung bringt, etwas weiteres zugrunde liegt; als solches ist nichts anderes zu nennen als die *mechanische Dauerreizung*, die das unter starkem Druck stehende, pulsierende Blut ausübt, wie man sich am besten vorstellt, sowohl reflektorisch als durch direkte Reizung des Nervensystems der Muskulatur und der adventitiellen Strombahn der Aorta. Ihre Wirkung ist diejenige, die wir oben angegeben und erklärt haben. Wir stellen uns den Gang der Dinge also so vor, daß auf der Grundlage der ersten, noch schwachen Alterseinwirkungen, die vom Zentralnervensystem ausgehen, sich die mechanischen Einflüsse zur Geltung bringen; beide greifen, wie gesagt, am selben Orte an und wirken in demselben Sinne, wobei von Person zu Person bald der eine, bald der andere Faktor an Bedeutung überwiegt.

Wir haben dieser sog. „diffusen" Aortenveränderung die häufigere Form an die Seite gestellt, bei der außer dem angegebenen „diffusen" (allgemeinen) Zustande *Platten* und *Knoten* bestehen („nodöse Form"), und diese umschriebenen Befunde auf eine *örtliche Steigerung* der Prozesse zurückgeführt, die sich in der Aorta im allgemeinen abspielen. Ergibt unsere jetzige Betrachtungsrichtung, die Reiz und Reizung gilt, ein Verständnis für diese Steigerung?

Eine genaue Untersuchung ihrer *Lokalisationseigentümlichkeiten* hat, wie FRITZ LANGE (l. c.) darlegt, klar ergeben, daß sie mechanischen Ursprungs sind; demgemäß auf mechanischer Reizung der Nerven der sich verdickenden Teilgebiete der Aortenwand beruhen. Wir zeigen das in aller Kürze.

Die umschriebenen Verdickungen sind stark im Bereich des „Wirbelblutstromes", der in den Sinus Valsalvae infolge des physiologischerweise unvollständigen Sichöffnens der Klappe zustande kommt und einen stärkeren auf die Wand gerichteten Druck als das geradlinig weiterströmende Blut ausübt. Die Verdickungen sind ferner da zu finden, wo die Aorta an die Arteria pulmonalis angeheftet ist, was für einen Streifen des aufsteigenden Teiles und die Ansatzstelle des Ligamentum Botalli gilt; an diesen Orten setzt die Pulsation der Aorta eine stärkere mechanische Reizung als da, wo sie in lockerem Bindegewebe liegt. Derselbe Umstand, die besonders feste Verbindung der Bauchaorta mit der Lendenwirbelsäule im Vergleich zu der lockeren Anheftung des Brustteiles und gar gegenüber dem Verlauf des aufsteigenden Teiles im mediastinalen Binde- und Fettgewebe muß dahin wirken, daß das pulsierend strömende Blut die Aortenwand dort stärker mechanisch alteriert als hier; so werden denn auch im Lendenteil die größten und zahlreichsten, oft verschmolzenen Platten angetroffen. Schließlich sind nach THOMAS ausführlicher und überzeugender Begründung, auf die wir verweisen müssen[1]), die Abgangsstellen von Ästen und die Teilungsstelle der Aorta Orte, an denen nach dem Eintritt ihrer allgemeinen Erweiterung das einströmende Blut stärkere mechanische Beeinflussung der Wand setzt, als im nicht erweiterten Zustande der Aorta; dieser Umstand ist zum Verständnis der verdickten Stellen im Bogen, der Polster an den Ab-

---

[1]) ZIEGLERS Beiträge, 66. Bd., 1920.

gangsstellen, der bald flachen, bald leistenartigen Verdickungen am Übergang in die Iliacae heranzuziehen.

Hieraus ergibt sich, daß der Reiz ein peripherischer, lokaler *mechanischer Zuwachsreiz* ist und daß seine Wirkung, sich addierend, zur Geltung kommt auf dem Boden derjenigen Wirkung, die vom zentralen Nervensystem ausgeht und die vom allgemeinen Blutdrucke ausgeübt wird mit dem Erfolg, daß die allgemeine Erweiterung der Aorta im Alter zustande kommt. Es ist auch hier, für die örtlichen Steigerungen, nicht zu entscheiden, ob es sich um reflektorische oder um direkte Reizung der Nerven der mechanisch beeinflußten Stellen der Aortenwand handelt; es wird, wie bereits bemerkt, beides zugrunde liegen. Die Wirkung besteht darin, daß in umschriebenen Stellen durch die hinzutretende Reizung ihres Nervensystems die Constrictoren stärker paretisch werden als sonst; die Folge der stärkeren Erweiterung, die Folge der örtlichen Reizung der innervierten adventitiellen Strombahn mit einem deutlich ausgesprochenen, wie wir gesehen haben, aus dem mikroanatomischen Befund abzuleitenden peristatischen Zustande sind die seinerzeit angegebenen Gewebsveränderungen, die Platten oder Knoten, in ihrer Abhängigkeit von der stärker veränderten Durchströmung des Aortenwandgewebes, aus dem sie hervorgehen, — Ergebnis also der Steigerung derselben Vorgänge, die die diffuse Sklerose erzeugen.

Werfen wir noch einen Blick auf *andere Arterien*, so gelingt es, das *Hinzutreten mechanischer Reizung* zu der Wirkung derjenigen Reizung, die im Alter die allgemeine Erweiterung und Wandverdickung zur Folge hat, durch weitere Beispiele darzutun und so das Auftreten umschriebener stärkerer Veränderungen verständlich zu machen. Wir erinnern an ihr Vorkommen an der Teilungsstelle der Carotis, in derjenigen Strecke der Carotis interna, die im knochenbegrenzten Canalis caroticus verläuft, in der Iliaca communis dextra da, wo sie der Wirbelsäule anliegt, in den Arterien an der Innenfläche des Schädels auf der Seite, wo sie dem Knochen eng anliegen.

Diesen Ausführungen dürfen wir somit den Satz entnehmen, daß hinzutretende mechanische Reizung, die an umschriebenen Stellen der Wand von (größeren) Arterien wirksam ist, die allgemeinen (diffusen) Altersveränderungen steigert, was auf nervalem Wege, durch Reizung des Media- und Adventitianervensystems, geschieht.

Da eine vom Zentralnervensystem ausgehende Reizung keineswegs nur allgemeine Wirkungen, sondern auch umschriebene haben kann, ziehen wir in Betracht, daß an der Entstehung von Platten auch der in umschriebenen Teilen der Arterienwand stärker ausgefallene Erfolg der zentralen Reizung beteiligt sein kann.

Wir sind somit auf die Bedeutung *mechanischer* Faktoren als nervaler Reize hingewiesen worden und prüfen im folgenden, ob sie nicht nur auf dem Boden des erörterten Alterszustandes der Arterien, sondern auch ohne diesen, *in früherer Lebenszeit* die angegebenen Veränderungen, sowohl die allgemeinen als die umschriebenen, hervorbringen können.

Das trifft zu, wie die anatomischen Beobachtungen herzwärts von einer (angeborenen oder auf angeborener Grundlage entstandenen) im Isthmus, d. h. zwischen Abgangsstelle der linken Arteria subclavia und Ductus oder Ligamentum Botalli gelegenen Stenose der Aorta beweisen, Beobachtungen, die auch im jugendlichen Alter Erweiterung, allgemeine und umschriebene Wandverdickung nachgewiesen haben, die peripheriewärts fehlten, sofern Hyperplasie der Wand des linken Ventrikels bestand und sonst Anzeichen vorhanden waren, daß Druckerhöhung als Wirkung der Stenose nicht verhindert worden war durch Erweiterung der großen und der kleinen vor ihr abgehenden Arterien. Es geht ferner hervor aus der Tatsache, daß man, wie bekannt und auch wir bestätigen können, nach dem Tode an den Folgen von Mitralstenose im jugendlichen Alter in der Pulmonalarterie diejenigen Befunde erhebt, die uns jetzt beschäftigen und als — diffuse oder dazu nodöse — Sklerose der Arterie bezeichnet werden; sie sind also im arterialen Teil eines Strombahngebietes aufgetreten zu einer Zeit, in der von der erhöhten Arbeit der Muskulatur des rechten Ventrikels vor der verengten Klappe hervorgebracht erhöhter Druck in der Arterie (und ihren Ästen) geherrscht hat. Auch wenn infolge der Persistenz des Ductus Botalli die Arteria pulmonalis unter erhöhten Druck gesetzt wird, oder wenn dies nach einem Durchbruch des Aortenblutes in das der Pulmonalis geschehen ist, stellen sich die genannten Veränderungen (und auf ihrer Grundlage ein Aneurysma) ein. Dies alles vollzieht sich im jugendlichen Alter.

Es kann also kein Zweifel sein, daß ehe der obenerörterte Einfluß des höheren Alters wirksam wird, durch ebenso wirkende mechanische Reizung, nämlich Erhöhung des örtlichen Blutdruckes die Skleroseveränderungen entstehen können. Da die klinische Methode der Pathologie einwandsfrei festgestellt hat, daß bei der akuten sog. Glomerulonephritis, schon in ihrem ersten Beginn, allgemeine Blutdrucksteigerung besteht und in der Folge, beim Übergang in das chronische Stadium bestehen bleibt, dürfen die Skleroseveränderungen, die man nach dem Tode Jugendlicher an dieser Krankheit in der Leiche antrifft, nach den mitgeteilten Erfahrungen als Wirkung des erhöhten Blutdruckes, also mechanischen Ursprungs aufgefaßt werden; allerdings mit der Einschränkung, daß hinzutretende Kreislaufsänderungen amechanischen Ursprungs in der adventitiellen Strombahn oder Teilen derselben mitwirken könnten, Kreislaufsänderungen, wie sie uns von vielen Orten des Körpers, in dem jene Nierenkrankheit besteht, beschäftigen werden. Und da es auch für die chronische Bleivergiftung feststeht, daß sie zuerst eine anfallsweise auftretende, dann unter Steigerungen und Abnahmen dauerhafte Blutdrucksteigerung unterhält, worauf sich die Skleroseveränderungen einstellen, schon vor dem Eintritt in das höhere Alter, so fassen wir den Zusammenhang ebenso auf, nämlich in dem Sinne, daß nerval bedingte Blutdrucksteigerung von genügender Dauer und Stärke, d. h. eine mechanische Reizung die Folgevorgänge bewirkt, die sich in den großen Arterien, auf neurogene Muskelschwäche zurückgehend, in Erweiterung und gleichmäßiger Wandverdickung, zu denen die umschriebenen Veränderungen treten, äußern. Auch hier ist freilich die Einschränkung nötig, daß das Blei als chemischer Reiz auf das peripherische Nervensystem der Aorta so mit einwirken könnte, daß die Sklerose entsteht.

Für die Sklerose der *Arterien der Extremitäten*, der wir im Anschluß an diese Bemerkungen über die Sklerose der Aorta erzeugenden Reize einige Worte widmen wollen, ist zunächst hervorzuheben, daß die allgemeinen Altersveränderungen hier wie dort dieselben und demgemäß auch im gleichen Sinne aufzufassen sind; es kann sich also wieder nur darum handeln, die im Alter häufigen Steigerungen des Prozesses, die über das in jedem Falle verwirklichte Maß von Erweiterung, Collagenfaservermehrung, Muskelfaserverminderung usw. hinausgehen, ätiologisch zu erklären und auch ein Verständnis dafür zu eröffnen, daß der im höchsten Grade seiner Entwicklung durch Verkalkung des vermehrten fibrösen Gewebes der Media gekennzeichnete Befund und seine Vorstufen ausnahmsweise schon im jugendlichen Alter zustande kommen.

Hierfür ist von der Tatsache auszugehen, daß die Arterien der Beine in jedem Falle, mag es sich um leichtere oder um stärkere und stärkste Veränderungen der angegebenen Art handeln, einen Vorsprung vor denen der Arme haben, in denen die in den Beinarterien nicht seltenen hohen und höchsten Grade überhaupt nicht erreicht werden. Fragen wir uns, worauf dieser Unterschied beruht, so wissen wir keine andere Aufklärung zu geben, als die, daß beim Stehen des Menschen, insbesondere dem angestrengten des körperlich arbeitenden, die Beinarterien eine besondere nervale Reizung erfahren, nämlich diejenige, die durch den dabei erhöhten Venenblutdruck — auf nervalem Wege — auf die Arterien ausgeübt wird. Wir wissen aus unseren Experimenten, daß Venenblutdruckerhöhung Arteriencontraction macht, und dürfen im Sinne der allgemeinen Nervenphysiologie schließen, daß nach hinreichend langer oder häufiger Reizung dieser Art die Constrictorenerregung sinkt, so daß die Arterie sich erweitert, womit, wie wir gesehen haben, der Grund zu der Kette von Gewebsveränderungen gelegt ist, deren letztes Glied die ausgedehnte Verkalkung ist. In diesem mechanischen Zuwachsreiz sehen wir die Ursache der Verstärkung der Altersveränderungen in den Beinarterien; in derselben mechanischen Reizung dürfen wir auch einen Einfluß sehen, der unter besonderen Lebensbedingungen bei vorzeitiger Verkalkung der fibrös veränderten Media im Spiele ist, — neben Reizung anderer, wohl amechanischer Art, deren Natur nicht anzugeben ist und die nach unseren Erfahrungen, soweit sie Sektionsbeobachtungen und Krankenblätter vermitteln, nichts mit vorausgegangenen Krankheiten oder mit Kachexie zu tun hat, wie dies behauptet worden ist.

Was wir bisher zur Ätiologie der Sklerose und der Bedeutung mechanischer Reizung gesagt haben, hat, wie man sieht, der Aorta und großen Arterien, zum Teil auch kleineren gegolten; für die *kleinen und kleinsten* lassen sich, dies braucht nicht begründet zu werden, mechanische Reize, die zu dem Einfluß des Alters wirksam werden würden, nicht namhaft machen, außer der Erhöhung des allgemeinen Blutdruckes, von dessen Beziehung zur Sklerose wir freilich bemerken müssen, daß sie topographisch weiter erforscht werden muß. Von diesem Einfluß abgesehen, ist für Menschen mit nicht pathisch gesteigertem Blutdruck als zum Einfluß des Alters hinzutretend anzusehen die Wirkung derjenigen Reize, die am Strombahnnervensystem angreifend die bei Ruhe und Tätigkeit veränderte Durchströmung der Organe hervorbringen, sofern und zumal dann, wenn der Wechsel abnorm häufig und unter abnorm großem Gegensatze stattfindet; solche Reize, ihrer Natur nach teils bekannt, teils unbekannt, sind amechanische Reize. Als von Mensch zu Mensch größerer Variation unterworfen als die mechanischen, äußern sie ihre Wirkung so, daß die Sklerose der an der funktionellen Ischämie und Hyperämie der Organe beteiligten Arterien den größten individualen Schwankungen nach Stärke und Organen unterliegt: daher z. B. bei starker Sklerose der Aorta starke Sklerose der kleinen und kleinsten Arterien dieses oder jenes Organes nicht zu bestehen braucht.

b) Lues und Aortensklerose.

Wir wenden uns nun der Besprechung eines Beispiels zu, in dem nicht das Alter die Sklerose mit hervorbringt, sondern sie im jugendlichen und mittleren Lebensalter, ganz ausnahmsweise schon im Kindesalter entsteht; wir meinen die Aortensklerose, die mit Lues zu tun hat. Da hierin unsere Erfahrungen und Auffassungen von den verbreiteten abweichen, müssen wir auf Einzelheiten eingehen.

Wir bestreiten nicht, daß kleine, am häufigsten mikroskopische, bis höchstens erbsgroße Gummigeschwülste in der sonst unveränderten Aortenwand vorkommen, die wir selbst, in ungemein seltenen Fällen, gesehen haben; ihr Endzustand kann nur eine engumschriebene Narbe in unveränderter Umgebung sein, die bei dem Sitze der Gummigeschwülste in der Media zu einer Einziehung der — leicht verdickten — Intima führt. Wir bestreiten auch nicht, daß es ebenso selten nichtkugelige, sondern vielgestaltige, unregelmäßig und verwaschen begrenzte Bezirke in der Media der sonst unveränderten Aorta gibt, die aus Granulationsgewebe bestehen, dem luische Natur zumal bei spezifischem Bau zugesprochen werden muß; auch hieraus kann nur ein umschriebenes Narbengebiet hervorgehen mit Runzelung und sonstiger Deformierung der Intima. Aus beiden Befunden kann sich ein Aneurysma entwickeln. Es handelt sich um mehr oder minder scharf begrenzte Vorgänge, wie sie bei Lues in jedem Organ auftreten können; sie gehören somit nicht hierher, wo wir es mit Veränderungen von langen Strecken der Aorta zu tun haben.

Dagegen müssen hier diejenigen häufigen Aortenbefunde nach Tod luischer Personen im jugendlichen oder mittleren Alter erörtert werden, in denen die soeben kurz aufgeführten luischen Produkte als Ergebnis sei es der Wucherung, sei es der Narbenbildung fehlen, dagegen Erweiterung und Wandverdickung, diese auch als Intimabeete, und die übrigen gewöhnlichen kurz vorher besprochenen Skleroseveränderungen vorhanden sind. Es mag dazu in diesem und jenem Ausnahmefall an dieser und jener Stelle — nach langem Suchen — ein luisches Produkt oder eine Narbe dieses Ursprungs gefunden werden; das bedeutet dann zwar einen wertvollen Beweis für die luische Grundlage, reicht aber nimmermehr aus, den Gesamtbefund in der veränderten Aortenstrecke, insbesondere nicht ihre allgemeine Erweiterung und Wandverdickung zu erklären. Kurz: unsere Untersuchungen in vielen Jahren mit hierauf besonders gerichteter Aufmerksamkeit haben uns überzeugt, daß es sich in den Leichen von Luischen vor dem Greisenalter, von den berührten örtlichen Ausnahmen abgesehen, um den in allen wesentlichen Punkten verwirklichten Befund handelt, der sonst im Alter auftritt, in der großen Mehrzahl der Fälle aber mit Eigentümlichkeiten der Lokalisation, des segmentären Auftretens, von dessen Formen wir nur die Bevorzugung des Anfangsteiles und die schmal- oder breitbandförmige nennen, die in jeder Höhe der Aorta verwirklicht sein kann; schließlich die Beteiligung der ganzen Aorta mit Ausnahme des Lendenteils: alles zum Unterschied der sklerotischen Altersaorta, in der, wie wir gesehen haben, die Verdickung und Erweiterung allgemein sind und die Intimaverdickungen den größten Teil der aufsteigenden Strecke frei lassen und den Bauchteil besonders stark befallen.

Wir kommen somit zu dem Schlusse, daß bei Luischen in Strecken der Aorta eine nerval bedingte Parese der Mediamuscularis auftreten kann; in einer solchen Strecke stellen sich dann die abhängigen allgemeinen Strukturveränderungen, stellen sich die umschriebenen Steigerungen des Prozesses ein, die keine besondere Gewebscharaktere aufweisen und so zu erklären sind wie im Falle der Alterssklerose, nämlich mit dem Hinzutreten mechanischer Reizung des Aortennervensystems in umschriebenen Stellen der erweiterten Segmente. — Daß die Capillarneubildung und Lymphocytensammlung in der Media stärker, die Kalkablagerung in den verdickten Intimastellen geringer sein können, vermag einen durchgreifenden Unterschied dieser verfrühten Sklerose auf luischer Basis von der Alterssklerose nicht zu begründen.

Befunde derselben oder ähnlicher Art kommen — sehr selten — vor, ohne daß man auf irgendeine Weise den luischen Ursprung auch nur wahrscheinlich machen kann; es bleibt daher zu ermitteln übrig, ob andere Krankheiten derartiges herbeiführen können. Für unseren Gedankengang genügt es, festgestellt zu haben, daß Sklerose der Aorta in Zusammenhang mit Lues entstehen kann, d. h. auf der Grundlage *a*mechanischer Reizung, die an den Orten stärkerer Wirkung des Blutdruckes (der nicht gesteigert ist, da Herzmuskelhyperplasie fehlt) stärker ausfällt. Auch in diesem Falle ist daran zu denken, daß außer der mechanischen Reizung stärkeres Ausfallen der zugrundeliegenden *a*mechanischen Reizung in umschriebenen Stellen Platten entstehen läßt.

Es sind größte, große und mittlere Arterien gewesen, mit denen wir uns in bezug auf Reiz und Reizung beschäftigt haben. Die Ausbeute an Erkenntnis ist insofern gering gewesen, als die zur Sklerose führenden Altersvorgänge im zentralen Nervensystem, wie die die anderen Organe beeinflussenden, in dem Dunkel geblieben sind, das sie umgibt und noch lange umgeben wird. Im Dunkel haben wir es auch, unausgesprochen, gelassen, auf welche Weise Lues oder vorausgegangene Lues, hierzwischen ist einstweilen nicht zu entscheiden, die der verfrühten Sklerose der Aorta zugrunde liegenden Nervenvorgänge hervorbringt, der Sklerose, die man mit dem Tabes- und Paralyseprozeß vergleichen kann; dieses Dunkel wird für die Aorta dadurch nicht aufgehellt, daß man in einer gewissen Zahl von Fällen nur in den Stellen mit spezifischer Gewebsbeschaffenheit, an diesem oder jenem Orte, Spirochäten nachweisen kann, — so, wie in den zum Vergleich herangezogenen Befunden im Centralnervensystem, die mit demselben Nachweis an Aufklärung ebenfalls wenig gewonnen haben. Ist also, wie man sieht, die Grundlage unbefriedigend, so haben wir dann einen klaren Einblick erlangt, nämlich in die Bedeutung der mechanischen Nervenreizung in dem Sinne der Steigerung dessen, was Alter und Lues zustande bringen; dieselbe mechanische Reizung hat uns auch das Auftreten der gleichen Vorgänge *vor* dem Alter und ohne Beziehung zu Lues zu erklären vermocht. Wir müssen es, wie gesagt, weiteren Forschungen zuweisen, zu ermitteln, ob und wie ein mechanischer Einfluß, nämlich Dauerblutdruckerhöhung auf die Arterien, insbesondere kleinere, wirkt.

c) Kritik der bestehenden ätiologischen Theorien der Arteriosklerose.

Reiz und Reizung, unser jetziger Gegenstand, mit denjenigen Folgen für die Struktur der größten und mittleren Arterien, die man als Sklerose zusammenfaßt, sind in mehrfacher Weise am Tier erforscht worden; hiervon war bereits an früherer Stelle die Rede, so daß uns nur noch übrigbleibt, ergänzend zu besprechen, was die Ergebnisse der Experimente für die Ätiologie der Sklerose des Menschen geleistet haben.

An erster Stelle ist der *Adrenalinwirkung* stärksten Grades zu gedenken, die in der Aorta und in Arterien vor den Parenchymorganen eintritt. Man hat anfangs geglaubt, daß das Adrenalin Sklerose von Arterien bewirke, weil in ihnen Kalkplatten zustande kommen, Kalkplatten, die man den in der Intima der sklerotischen Aorta auftretenden oder den verkalkten Ringen der Media der muskulösen Arterien (besonders der Beine) gleichstellte. Wir haben an früherer Stelle den Nachweis Fritz Langes erwähnt, daß und wie das Adrenalin in genügend starker Dosis — auf nervalem Wege — durch *vollständige* Lähmung Nekrose von bis dahin unverändert gewesenen Mediateilen hervorruft: diese Wirkung, ein *akuter* Vorgang, dem Verkalkung folgt, für das Verständnis der in unveränderten Arterien des Menschen akut auftretenden Nekrose sehr wertvoll, ist bereits an früherer Stelle verwertet und wird später in diesem Sinne zur Erklärung des Vorkommnisses erneut verwandt werden; indessen mit der Verkalkung, wie sie in elastinösen und besonders in muskulösen Arterien des Menschen bei der Sklerose als chronischem Vorgang in vorher langsam verändertem, nämlich fasrig hyperplastisch gewordenem Gewebe auftritt, hat sie nichts zu tun. Die Experimente mit Adrenalin haben somit zur Aufklärung der chronisch entstehenden Gewebsveränderungen der Arterien, die man als Skleroseveränderungen bezeichnet, unmittelbar nichts beigetragen; sie haben auch in einem anderen Sinne nicht das mindeste für die Aufklärung der Genese der menschlichen Sklerose geleistet, da diese mit einem Gehalt des Blutes an Adrenalin und anderen Stoffen, die im Experiment wie Adrenalin wirken, genetisch nichts Nachweisbares zu tun hat.

Ein anderer Versuch, die Entstehung der Sklerose klarzustellen, hat darin bestanden, daß man die *Nahrung* von Versuchstieren stark änderte, insbesondere, wie man in späterer Zeit verfahren ist, die von Pflanzenfressern mehr oder minder weitgehend in die von Fleischfressern verwandelte oder bestimmte Nahrungs- und Körperbestandteile, z. B. Cholesterin, in großer Menge dem Körper zuführte; diese Bestrebungen gehen auf *L. D'Amato*[1]), der Vorgänger erwähnt,

---

[1]) Virchows Archiv, 192. Bd., 1908.

A. IGNATOWSKY[1]), O. LUBARSCH[2]) und seinen Mitarbeiter WALTER STEIN-
BISS[3]) zurück.

Zu diesem Verfahren, das uns auch bei Erörterung der Versuche,
durch Blutdrucksteigerung Sklerose zu erzeugen, beschäftigen wird, haben
wir hier nur eine allgemeine Stellung einzunehmen, während uns die zahlreichen Mitteilungen der einzelnen Autoren nicht beschäftigen können.
Diese allgemeine Stellung werden wir dann in genügender Sicherheit
erreicht haben, wenn es uns gelingt, Gründe dafür herbeizubringen, daß
Änderung der Ernährung auf das Strombahnnervensystem wirkt.

Den Beweis hierfür sehe ich durch die Untersuchung meiner Mitarbeiter L. LOEFFLER und M. NORDMANN[4]) erbracht, die durch die
einzig brauchbare Methode, die mikroskopische Beobachtung der Leber
des lebenden Säugetieres, dargetan haben, daß schon die Änderung der
Nahrung, die ihren Glykogen-, Fett- oder Eiweißgehalt über das Üb-
liche erhöht, das Leberparenchym nicht direkt, sondern über das Strombahnnervensystem beeinflußt, und zwar so, daß dem starken Gehalt
der Nahrung an je einem der drei Stoffe ein besonderer Charakter der
Durchströmung der Leberläppchen entspricht; die Beziehung zwischen
diesem Charakter und dem Leberparenchym bestimmt seinen Gehalt
an einem der drei Stoffe.

Den Beweis sehe ich weiter erbracht durch meine Untersuchungen[5])
an künstlich — durch Fütterung nur mit Hafer — skorbutkrank gemachten Versuchstieren, an denen zu zeigen war, daß die abnorme Ernährung — ähnlich, doch nach unseren Vergleichsversuchen weit stärker
als die Inanition — das Nervensystem der Blutstrombahn beeinflußt,
„in dem Sinne, daß spontan — oder unter dem Einfluß leichter, sonst
unwirksamer Reize, über die die Skorbutliteratur Aufschluß gibt — die
Bedingungen zum schweren, mit Diapedesisblutung einhergehendem
Zustande eintreten", dem vorausgeht und während dessen an den nicht
blutenden Stellen ein leichterer peristatischer Zustand besteht, laut
mikroskopischer Untersuchung in vielen Teilen des lebenden Tierkörpers;
mit Hilfe dessen sich auch die mannigfaltigen Knochenveränderungen
des skorbutkranken Tieres erklären ließen, zu denen auch die Kalk-
armut des Skeletts gehört, die in Cholesterinversuchen wiederkehrt.

Wir haben eben der Inanition gedacht; daß auch ihr Einfluß an
der innervierten Strombahn angreift, hat MARTIN NORDMANN[6]) in

---

[1]) Virchows Archiv, 198. Bd., 1909 (vorher — 1907 und 1908 — in russischen
Mitteilungen).

[2]) Münch. med. Wochenschr. 1909 u. 1910.

[3]) Virchows Archiv, 212. Bd., 1913.

[4]) Virchows Archiv, 257. Bd., 1925.

[5]) Pathologie als Naturwissenschaft, Berlin 1924, S. 62—63, 198—200.

[6]) Zeitschr. f. d. ges. exper. Medizin, 48. Bd., 1925.

Untersuchungen, deren entscheidender Teil am lebenden Tier vorgenommen worden ist, gezeigt.

Da irgendwelche Beobachtungen fehlen, die ergeben hätten, daß veränderte Nahrung unmittelbar die Zellen oder Fasern der Organe z. B. der Arterien beeinflußt, sehen wir unsere Grundlage als gesichert an: Änderung der Ernährung von der geringsten bis zu der stärksten wirkt über das Strombahnnervensystem und beeinflußt dadurch — mittels des Blutes und der Gewebsflüssigkeit — die Organe, bei genügender Stärke so, daß Strukturveränderungen entstehen.

Je stärker die Änderung der Ernährung, desto stärker wird die Wirkung sein. Wir unterscheiden daher zwischen *Umstellung* und *Anderseinstellung* der Nahrung und ihren Folgen; diese ist der schwächere Eingriff.

Es ist auf dem ersten Wege — durch animalische Ernährung von Pflanzenfressern — Medianekrose mit nachträglicher Verkalkung, d. h. die durch Adrenalin in hoher Dosis erreichbare Veränderung herbeigeführt worden; wir erklären sie wie früher angegeben als Folge *stärkster* Erweiterung nervalen Ursprungs und haben also der großen Zahl von Reizungen, die dies bewirken, diejenige Reizung hinzuzufügen, die in *Umstellung* der Ernährung bestehend über das Nervensystem den ganzen Körper in Mitleidenschaft zieht und auch in Arterien zustande kommt.

Hat es sich hierbei, bei dem schweren Eingriff der *Um*stellung der Nahrung um die Folgen einer starken (stärksten) Reizung des Arteriennervensystems gehandelt, so hat das zweite mildere Verfahren, daß der *Ander*einstellung der Nahrung, nämlich durch erhöhte *Cholesterinzufuhr*, zu denjenigen Veränderungen geführt, die wir von *schwachen* Adrenalindosen erwähnt und erklärt haben, nämlich zu Intimahyperplasie vorwiegend in Fleckenform; die hyperplastische Intima enthielt reichlich Lipoide (Cholesterinester), mehr als das durch (schwache) Adrenalingaben zu erzielen ist, nach denen die Verfettung der durch sie hyperplastisch gemachten Intima häufig ausbleibt. Auch dieses Ergebnis fassen wir so auf wie früher angegeben, nämlich als Folge einer schwachen, geringere Erweiterung herbeiführenden Reizung des Arteriennervensystems durch die Nahrungsänderung, als eine Wirkung, die ihre Eigentümlichkeit, das Auftreten einer großen Menge von Lipoiden, erst auf der Grundlage der nerval bedingten Erweiterung durch den künstlich stark erhöhten Gehalt der die Arterienwand verlangsamt durchfließenden Gewebsflüssigkeit an Lipoiden empfängt. Hier wie dort sind die ersten sichtbaren Befunde Aufquellung, Ödem der später verfettenden Teile durch aus dem Blute stammendem Plasma, aus dem die Cholesterinester ausfallen, Vorgänge, die sich bei genügender Menge des zugeführten Cholesterins auch in vielen anderen Organen abspielen und überall mit (geringer) Zellvermehrung, später

(STUCKEY)[1]) mit Faservermehrung im Bindegewebe verbunden sind, worauf wir alsbald zurückkommen.

Nachdem es heute feststeht, daß ein erhöhter Cholesterin- oder überhaupt Lipoidgehalt des Blutplasmas sehr lange bestehen kann, ohne daß Sklerose entsteht, und daß er bei der Sklerose nicht regelmäßig vorhanden ist (W. HUECK[2]), A. L. MJASSNIKOW[3]) u. a.), geschweige denn als ihr regelmäßig vorausgehend nachgewiesen ist, ist die Übertragung der Ergebnisse dieser Tierversuche auf die Ätiologie der Sklerose des Menschen unstatthaft; wie die Adrenalinversuche haben auch die Cholesterinversuche, vollends die angestellten gröberen Versuche mit Nahrungsumstellung, zur Aufklärung der Sklerose des Menschen unmittelbar nichts beigetragen.

Die dritte Gruppe von Versuchen, Sklerose der großen Arterien, insbesondere der Aorta zu erzeugen, hat sich bemüht, den *Druck des Blutes zu erhöhen*; dies mußte für längere Zeit angestrebt werden, längere, als es z. B. mit Adrenalin und ähnlich wirkenden Reizen gelingt, die durch starke Verengerung und Verschluß der kleinen Arterien in den (sich leichter verengenden) großen Arterien dies jeweils nur auf 15 bis 20 Minuten zu bewirken vermögen, was die Struktur unbeeinflußt läßt. Wir erwähnen nur aus der Reihe der älteren Versuche diejenigen ANITSCHKOWS[4]) (aus der ASCHOFFschen Anstalt), der die Aorta nahe ihrem abdominalen Ende durch eine geknüpfte Fadenschlinge verengte: es stellte sich bei genügender Dauer eine leichte Erweiterung der Aorta oberhalb der Stenose ein, mikroskopisch „eine gewisse Auflockerung, eine Erweiterung der Spalträume" zwischen den Fasern der Intima, die (anscheinend) leicht hyperplastisch wurde, ohne zu verfetten. Mehr haben auch wir in ebenso angelegten Versuchen nicht gesehen, als dieses Ödem der Intima, das wir so erklären, wie oft im vorhergehenden angegeben, nämlich durch nervale Reaktion der Wand auf die gesetzte mechanische Reizung, die die Erweiterung und damit das Eindringen von Flüssigkeit aus dem Wandplasmastrome sowie ihre verlangsamte Bewegung erklärt. Führte ANITSCHKOW dem Blute Cholesterin in großer Menge zu, so veränderte sich die Intima stärker durch Ödem und Hyperplasie oberhalb der verengten Stelle und verfettete. Diese Wirkung hat als beruhend auf Summation von nervalen Reizwirkungen, der mechanisch und der von der Änderung der Ernährung gesetzten, nichts Auffälliges an sich; der verstärkten Fettablagerung liegt auch hier der experimentell herbeigeführte erhöhte Fettgehalt des Plasmas zugrunde, aus dem fetthaltige Flüssigkeit erst auf Grund der Parese der Muscularis eindringt.

---

[1]) Referat der russischen Dissertation im Zentralbl. f. Pathol., 1911.
[2]) Verhandlungen der Deutschen Pathologischen Gesellschaft, Jena 1925.
[3]) Zeitschr. f. klin. Med., 102. Bd., 1925.
[4]) ZIEGLERs Beiträge, 54. Bd., 1914.

Da kein Verfahren bekannt ist, mit dem es gelingen würde, auf lange Zeit erhöhten Blutdruck in reiner Form bei Versuchstieren hervorzubringen und durch seine Vermittlung Sklerose herbeizuführen, so wie es Arteriohypertonie beim Menschen tut, haben wir uns nun mit den Versuchen zu beschäftigen, in denen veränderte Ernährung außer anderen Wirkungen im Körper erhöhten Blutdruck auf lange Zeit unterhalten hat; E. C. van Leersum[1]) hat dies als Ergebnis der Fütterung von Kaninchen mit Leber zuerst beschrieben, danach M. Schmidtmann[2]), die (auf Grund einer kleinen Zahl von Versuchen) zudem angegeben hat, daß zwischen der Höhe des gesteigerten Blutdruckes und dem Grade der Intimaveränderungen (Hyperplasie, Verfettung) ein Parallelismus bestehe; die Autorin nimmt an, daß es das Cholesterin des Leberfutters ist, das die Blutdrucksteigerung und die Arterienwandveränderungen erzeugt.

Diese Blutdrucksteigerung durch Cholesterin hat sich in der Folge als inkonstant erwiesen und ist in den sehr zahlreichen Versuchen des letzten Autors auf diesem Gebiete, M. Thölldtes[3]) ausgeblieben. Es bleibt somit nur die Tatsache übrig, daß Cholesterin die Intimaveränderungen bewirkt, die mit den bei der Sklerose des Menschen auftretenden übereinstimmen; wir erklären sie wie oben angegeben und erklären auch die ausnahmsweise bei Cholesterinämie sich einstellende Arteriohypertonie durch Beeinflussung des Strombahnnervensystems, sei es zentrale, sei es peripherische, nämlich in diesem Falle diejenige, die bei Cholesterinüberladung des Blutes in vielen Organen Enge von Arteriolen bewirkt, entweder im Rahmen der Ischämie, oder in dem des peristatischen Zustandes bei den Kreislaufsänderungen, die nach unserer Beweisführung die mannigfachen mit Verfettung anfangenden Gewebsveränderungen vieler Organe des Körpers bewirken, wie sie in der großen Literatur des Gebietes beschrieben sind.

Vorbedingung der Ablagerung und des Bestehenbleibens von Lipoiden in der Arterienintima ist nach unseren Versuchen die — vermutlich durch Acidose (erhöhte CO_2-Spannung) wirkende — Verlangsamung der Gewebsflüssigkeit, wie wir gesehen haben, mit leichter vom Nervensystem bewirkter Erweiterung einhergehend und auf ihr beruhend. Von einer einfachen Einpressung der lipoidhaltigen Flüssigkeit aus dem Wandplasma, von Infiltration der Flüssigkeit oder Imbibition mit ihr kann weder bei normalem noch bei erhöhtem Blutdruck die Rede sein, ebensowenig von einem einfachen Ausfallen der Lipoide: von diesen Vorstellungen Aschoffs und Anitschkows vergißt jene die *adventitielle*

---

[1]) Virchows Archiv, 217. Bd., 1914.
[2]) Virchows Archiv, 237. Bd., 1922.
[3]) Zentralbl. f. pathol. Anat., 38. Bd., 1926 S. 590. Zieglers Beiträge, 77. Bd., 1927.

Strombahn, vergißt, daß die Arterienwand keine gewebte Haut, sondern ein innerviertes Gewebe, vergißt, daß Durchtritt durch Endothel nicht als physikalischer Vorgang zu verstehen ist; diese Vorstellung übersieht, daß Übergang gelöster einfacher Stoffe in den ungelösten, durch Synthese komplizierteren Zustand und das Verharren solcher Stoffe im Gewebe allein mit physikalisch-chemischen Anschauungen nicht zu erklären sind. Nicht der Cholesterinstoffwechsel und seine Änderungen steht, wie ANITSCHKOW in jüngster Zeit[1]) es ausgesprochen, „als auslösender Faktor im Zentrum‟ der sich zur Skleroseerzeugung verbindenden Faktoren, von denen er im übrigen „mechanische, toxische, nervöse u. a.‟ mit prädisponierender Wirkung nennt, sondern der Prozeß beginnt mit nervaler Reizung, die beim Menschen nicht eine Cholesterinreizung ist; und etwa vermehrtes Cholesterin und Fett im Blutplasma steigern nur die Menge der sich in der Arterienwand ablagernden Stoffe, deren Betrag sonst aus dem normalen Gehalt des Blutplasmas bestritten wird.

Es hat sich also ergeben, daß die Versuche, durch Blutdrucksteigerung beim Versuchstier Sklerose zu erzeugen oder sie beim Entstehen von Sklerose mitwirken zu lassen, keine befriedigenden Ergebnisse gehabt haben.

Wir dürfen somit zusammenfassend sagen, daß die Experimente aller Autoren am Tier, einschließlich der in der LANGEschen Abhandlung mitgeteilten, für die Erklärung der Ursache der Sklerose des Menschen unmittelbar nichts ergeben haben; ihre Ergebnisse lassen indessen Schlüsse zu, die für die Theorie dieser von Wert sind, Schlüsse, wie sie von FRITZ LANGE und dem Verfasser gewonnen der hier vorliegenden Darstellung deshalb zugrunde liegen, da sie die einzigen sind, die alle Bestandteile der Arterienwand gleichermaßen berücksichtigen, im besonderen die Intima nicht wie L. ASCHOFF[2]) und W. HUECK[3]) als Bindegewebe schlechthin, sondern als Bindegewebe auf innervierter Muscularis behandeln.

Hiermit und mit dem, was uns die makro- und mikroanatomischen Beobachtungen an Arterien der menschlichen Leiche gelehrt haben, mit der Deutung dieser Befunde aus den Beobachtungen am lebenden Tier und der histologischen Untersuchung der von diesem nach planmäßig gesetzten Eingriffen gewonnenen Objekte sind wir zu der im vorhergehenden dargelegten und begründeten Auffassung gekommen, daß die Arterien, auch die elastinösen, neuromuskuläre Organe sind, deren Reizung nicht an den Muskel- oder gar den Elastinfasern, sondern

---

[1]) Verhandl. d. dtsch. pathol. Ges., Jena 1925.
[2]) Zuletzt: „Sonderabdruck aus Stoffwechselkrankheiten‟, Berlin 1926 (S. KARGER).
[3]) Münch. med. Wochenschr., 1920 (Nr. 19—21).

wie bei jeder Muskeltätigkeit an dem ihr vorgesetzten Nervensystem angreift; erst nach den neuromuskulären Vorgängen, die funktionelle sind, verändert sich das Gewebe so, daß Strukturveränderungen nachweisbar werden. Sie kommen nicht unmittelbar zustande, sondern in doppeltem Sinne mittelbar: vermittelt durch jene neuromuskulären Vorgänge und durch die Änderungen der Durchströmung mit Gewebsflüssigkeit, die aus dem Blute stammt und in allen drei Häuten zur Wirkung kommt.

Zum Schlusse dieses ersten Teiles unserer Abhandlung werfen wir einen kurzen kritischen Blick auf die bisherigen Theorien der Arteriosklerose.

E. Kritik der gegenwärtigen allgemeinen Theorien der Arteriosklerose.

Wir unterscheiden eine Theorie der Arteriosklerose, für die die *Intimaveränderungen*, und eine, für die die *Mediavorgänge* maßgebend sind. Die erste geht auf RUDOLF VIRCHOW und seine Lehre von der Endarteriitis deformans zurück; sie wird vertreten von denjenigen Pathologen der Gegenwart, die, wie VIRCHOW, vom pathologisch-anatomischen Befund da, wo er am gröbsten ist, ausgehen und ihn, der seit VIRCHOW an Inhalt wesentlich gewonnen hat, im mehr oder minder strengen Sinne der Cellularpathologie deuten; die Vertreter der zweiten Anschauung sind RICHARD THOMA und mit FRITZ LANGE der Verfasser: ihnen ist bei sehr weitgehenden Differenzen im einzelnen die Betonung der Media gemeinsam. Wir beschäftigen uns zuerst mit der Auffassung, daß die Sklerose eine Intimakrankheit, besser: der Ausgang einer solchen ist.

Bis zum Ende des vorigen Jahrhunderts und wenig darüber hinaus hat die Lehre von der „*Entzündung*" der Intima geherrscht: zuerst im Gewande der „parenchymatösen Entzündung" VIRCHOWs, dann mit der Änderung, die JULIUS COHNHEIMS Beobachtungen an der Strombahn des lebenden Tieres erbracht hatten, der chronischen Entzündung der neueren Pathologie. Diese Änderung ist dadurch bedeutungsvoll geworden, daß sie einen Teil der Forscher, unter ihnen an erster Stelle KARL KOESTER, veranlaßt hat, die Strombahn der Adventitia und, wo vorhanden, der Media zur Erklärung von Teilbefunden heranzuziehen und damit über die Intima hinauszugreifen; sie hat aber nicht vermocht, die Lehre von der Sklerose als einer Sache der Intima zu erschüttern. COHNHEIMS Ausspruch[1]): „die Arteriosklerose oder, wie sie von den pathologischen Anatomen genannt wird, Endoarteriitis de-

---

[1]) Vorles. üb. allg. Pathol., Bd. 1, S. 623. Berlin 1882.

formans", deutet immerhin auf das Bedenken dieses Pathologen gegen die von ihm nicht geteilte morphologische Einstellung der pathologischen Anatomen hin und verdient daher an dieser Stelle erwähnt zu werden.

Die Entwicklung, in die die Anwendung des COHNHEIMschen Entzündungsbegriffes die Lehre von der Arteriosklerose geeignet war zu weisen, eine Entwicklung, in der die in der euteleologischen Entzündungslehre der Gegenwart unbeliebte „Functio laesa", somit im besonderen die der Mediamuscularis hätte zur Geltung kommen und die über die Intima und über das anatomisch nachweisbare hätte hinausführen können, ist nicht weitergegangen. Nach dem Referate FELIX MARCHANDS über die Arteriosklerose im Jahre 1904[1]) und infolge desselben hat die Intima fortgefahren im Mittelpunkte der Untersuchungen und des Denkens zu stehen, nunmehr nicht im Zeichen der „Entzündung", sondern der „*Degeneration*". Mit dem demgemäß von ihm vorgeschlagenen und in weiten Kreisen angenommenen Namen Atherosklerose wird diese Auffassung treffend gekennzeichnet; K. BENDA hat an ihm nur das Eine auszusetzen, daß er nicht den ursprünglichen Sitz des Prozesses in der Intima kennzeichne, er zieht daher — wie andere Autoren — die LUBARSCHsche Bezeichnung: Endarteriopathia chronica deformans vor.

Schon vor dem Vortrage MARCHANDS war die Auffassung der Arteriosklerose als eines degenerativen Prozesses der Intima (wir sehen hier von einer Kritik wie des Entzündungsbegriffes, so des teleologischen, naturwissenschaftlich unbrauchbaren Begriffes der Degeneration ab) als unzulänglich nachgewiesen worden durch Untersuchungsergebnisse insbesondere von R. THOMA und L. JORES, nämlich durch den Nachweis der Hyperplasiebefunde in der Intima; mochten die Produkte dieses Wachstums z. B. die Platten teleologisch gedacht als minderwertig und so in den Bereich der „Degenerativen" einbeziehbar erscheinen, Wachstum wird nicht durch Wertung des Gewachsenen erklärt und die durch die getroffene Wertung nicht beantwortete Frage nach der Ursache der Hyperplasie mußte sich in den Vordergrund drängen. Sie ist nun freilich von den Autoren wieder mit teleologischen oder (von THOMA) mit einem Gemenge teleologischer und kausaler Gedankengänge beantwortet worden; ihrer im einzelnen zu gedenken, kann unterlassen und festgestellt werden, daß die hierhergehörenden Forscher (mit Ausnahme THOMAS) an dem Begriff der Sklerose als eines in der Intima beginnenden und sich abspielenden Prozesses festgehalten haben; die beobachteten Mediaveränderungen, insbesondere Muskelfaserverdünnung und Collagenfaservermehrung, die adventitiellen und von der Adventitia ausgegangenen Veränderungen, wie Capillar-

---

[1]) Verhandl. d. 21. Kongresses f. Inn. Med., 1904.

neubildung, Lymphocyteninfiltrate in ihr und der Media, werden als sekundär — nicht nur der Zeit, sondern auch der Bedeutung nach — aufgefaßt und behandelt.

Neben dieser Hauptströmung in der Lehre von der Sklerose hat sich nach Färbung und Inhalt selbständig die Lehre THOMAS bewegt. THOMA sieht in der Arteriosklerose den Folgezustand der „*Angiomalacie*", einer „Ernährungsstörung" der Arterienwand, die zu einer Abnahme der Elastizität und des Tonus der Tunica media und zu einer Erweiterung der Arterienlichtung führt. Erst diese Erweiterung löse eine Neubildung von Gewebe in der Intima aus, das nachträglich Verfettung, Verkalkung, breiige Erweichung erfahre. Wenn wir noch hinzufügen, daß THOMA an nicht wenigen Stellen der über mehrere Jahrzehnte verteilten zahlreichen und umfangreichen Abhandlungen statt des uns wenig passend erscheinenden Ausdruckes Malacie den zutreffenderen der „*Schwächung*" der Media als des ersten Vorganges, aus dem die Sklerose hervorgeht, gebraucht und ihren *nervalen* Ursprung anerkennt, so erhellt, daß in diesen Grundzügen eine Gemeinsamkeit seiner Anschauungen und der unsrigen besteht. Auf der anderen Seite muß freilich erwähnt werden, daß THOMA die Rolle des Nervensystems nicht nur bloß stellenweise berücksichtigt, sondern sie auch an diesen Stellen nicht ins einzelne verfolgt; auch die sich in der Arterienwand bewegende Flüssigkeit spielt bei THOMA keine Rolle, weder für das Wachstum, das er auf Verlangsamung des plasmatischen Wandstromes, Folge der Erweiterung durch Mediaschwäche, zurückführt, noch für die „Degenerationen" der Intima, die THOMA der (erhöhten) „Materialspannung" der erschlafften Arterienwand zuschreibt, — ohne dort und hier anzugeben, wie sie wirken. Was uns sonst noch von THOMA trennt, seine Bevorzugung der rein physikalischen Betrachtungs- und Deutungsweise, die ihren Ausdruck in den „histomechanischen Gesetzen" findet, seine insbesondere später hervorgetretene Neigung, „allgemeine Stoffwechselstörungen" als Ursache der Angiomalacie und damit der aus ihr hervorgehenden Sklerose anzusehen, u. a. von spezieller Natur ist an anderer Stelle (bei FRITZ LANGE) und auch in dieser Schrift genügend, wenn auch ohne ausdrückliche Bezugnahme auf THOMAS Schriften dargelegt worden.

THOMAS geschichtliches Verdienst in diesem wichtigen Teile der Pathologie ist und bleibt für alle Zukunft, daß er als Erster die Lehre von der Arteriosklerose aus dem unfruchtbar gewordenen Grunde der pathologischen Anatomie herausgehoben und mit der Aufstellung des Begriffes der Mediaschwäche, einer Funktionsänderung, auf die alles andere folgt, in den Boden der Physiologie verpflanzt hat, in dem sie allein gedeihen kann.

Diese Mediaschwäche hat er freilich nicht nachgewiesen; dies ist erst den Experimenten FRITZ LANGES gelungen. Einen Grundversuch, aus dem hervorgehen würde, daß das Erste eine Alteration der Elastinfasern ist, hat weder Thoma noch alle Späteren, die ihm auf seinem physikalischen Wege gefolgt sind, aufzuweisen.

Wir haben eben der „histomechanischen Gesetze" Thomas gedacht; wenn wir auf sie hier noch einmal zurückgreifen, so hat das seinen Grund darin, daß sie in neuester Zeit von Otto Ranke[1]) im Aschoffschen Institute zur Grundlage seiner „physikalischen Studie zur Atherosklerosefrage" gemacht worden sind in dem Sinne, daß die drei Gesetze „die gesetzmäßig und überall im Blutgefäßsystem wiederkehrenden Zusammenhänge zwischen den Größen feststellen", die Thoma in den „Gesetzen" in Beziehungen bringt.

Es ist hier nicht der Ort, eine ausführliche Kritik dieser „Gesetze" zu geben, und es ist dies um so weniger notwendig, als die Beobachtungen, von denen Thoma ausgegangen ist und die Deutungen, die er ihnen gegeben hat, um zu seinen „Gesetzen" zu gelangen, Gegenstand vieler Nachprüfungen und kritischer Erörterungen geworden sind, deren gemeinsames Resultat bekanntlich die Ablehnung der angeblichen Gesetze gewesen ist. Es befremdet, daß Ranke sich nicht mit der Widerlegung dieser Kritik beschäftigt, die Thomas Histomechanik gefunden hat; ohne eine solche Widerlegung fehlt seiner Studie der sichere Boden. Demgemäß bleibt nur die prinzipielle Stellung übrig, die Ranke von Thoma als dem Schöpfer der sog. Histomechanik der Arterien übernommen hat und dem Arteriensystem bei seinen Untersuchungen entgegenbringt; sie besteht in der Betrachtung der Arterien als im wesentlichen physikalischer Systeme, die ihm, wie früher Thoma, die Anwendung der mathematischen Methode auf die Arterienphysiologie und -pathologie, und zwar die Wachstumsvorgänge des fertigen Arteriensystems zu ermöglichen scheint; beiden Autoren ist denn auch gemeinsam, daß sie in ihren speziellen Ausführungen vom neuromuskulären Teil der Arterienwand nur einen sehr beschränkten Gebrauch machen, nämlich dann, wenn die physikalische Betrachtungs- und Erklärungsweise versagt.

Die Kritik aufgestellter Gesetze kann sich auf die Begründung beziehen, die ihnen ihr Autor gegeben, sie kann aber auch die Anwendbarkeit der Gesetze in der speziellen Physiologie und Pathologie zum Ausgang nehmen. Nachdem der erste Weg bereits von früheren Autoren beschritten worden war, und wie bereits bemerkt, zu einer Ablehnung geführt hatte, hat Lange in der häufig angeführten Abhandlung das zweite Verfahren gewählt und gezeigt, erstens, daß die Arterien als neuromuskuläre Organe mit einer bindegewebigen Komponente den Gesetzen der Nervenreizung und Nervenwirkung auf glatte Muskulatur

---

[1]) Zieglers Beiträge, 75. Bd., 1926.

in der der Strombahn eigentümlichen Weise folgen, und daß zweitens das in engem, gesetzmäßigem Zusammenhange mit den Reizungsfolgen stehende Verhalten der Flüssigkeit, die die Arterienwand durchströmt, ihre Gewebsveränderungen, physiologische und pathologische, bestimmt. Da die Beziehungen zwischen Nervensystem und Muskulatur sich physikalisch nicht erklären lassen und dasselbe von dem Austausch zwischen Blutplasma und Gewebe (von physio- und pathologischer Exsudation) durch Capillar- und Endothelzellen gilt, da ferner die Beziehungen zwischen Flüssigkeit und Gewebe Gegenstand nicht nur physikalischer, sondern auch chemischer Methoden sind und die Ergebnisse dieser beiden Methoden sich der Aufgabe, die spezifisch physio- und pathologische Prozesse (Wachstum u. dgl.) zu erklären, nicht gewachsen gezeigt haben, so hat sich auf diesem Wege die Unmöglichkeit, auf Physik eine Physio- und Pathologie der Arterien zu gründen, klar herausgestellt; den Nachweis, daß die physikalische Behandlung, die Thoma den Einzelvorgängen und den Relationen dieser, die an den Arterien festzustellen sind, widmet, sie nicht zu erklären vermag, hat Lange ausführlich erbracht und jede Seite der hier vorliegenden Darstellung will in dem gleichen Sinne verstanden sein. Wie die früheren Einwände gegen Thomas histomechanische Auffassungen, so werden die von Lange gebrachten von Ranke ignoriert; wie jene, so hätte er auch diese widerlegen müssen, um sich freie Bahn für seine physikalischen Gedankengänge zu schaffen; statt dessen finden wir bei ihm (und bei Aschoff) eine unzutreffende Wiedergabe der Mitteilungen Langes über die Ernährung der Arterienwand.

Wenn Betrachtungs- und Erklärungsweisen zweier Richtungen in der Pathologie so grundverschieden sind, wie das für Rankes und Aschoffs, Langes und meine gilt, so verspricht der Versuch der Diskussion von Einzelheiten keinen Erfolg. Demgemäß und weil es aus dem Rahmen dieser Abhandlung herausfallen würde, verzichten wir hierauf; es lag uns nur daran, die allgemeinen Gesichtspunkte, auf die es uns vor allem ankommt, noch einmal in der Form herauszuheben, die die Darstellungen Rankes und Aschoffs erfordern. Hierüber warte ich die Diskussion der von Lange und hier vertretenen Lehre von der Physiologie und Pathologie der innervierten Arterien ab, deren sich Aschoff, Anitschkow und alle anderen Autoren auf dem uns beschäftigenden Gebiete bisher entzogen haben; insbesondere die Stellungnahme zu unserer Lehre vom Angreifen der Reize am Nervensystem, die Aschoff im Jahre 1925 „weiteren Untersuchungen" zugewiesen hat; die 1926 erschienene Mitteilung Rankes aus dem Aschoffschen Institut kann ich nicht als den Anfang der auch von Aschoff für nötig erachteten Diskussion ansehen. Daß sich diese Diskussion auf dem Boden der rein kausalen Verknüpfung der mit der anatomischen, experimentellen und klinischen Methode gewonnenen Beobachtungen bewegen wird, darf ich so lange fordern, bis diese meine Forderung, die ich an die Physiologie und Pathologie richte, als unberechtigt oder unerfüllbar dargetan ist und ASCHOFF seine Anwendung teleologischer Gedankengänge in der Pathologie unter Berücksichtigung meiner Einwände als berechtigt und nützlich nachgewiesen hat. Gedankengänge, die ich nach wie vor als mit der Logik der Pathologie als Naturwissenschaft unvereinbar und als schädlich erkläre.

Unsere Darstellung hat gezeigt, daß es heute möglich ist, eine rein kausale, naturwissenschaftliche Theorie der Sklerose und anderer Prozesse der Arterien zu geben, eine Theorie, die als solche teleologische Begriffe, wie Regelung des Tonus, funktionelle Anpassung der Arterien, Kompensation, Regeneration, Abnutzung usw. nicht verwendet und Erklärungen, die diese und ähnliche Begriffe verwenden, als wertlose, die kausale Forschung hemmende Scheinerklärungen zurückweist. Es ist das dadurch möglich geworden, daß alle Bestandteile der Arterienwand gleichmäßig berücksichtigt und die Teilvorgänge in der Reihenfolge dargestellt und verknüpft worden sind, die die Beobachtung ergeben hatte.

F. Die Bedeutung der Arteriosklerose für die Organe.

Am Schluß unserer Darstellung der Arteriosklerose ist noch zu erörtern, wie sich hierbei die *Capillaren* und ihre Durchströmung und der *Herzmuskel* verhalten.

Hierzu ist zu bemerken, daß auch bei stärkster Arteriosklerose die Funktion der Organe normal sein kann und es häufig ist in dem Sinne, daß sich die Organvorgänge quantitativ herabgesetzt, aber qualitativ nicht verändert so vollziehen, wie es dem Greisenalter eigentümlich ist. Wir nehmen dabei auch das Hirn nicht aus, und berufen uns auf die beträchtliche Zahl der körperlich rüstigen und geistig regen Greise, deren Arteriensystem, wie wir gesehen haben, ausnahmslos durch Sklerose, und zwar häufig bis ins kleine und kleinste verändert ist. Demgemäß vollzieht sich in einem solchen Körper die für das Leben der Organe charakteristische Abwechslung zwischen Ruhe und Tätigkeit, die mit Änderungen der Durchströmung verbunden ist, die nur nerval bedingt sein können; da ausgesprochen sklerotische Arterien kein Nervensystem mehr besitzen dürften, dienen auch solche, die vor dem Eintritt der Sklerose an dem Wechsel der Durchströmung teilnahmen, insbesondere also kleine Arterien und etwa auch sich anschließende Arteriolensegmente nur mehr als Zuleitungsröhren, so wie (im wesentlichen) die mittleren und größeren Arterien vor dem Auftreten der Sklerose.

Beispielsweise funktioniert in diesem Sinne die Strombahn der Nierenkörner, wenn die Afferentes eine hyaline Wand erhalten haben und dadurch vielleicht enger geworden sind: der Wechsel vollzieht sich dann in den Hilusarteriolen und Capillaren des Glomerulus, sei es auch vielleicht mit einer bei funktioneller Ischämie (um ein geringes) verminderten Blutmenge, während bei funktioneller Hyperämie eine enge oder verengte Arterie als beschleunigt durchströmt ausreichendes oder vermehrtes Blut dem weiten Teil der Strombahn zuführt. Demgemäß erweist sich auch die Struktur der Organe nicht wesentlich verändert; was man senile Atrophie nennt, darf wo vorhanden nicht von Sklerose abhängig gemacht werden, da sie eine (inkonstante, besonders zu erklärende) Eigentümlichkeit des alt gewordenen Körpers ist, die sich auch da einstellt, wo Sklerose eines Grades, der mit dem in der Niere, dem Hirn eintretenden vergleichbar wäre, ausbleibt, also z. B. in der Skelettmuskulatur, der Haut. Für die senile Hypoplasie der Organe liegt also die Ursache nicht im Arteriensystem, sie ist im Zentralnervensystem zu suchen, in dem alle Organe auf eine niedrigere Stufe des Stoffwechsels eingestellt werden bei den Personen, die „senilatrophische" Organe bekommen.

Wir halten daher am Begriff der Arteriosklerose fest und erweitern ihn nicht durch Hinzunahme eines Begriffes, den man mit Capillarsklerose zu bezeichnen hätte, etwa so wie Gull und Sutton von Arteriocapillary fibrosis gesprochen haben. Hieran macht uns auch nicht irre die Tatsache, daß es eine capillary fibrosis als Teilbefund der senil-hypoplastischen Organe gibt; diese Zunahme an Collagenfasern (und ihrer nur mit Silber nachweisbaren Vorstufe) betrifft nicht nur die Umgebung der Capillaren, sondern auch andere Teile des Körpers, wie die Tunicae propriae der Drüsen, das Muskelbindegewebe zeigen, geht mit dem Grade der Sklerose der Arterien nicht parallel und erreicht nie Grade, die mit dem, was bei ihrer Sklerose in den Arterien auftritt, vergleichbar wären. Diese Fibrosis ist ein Hinweis darauf, daß jene zentrale Einstellung eine nicht nur quantitativ, sondern auch qualitativ abgeänderte ist.

Die Frage, ob die Arteriosklerose die Funktion der Organe beeinflußt und zwar herabsetzt, haben wir, wie aus dem Gesagten hervorgeht, in allgemeiner Form mit Nein beantwortet. Bei der großen Wichtigkeit dieser Frage und dieser Antwort möchten wir hierzu ergänzend Einiges bemerken; unter der nach dem Bisherigen selbstverständlichen Beschränkung auf die kleinen Arterien und Arteriolen, da ja die Skleroseveränderungen großer Arterien gänzlich außerstande sind, die Beziehungen zwischen dem Blute und dem Gewebe, von denen die Funktionen der Organe abhängig sind, zu beeinflussen. Wir möchten diese Erörterung so gestalten, daß wir fragen, ob es stärkste Grade der Sklerose gibt, die durch verengende Ablagerung der angegebenen Substanzen, z. B. des Hyalins, die Organe oder Organteile beeinflussen; wir legen hier nicht die Funktion, sondern die Struktur als Maßstab an. Was müßte die Folge dieses Vorganges und Zustandes sein? Es könnte hierdurch nur eine Abnahme und ein Schwund des zugehörigen Gewebes einschließlich der Strombahn durch Hypo- und Atrophie entstehen als Folge der Herabsetzung und Aufhebung der Durchströmung mit Blut. Wenn wir uns fragen, ob derartiges vorkommt und uns dazu an die vor allem in Betracht kommenden Organe, Niere und Hirn, wenden, so stellen wir das zunächst für die Niere ohne jede Einschränkung in Abrede; die „senile Atrophie" des Organs kommt, wie oben auseinandergesetzt, nicht in Betracht, überdies ist in ihr von einer Verengerung oder gar einem Verschluß von Arterien nicht die Rede, und umschriebene Rindenbezirke, in denen aus den Schnittpräparaten auf einen langsamen Schwund des Gewebes in reiner Form als Folge von Arterienverengerung oder -verschluß zu schließen wäre, haben wir nie gesehen. Mit diesen Worten haben wir die Existenz einer arteriolosklerotischen Schrumpfniere in Abrede gestellt; die Auffassung, die wir an die Stelle setzen, wird sich im zweiten Teil dieser Schrift ergeben, hier sei nur soviel bemerkt, daß in den Schrumpfungsbezirken Neues, nämlich Bindegewebe entsteht, nicht aus dem Nichts, sondern aus dem Blute, was nicht durch Abnahme des Blutes erklärt werden kann, sondern nur durch seine Vermehrung in den Capillaren, wie das später gezeigt werden wird. Vom Hirn mit Sklerose der Arterien gilt für das ganze Organ dasselbe wie für die senilhypoplastische Niere; für umschriebene Stellen müßte der Befund wieder so aussehen, daß eine stark verengte Arterie zu einem hypoplastischen Hirnbezirk führen würde, der mit dem Verschluß ganz verschwinden würde; auch hier müßte die Gliawucherung fehlen, da die Vorstellung von der Vacatwucherung sinnlos ist als die Entstehung von Gewebe aus dem Nichts bedeutend. Wir wissen wohl, daß „atrophische" Bezirke der Hirnsubstanz ohne Gliawucherung beschrieben sind, glauben aber nach eigenen Erfahrungen, daß sie der Sicherung ihrer Existenz bedürfen unter genauerer Beschreibung des Befundes an den Arterien, als wir sie in der Literatur des Gebietes antreffen. Wo Gliawucherung in den hypoplastisch gewordenen Hirnbezirken vorhanden ist, ist sie so aufzufassen wie in den geschrumpften Bezirken der sog. arteriolosklerotischen Niere; hierauf werden wir auch für das Hirn zurückkommen.

Gegen diese Deduktion kann man nicht einwenden, daß capilläre Anastomosen hilfreich einspringen; von ihnen aus kann ein ganzes Arteriolen- oder gar Arteriengebiet nicht so durchströmt werden, daß das Gewebe erhalten bleibt; Anastomosen treten auch nicht spontan zur Befriedigung des vorhandenen Bedürfnisses in Aktion, sondern auf

Grund von Reizung, wie sie die Anwesenheit eines Stromgebietes mit Gewebsschwund nicht herbeiführt.

Weiter möchten wir auf dem Gebiete die Erörterung nicht ausdehnen; es genügt uns, unserer auf Erfahrung gestützten Überzeugung Ausdruck verliehen zu haben, daß wir einen Einfluß der reinen unkomplizierten Arteriosklerose auf die Struktur des Gewebes der Organe nicht anerkennen.

Es bleibt Untersuchungen, die zur Zeit ganz fehlen, überlassen, zu ermitteln, wie die Capillaren und Arteriolen (oder Arteriolenendsegmente), die zusammen mit den Venulae die „terminalen Gebiete" der Blutstrombahn der Organe darstellen, bei reiner (insbesondere *nicht mit Arteriohypertonie* verbundener) Arteriosklerose auf Reizung reagieren, wie häufig sie ungeändert, wie häufig sie abgeändert, und zwar, wie es nahe liegt anzunehmen, herabgesetzt reagieren; bei dieser Untersuchung, die nur mit der klinisch-experimentellen Methodik der Pathologie am Menschen angestellt werden kann, ist, wie sich aus dem Vorhergehenden ergibt, der Versuch geboten, zu unterscheiden zwischen dem Einfluß der Sklerose und des Alters. Erst nachdem die Ergebnisse dieser Untersuchungen vorliegen, zu denen wir auffordern und bei denen klinische Beobachtungen und anatomische Befunde an *denselben* Menschen im lebenden und toten Zustande maßgebend sein müssen, besitzt die Pathologie die Grundlage zu einem Urteil, wie sich die Funktion der Organe bei den mit Arteriosklerose behafteten Personen verhält. —

Was die *Herzmuskulatur* angeht, so bemerken wir, daß uns viele Erfahrungen zur Verfügung stehen, aus denen hervorgeht, daß sog. allgemeine Arteriosklerose selbst stärksten Grades, an der ausnahmslos das Arteriensystem der Nieren beteiligt ist, keine Hyperplasie der Wand des linken Ventrikels erzeugt; seine Wand ist nicht selten ausgesprochen verdünnt, nämlich in den Leichen, in denen die senile Hypoplasie auch der Leber, Milz, Nieren usw. besteht.

Die Arteriohypertonie.

A. Einleitung: Grundsätzliches zur Lehre von der Arteriohypertonie. Begriff der zu Arteriohypertonie hinzutretenden Kreislaufsänderung in den terminalen Gebieten.

Der zweite Teil dieser Abhandlung gilt der Arteriohypertonie und den Beziehungen zwischen Arteriohypertonie, Capillar- und Gewebsvorgängen. Unter Gewebsvorgängen sind die Vorgänge im Gewebe außerhalb der Strombahn verstanden, unter Arteriohypertonie diejenige unter Schwankungen dauerhafte Engeeinstellung von Arterien, die den arteriellen Blutdruck über die Norm erhöht und den erhöhten unter Schwankungen aufrecht erhält. Da der normale Blutdruck im wesentlichen in den kleinen Arterien des Körpers hergebracht wird, die vermöge ihrer natürlichen Enge den größten Teil des Widerstandes für das vom Herzen unter Druck und in Bewegung erhaltene Blut setzen, müssen es hauptsächlich die von Haus aus engen Arterien sein, in denen Zunahme der Enge — Arteriohypertonie — den Blutdruck erhöht; diese Vorstellung kann zunächst als Grundlage genügen, während uns das Genauere später beschäftigen wird.

Nach unseren Ausführungen im I. Teil, nach der Aufklärung, die uns insbesondere das Tierexperiment gebracht hat, sind wir nicht nur berechtigt, sondern gezwungen, den erhöhten Blutdruck als von engen Arterien, d. h. neuromuskulären Organen bewirkt auf Reizung des Nervensystems dieses Teils der arterialen Strombahn zurückzuführen, auf eine davon abhängige, in im Vergleich zur Norm engerer Einstellung bestehende Funktionsänderung der Mediamuskularis; sie muß deswegen auf Reizung des Nervensystems beruhen, weil dieses vorhanden, in reizbarem Zustande vorhanden ist, wenn die Blutdruckssteigerung einsetzt, und weil es demgemäß als das Reizempfangsorgan so lange festgehalten werden muß, bis Beweise für seine Ausschaltung erbracht sind: sie kommt da nicht in Betracht, wo Enge besteht. Wir erachten jedes weitere Wort für überflüssig, um zu bekräftigen, daß die Arteriohypertonie in Funktionsänderung von kleinen Arterien besteht, deren erstes Glied der Nervenvorgang, deren zweites Glied der Muskelvorgang ist.

Wir haben so eine feste Grundlage gewonnen, auf der unsere späteren

Ausführungen ruhen werden. Es sind noch zwei weitere Sätze hinzuzufügen, die diese Grundlage verbreitern.

Ihr erster lautet, daß es Personen mit Arteriohypertonie gibt, die
keine Beschwerden äußern, Personen also, deren normaler psychischer
Zustand durch diejenige Einstellung der Arterienweite, die die Blutdrucksteigerung unterhält, und ihre Folgen nicht oder nicht merklich
alteriert wird. Wir schließen hieraus, daß bei ihnen diejenigen abnormen
physischen Organvorgänge fehlen, die ihrer Natur nach zu Beschwerden
Anlaß geben. Wir stellen diesem Satz den anderen an die Seite, daß es
Personen selbst mit maximal und seit vielen Jahren erhöhtem Blutdruck
gibt, deren physische Organfunktionen in ihrem natürlichen Ablaufe
keine Abweichungen von der Norm erkennen lassen; also z. B. nicht die
so ungemein leicht (durch selbst schwache und flüchtige Zirkulations-
änderung in der Nierenrinde) zustande kommende Albuminurie. — Hierfür ließen sich leicht Belege aus der Literatur anführen; wir halten das
für überflüssig, der Satz darf als allgemein angenommen gelten.

Unser letzter Grundsatz stützt sich auf eigene Beobachtungen in
mehreren Jahren, die im Einklang stehen mit solchen, die eine Reihe
von Autoren mitgeteilt haben. Er sagt, daß wenn eine selbst sehr beträchtliche Arteriohypertonie bestanden hatte, die Organe, insbesondere
auch die Nieren, keine makro- und mikroanatomisch nachweisbare Abweichungen ihrer Gewebsstruktur zu besitzen brauchen. Dies ist so leicht
zu bestätigen, daß wir darauf verzichten, Einzelbeobachtungen aus den
uns vorliegenden Krankenblättern und den zugehörigen Sektionsprotokollen anzuführen.

Wir gewinnen einen ersten einfachen, aber wichtigen *Schluß* aus
diesen Sätzen: den, daß die die Blutdrucksteigerung unterhaltende Arterienenge nicht so stark ist, daß sie die Blutversorgung der Organe
mechanisch durch Beschränkung der Blutzufuhr zu den Capillaren herabsetzt; wäre dem so, so müßte es sich an Funktionsänderungen der Organe
bemerkbar machen. Mit diesem Schlusse verbinden wir einen zweiten,
ebenso einleuchtend und nicht minder wichtig: aus demselben Grunde
werden es nicht die kleinsten, unmittelbar vor den Capillarsystemen
gelegenen Arterien, die *Arteriolen* sein, die die Blutdrucksteigerung hervorbringen und unterhalten; sie wird weiter herzwärts, in den „*kleinen
Arterien*" begründet sein. Arteriolen und Capillaren, im normalen
Körper unserem Nachweis zufolge miteinander und gleichsinnig funktio-
nierend, können dann wie sie genug Blut empfangen, so fortfahren, die
vom Nervensystem abhängigen Schwankungen der Weite, wie sie in der
Norm insbesondere bei der Ruhe und bei der Tätigkeit der Organe bestehen, durchzumachen; Arteriolen und Capillaren können dann aber
auch stärkere und stärkste Funktionsänderungen erfahren, die dann zu
der einer Steigerung fähigen Hypertonie der kleinen Arterien *hinzutreten*.

Auf diese Schlüsse allgemeiner Art, die wir als zwingend betrachten, werden wir unsere Darstellung gründen, in der Absicht eine befriedigende Theorie der Zusammenhänge herzustellen. Wir werden also das Verhalten der hypertonischen engen kleinen Arterien einerseits, das Verhalten der Arteriolen und der Capillaren bei den Organvorgängen, die bei Arteriohypertonischen bekanntermaßen auftreten können, andererseits zu berücksichtigen haben; die aus Arteriolen, Capillaren und Venulae bestehenden Teile der Körperstrombahn bezeichnen wir als die *„terminalen Gebiete"* derselben, die sich an die *„kleinen Arterien"* anschließen.

Die so gestellte Aufgabe ist durch Beobachtungen am lebenden Menschen nicht zu lösen, da in ihm nur Capillaren (an wenigen Orten) zugängig sind; in der Conjunctiva auch Arteriolen, doch ist die Conjunctivalstrombahn des Menschen bisher ungenügend berücksichtigt worden. Es kommt hinzu, daß die am besten gekannten Capillaren, die Capillar*schlingen* des Papillarkörpers der Haut sich von den Capillar*netzen* der meisten Organe des Körpers durch die strengere funktionelle Scheidung in eine arteriale und eine venale Hälfte, zwischen ihnen das sich in mancher Beziehung ebenfalls eigenartig verhaltende Schaltstück, unterscheiden, somit schon deswegen nicht ohne weiteres maßgebend sein dürfen; es kommt hinzu, daß die Strombahn des Papillarkörpers, wie bekannt, anhaltend und unregelmäßig wechselnden mechanischen und thermischen Einflüssen ausgesetzt ist, wie sie im Innern des Körpers fehlen, wo vom Zentralnervensystem aus, unter Mitwirkung seiner reflektorischen Erregung, ein wesentlich gleichmäßigerer Wechsel zwischen geringer und starker Durchströmung unterhalten wird. Wir kommen auf Hierhergehöriges zurück und wollten mit diesen Bemerkungen nur rechtfertigen, daß wir uns im folgenden auf eine breitere Grundlage stellen werden, die Grundlage, die uns unsere Tierversuche geliefert haben, am Tier ohne Arteriohypertonie, aber dennoch, wie sich aus dem Begriff des Hinzutretens ergibt, anwendbar und, wie sich ergeben wird, ausreichend.

B. Anwendung der Lehre von den zu Arteriohypertonie hinzutretenden Kreislaufsänderungen in den terminalen Gebieten auf einige pathische Prozesse.

1. Arteriohypertonie und Nephritis.

a) Die akute Nephritis und ihre Entwicklung zur Schrumpfniere.

Wir behandeln zuerst das Verhalten der kleinen Arterien und der terminalen Gebiete bei denjenigen Menschen, die, wie man sagt, an akuter Glomerulonephritis kranken, Personen, deren Blutdruck erhöht ist.

Bei einem solchen Menschen kann die Arteriohypertonie *vor* der Alteration der Nierenfunktion, *vor* der Nephritis auftreten; die literarischen Belege für diese äußerst wichtige Tatsache sind bei ESKIL KYLIN[1]) zusammen mit eigenen Beobachtungen dieses Autors verzeichnet und noch jüngst hat F. VOLHARD[2]) als „wichtige klinische Tatsache" wiederholt hervorgehoben, daß die (die Blutdrucksteigerung erzeugende und unterhaltende) „allgemeine Gefäßkontraktion um Tage den klinisch nachweisbaren Nierenveränderungen vorausgehen kann", von denen KYLIN ausdrücklich die bereits bei den geringsten Änderungen der Blutströmung zustandekommende sich in Albuminurie äußernde als fehlend erwähnt.

Wir haben es also in einem derartigen Falle bei einer Person, die in den nächsten Tagen eine akute Glomerulonephritis bekommen soll, mit einer solchen Person zu tun, in deren Körper die kleinen Arterien, zweifellos auch die der Nieren, so weit — durch Constrictorenreizung — verengt sind, daß der Blutdruck erhöht ist, und deren Nieren normal sezernieren, bis sich im Harne diejenigen Zeichen einstellen, aus denen auf eine akute Nephritis, hämorrhagische oder Glomerulonephritis genannt, geschlossen wird. Der Nierenprozeß *tritt* dann also mit seinem die Arteriolen und Capillaren des Organs betreffenden Teilvorgang zu der den Blutdruck steigernden Arterienenge *hinzu*. In anderen Fällen werden Auftreten der Arteriohypertonie und der Nephritis mehr oder minder genau zusammenfallen: auch dann fordert die Tatsache, daß eine Zeitspanne dazwischen treten kann und häufig dazwischen tritt, daß die beiden Komponenten als selbständig, wenn auch in Beziehungen stehend, betrachtet werden; wie das im folgenden geschehen und als geboten bewiesen werden wird.

α) Übersicht über einige Teilvorgänge im Körper von Nephritiskranken als Einführung.

Unsere Aufgabe werden also Vorgänge sein, die zu der Blutdrucksteigerung unterhaltenden Enge kleiner Arterien *in den terminalen Gebieten der Strombahn* — Arteriolen (oder Arteriolenendsegmente), Capillaren, Venulae — *hinzutreten* und die Organe beeinflussen, in der *Niere und im übrigen Körper* von Personen, die als mit *Glomerulonephritis* behaftet bezeichnet werden. Um eine Grundlage zu gewinnen, greifen wir zunächst aus den Teilvorgängen, die in solchen Personen auftreten, unsystematisch einige heraus.

Einer dieser Vorgänge, und zwar in den Nieren sich abspielend, läßt sich aus der *Haematurie* erschließen.

---

[1]) ESKIL KYLIN: Die Hypertoniekrankheit. Berlin 1926.
[2]) Krankheitsforschung, 1. Bd., 1925.

Es sind unzweifelhaft Glomeruli, aus denen die Blutung, capilläre Diapedesisblutung stattfindet. Rhexis von Capillaren ohne Zerreißung des umgebenden Gewebes ist nicht nachgewiesen; früheste Präparate, wie sie selten gewonnen werden können, und Präparate aus späterer Zeit, in der Haematurie zweifellos gleichen Verlaufs ebenfalls auftreten kann und häufig auftritt, beweisen, daß die roten Blutkörperchen zunächst im Kapselraum liegen und dann in die Lumina der Hauptstücke gelangen. Diapedesisblutung aus den diese umspinnenden Capillaren erfolgt in das Zwischengewebe und kommt also nicht in Betracht.

Demgemäß ist zunächst die Frage zu beantworten: in welchem Zustande befindet sich die Glomerulusstrombahn, während die roten Blutkörperchen durch die Capillarwand (und das sehr dünne Epithel) hindurchtreten?

Unsere Tierexperimente an dem Mikroskop zugängigen Orten des Kaninchenkörpers haben nachgewiesen, daß die Capillaren, aus denen es per diapedesim blutet, stark erweitert sind und stärkst verlangsamt fließendes Blut enthalten, in dem die Leukocyten nicht vermehrt sind; das rote Blut schleicht ungeordnet, ataktisch, insbesondere ohne plasmatischen Wandstrom dahin. Als Ursache dieser stärksten Verlangsamung haben wir eine stärkste Verengerung von dem erweiterten Capillargebiet vorgeschalteten Arterien festgestellt, somit eine mechanische Ursache; solche Arterien werden immerhin noch von rotem Blut, in einem dünnsten Faden, durchströmt, wie es der Augenschein zeigt und nicht anders sein kann bei der häufig langen Dauer der Blutung, die die Capillaren nicht entleert.

Hieraus geht hervor, daß, solange es aus den Glomerulis blutet, Arterien stärkst verengt, Capillaren stärkst erweitert sind; hört die Blutung auf, so hat diese Verengerung und diese Erweiterung abgenommen, das Blut in nun geringer erweiterten Capillaren fließt geringer verlangsamt; tritt sie wieder auf, wie im weiteren Verlauf der Nephritis nicht selten, so fallen Arterien und Glomeruluscapillaren in den oben geschilderten Zustand zurück, der je nach der Dauer, nach der Zahl der beteiligten Glomeruli wechselnde Mengen von Erythrocyten in den Harn liefert. Die Haematurie erzeugende Kreislaufsänderung ist ein Anfall, der in der Regel zu Beginn der „hämorrhagischen" Nephritis am stärksten auftritt und sich in der Folge schwächer wiederholt.

Ein solcher erster Anfall tritt, wie wir gesehen haben, bei wie in (großen) Teilen des übrigen Körpers, so in der Nierenrinde engen oder verengten kleinen Arterien auf; diese Enge kann auch hier nicht sehr stark sein, denn sie ermöglicht vor dem ersten Anfalle von Haematurie eine normale Nierensekretion, die ohne eine normale Nierenblutzirkulation insbesondere in den Capillaren nicht vor sich gehen kann. Die die Diapedesisblutung in den (auch sonst sich verändernden, insbesondere an Menge abnehmenden) Harn veranlassende Kreislaufsänderung besteht also was die Arterien angeht in einer beträchtlichen Verengerung von solchen. Sind es dieselben, also kleine Arterien der Rinde, die durch ihre Enge Blutdrucksteigerung unterhalten und die sich stärker verengen, wenn es blutet? oder sind es andere Arterien, also Arteriolen, die sich stark verengen? Erklärt der Übergang in oder das Auftreten von starker Verengerung von Arterien das Verhalten der Capillaren, das der Blutung zugrunde liegt?

Es kommen zunächst die Interlobulararterien und die Afferentes in Betracht; hierzwischen ist für einen Ort, der nicht der mikroskopischen Untersuchung während des Lebens zugängig ist, gemäß den Befunden in den Schnittpräparaten zu entscheiden, und zwar nach möglichst kurzer Dauer der Krankheit.

Diese Schnittpräparate bieten einen hinreichenden Anhalt dann dar, wenn sie stärkste Verengerung oder Verschluß der Interlobulararterien, dagegen Weite von Afferentes nach Tod an hämorrhagischer Nephritis nachweisen; die Weite oder Erweiterung der mit rotem Blut gefüllten Afferentes ist von den Autoren, die frühe anatomische Befunde (bald nach dem Tode) erheben konnten, wir nennen G. HERXHEIMER[1]) und uns selbst, nachdrücklich hervorgehoben worden. Wenn kleine Arterien in der Leiche weit sind, haben sie sich beim Eintritt des Todes nicht zusammenziehen können: da diese Zusammenziehung, die normalerweise stattfindet, Erregbarkeit der Constrictoren voraussetzt, sind die Constrictoren der weitbleibenden Afferentes gelähmt oder ist wenigstens ihre Erregbarkeit herabgesetzt gewesen. Demgemäß schließen wir, daß in einem solchen Falle die Interlobulararterien, deren Enge, durch Constrictorenreizung herbeigeführt, den gesteigerten Blutdruck mit unterhalten dürfte, oder distale Segmente derselben, indem sie sich stärker zusammenziehen, die starke Verlangsamung wie in den erweiterten Afferentes, so im erweiterten Glomerulus bewirken. Ohne diese stärkste Verlangsamung ist, wie wir gesehen haben, capilläre Diapedesisblutung nicht möglich; sie tritt demgemäß nur da und überall da auf, wo die Erweiterung der terminalen Gebiete, die zu den verengten Interlobulararterien oder Segmenten derselben hinzugehören, zustande kommt, d. h. in einer größeren oder kleineren Zahl der Glomeruli, die ihr Blut aus einer verengten Interlobulararterie über die erweiterten Afferentes beziehen, während gleichzeitig in anderen terminalen Gebieten eine andere, wie wir sehen werden, schwächere Kreislaufsänderung besteht, die uns hier, wo wir es mit der Diapedesisblutung zu tun haben, nicht beschäftigen soll.

Es liegt uns fern, die an den seltenen Frühpräparaten gewonnene

---

[1]) Vgl. die Angaben im Handbuch der ärztlichen Erfahrungen im Weltkriege, 8. Bd., S. 28.

Erfahrung zu verallgemeinern und zu behaupten, daß es immer Inter lobulararterien oder distale Segmente solcher sind, die durch ihre Verengerung die Verlangsamung in der sich anschließenden Strombahn unterhalten. Dieselbe Rolle können auch mehr herzwärts gelegene Arterienstrecken spielen, so, daß die Erweiterung peripheriewärts von ihnen beginnt und die Glomerulusstrombahn mitbetrifft; es können aber auch Afferentes, indem sie sich stark genug verengen (wobei die Hypertonie der vorgeschalteten Arterienstrecken zunehmen dürfte) die Verlangsamung stärksten Grades in den erweiterten Glomeruiis bewirken. Der Bau des Glomerulus ist kompliziert genug, um noch weitere Vorstellungen zuzulassen: da er in Läppchen zerfällt, die zwar in der Regel eng zusammenliegen, zuweilen aber getrennt sichtbar sind, da ferner der Inhalt der Schlingen läppchenweise verschieden sein kann, muß im Hilus des Glomerulus ein Übergangsstück der Afferens zu jedem Läppchen angenommen werden, das allein oder mit dem arterialen Schenkel der Schlingen die Verengerung erfahren könnte, die die Diapedesisblutung aus erweiterten Capillarstrecken veranlassen würde. — Alle diese Erwägungen werden dadurch gerechtfertigt, daß das Experiment die isolierte Erregbarkeit von Arterienstrecken, von terminalen Gebieten und ihren Teilen in einem Maße nachgewiesen hat, daß unbedenklich von einem mehr oder minder selbständigen Reagieren auf Reizung gesprochen werden darf.

Die zweite Frage war die, ob die starke Verengerung, z. B. der Afferentes, die wir in Beziehung zum Auftreten von Diapedesisblutung gebracht haben, die Eigentümlichkeiten des Verhaltens der Capillaren, z. B. also des ganzen Glomerulus, erklärt. Wir haben gesehen, daß das von der Verlangsamung gilt: das Blut fließt verlangsamt, weil die vorgeschaltete Arterienverengerung durch den erhöhten Widerstand, den sie mit sich bringt, dem Capillarblut Triebkraft entzieht. Dagegen kann die Verengerung von Arterien die Erweiterung der sich anschließenden Strombahn offenbar nicht erklären: jene beruht auf Constrictorenreizung, diese auf Constrictorenlähmung und wohl auch auf sich anschließender Reizung der länger erregbar bleibenden Dilatatoren. Beide Teilsysteme der Strombahn verhalten sich somit eigenartig und selbständig; hierin eben besteht gemäß unseren Experimenten der peristatische Zustand der Strombahn, dessen Grade von dem Grade der Arterienverengerung einerseits, der Capillarerweiterung andererseits abhängen und gemäß der verschiedenen Höhe der Verlangsamung des Capillarblutes verschiedene Formen von Exsudat liefern; beim stärksten Grade besteht das Exsudat aus roten Blutkörperchen.

Wir schließen demgemäß aus dem Gesagten: da, wo glomeruläre Diapedesisblutung Erythrocyten in den Harn liefert, ist ein stärkster peristatischer Zustand zu Arteriohypertonie *hinzugetreten*.

Wir kommen später des weiteren und ausführlich auf die Nierenvorgänge zu sprechen und zeigen nun, daß auch im übrigen Körper zur Arteriohypertonie Kreislaufsänderungen in terminalen Gebieten hinzutreten bei Kranken, von denen man sagt, daß sie an Glomerulonephritis leiden.

Dies ist überall da der Fall, wo Flüssigkeit, zellfreie, aus den Capillaren in Körperhöhlen oder ins Bindegewebe übertritt; wie der Diapedesisblutung ein stärkster, so ist der *Liquordiapedese* ein geringerer, mittlerer Grad des peristatischen Zustandes der terminalen Strombahn gesetzmäßig zugeordnet und als Ursache der Exsudation anzusehen, die ausschließlich in diesem (nerval gesetzten) Zustande der Strombahn aus in einem bestimmten (mittleren) Maße erweiterten und verlangsamt mit rotem Blut durchströmten Capillaren erfolgt; Ursache der Verlangsamung ist ein mittlerer Grad der Verengerung der den Capillarsystemen vorgeschalteten Arteriensegmente. Wie bei der Diapedesisblutung aus den Glomerulis, so liegt es auch hier so, daß die Blutdrucksteigerung ein unter Schwankungen Konstantes, die Liquordiapedese inkonstant ist in dem doppelten Sinne, daß sie ausbleiben und sich auf Zeiten der Krankheit beschränken kann. Jene und diese sind also so weit voneinander unabhängig, daß wir wieder von einem *Hinzutreten* sprechen müssen.

Da man durch OTFRIED MÜLLER, seine Mitarbeiter und Nachfolger in der Lage ist, die Capillaren des Papillarkörpers und in sehr beschränktem, im ganzen ungenügendem Maße die Gefäße des subpapillären Plexus zu beobachten, sollte man meinen, es müsse ein leichtes sein, das Verhalten jener Capillaren während des Auftretens von Ödem, das auf jener Liquordiapedese beruht, unmittelbar wahrzunehmen. Es ist dem jedoch, wie wir aus eigenen Untersuchungen wissen, nicht so; die Capillaren sind deutlich nur da zu beurteilen, wo kein Ödem des Papillarkörpers besteht; überdies ist es unmöglich, die Capillaren zu überraschen, während sie die Flüssigkeit abgeben, die auch dann noch anwesend sein kann, wenn sich der Charakter der Weite und Geschwindigkeit, dem die Liquordiapedese zugeordnet ist, geändert hat. Die Hautcapillarbeobachtung gibt also keine Antwort auf die Frage, wie sich die Capillaren während des Ablaufens der Liquordiapedese bei akuter Nephritis verhalten. Es ist daher nur der Schluß erlaubt und geboten, daß sich diejenigen Capillaren, aus denen bei Nephritis Liquordiapedese zustande kommt, in der Haut, in dem unter der Haut und an anderen Körperstellen gelegenen Fettgewebe, in den serösen Häuten, im Hirn so verhalten, wie eingangs dieses Abschnittes unter Berufung auf unsere Tierversuche angegeben: daß sie nämlich in einem mittleren Grade erweitert und von in mittlerem Grade verlangsamtem (rotem) Blute durchflossen werden, wobei ein bestimmter Grad von Enge von Arterien die Verlangsamung bestimmten Grades in

den in bestimmtem Grade erweiterten Capillaren erhält, aus denen —
infolge dieses Grades des peristatischen Zustandes — die Liquordiapedese
erfolgt. Nur die direkte Beobachtung könnte darüber aufklären, ob eine
Zunahme der Hypertonie der kleinen Arterien und ein Hinzutreten der
peristatischen Erweiterung in den terminalen Gebieten (Arteriolen und
Capillaren) zugrunde liegt, oder ob zu jener, die sich dabei vielleicht verstärkt, eine Verengerung der Arteriolen tritt, so daß die Erweiterung nur
die Capillaren betrifft; für die oberste Schicht der Haut (nur dieser)
kommt, wie bereits bemerkt, für diesen zweiten Fall noch in Betracht,
daß sich mit den Arteriolen die arterialen Schenkel der Capillarschlingen
verengen, so daß dann die Liquordiapedese aus dem Schaltstück und
dem venalen Schenkel erfolgen würde.

So wichtig es wäre, über diese Einzelheiten zuverlässig unterrichtet
zu werden, hier genügt es festzustellen, daß bei Arteriohypertonie das
Hinzutreten eines geeigneten (mittleren) Grades von Verlangsamung in
erweiterter capillärer Strombahn, einer Verlangsamung, die von vorgeschalteter Enge mittleren Grades unterhalten wird, die Liquordiapedese bewirkt. Mit Ischämie von Capillaren hat sie nichts zu tun, Exsudation jeglicher Art findet nur bei Hyperämie, Hyperämie mit Verlangsamung statt.

Wir haben soeben das auf Liquordiapedese beruhende Hirnödem
herangezogen und möchten auf dieses in Zusammenhang mit einigen
Bemerkungen zur sog. *Urämie* bei der akuten Nephritis zurückkommen
und daran Angaben über die Retinitis schließen.

Nach LUDWIG TRAUBE, dem sich FRANZ VOLHARD anschließt, liegt dem
cerebralen Symptomenkomplex ein *Hirnödem* zugrunde. Wir gehen nicht
auf die spekulativ gewonnenen Erklärungsversuche dieses Ödems durch
die genannten und andere Autoren ein und wiederholen nur, daß jeglicher
Liquordiapedese, wo immer sie im lebenden Säugetier untersucht werden
kann, die erst soeben charakterisierte Form des peristatischen Zustandes
zugrunde liegt und somit auch im Hirn vorausgesetzt werden muß. Mit
„Ischämie" (VOLHARD) hat sie, um dies abermals zu betonen, nichts zu
tun; es ist zwar Arterienenge eines bestimmten Grades im Spiele, aber
es kommt bei jeglicher Exsudation auf die Capillaren an, in denen keine
Ischämie, sondern Hyperämie und Verlangsamung bestehen da wo
Liquordiapedese erfolgt. Da das Hirnödem nach im Anfalle erfolgtem
Tode sowohl makro- wie mikroanatomisch fehlen kann, desgleichen
die Leichenbefunde, aus denen auf erhöhten Hirndruck zurückzuschließen ist, sind auch geringere oder stärkere Grade des peristatischen
Zustandes, Grade, die als solche nicht zu merkbarem Ödem führen, für
die leichteren und leichtesten funktionellen Hirnalterationen einerseits,
für die stärkeren und stärksten andererseits in Rechnung zu stellen.
Sie werden allesamt bewirkt durch die im einzelnen unbekannte, als

sehr vielseitig vorzustellende Änderung der Beziehung zwischen Blut und Hirngewebe, wie sie die veränderte Strömung des Blutes und die von ihr abhängige der Gewebsflüssigkeit bewirkt; hierzu kann die Reizwirkung des erhöhten Hirndruckes treten.

Es darf somit nicht das Ödem als Ursache der „Urämie"-Symptome hingestellt werden, sondern das Auftreten der peristatischen Hyperämie in den terminalen Gebieten, das häufig, nämlich in einer gewissen Stärke verwirklicht, mit Liquordiapedese einhergeht, die das Hirnödem bewirkt.

Diesem Zustande der Hirnstrombahn oder von Teilen derselben geht sehr oft voraus eine Steigerung des erhöhten Blutdruckes, womit leichteste Hirnsymptome verbunden sind. Dies Verhalten ist wichtig, weil es lehrt, daß es sich nicht nur um ein Hinzutreten des peristatischen Zustandes in den terminalen Strombahngebieten des Hirnes zu der Hypertonie der kleinen Körperarterien handelt, sondern zugleich um eine Zunahme dieser wie im Hirn so auch im übrigen Körper, da die hinzutretende Verengerung nur der Arteriolen der terminalen Gebiete des Hirnes nicht genügen würde, den allgemeinen Blutdruck zu erhöhen. Wie weit diese Erfahrung verallgemeinert werden darf, ob also auch sonst dann, wenn in einem Körperteil der peristatische Zustand hinzutritt, die Hypertonie der kleinen Arterien in großen Teilen des Körpers steigt, so daß die Blutdrucksteigerung zunimmt, bedarf der Feststellung an langen Blutdruckskurven mit täglich mehrmaliger Eintragung bei Nephritis.

Das Hirn hat ein Vorwerk, die *Retina*, das sich mit dem Augenspiegel wenigstens in bezug auf das Verhalten der Weite der Arterien und Venen (Arteriolen und Venulae) beurteilen läßt; was von der Retina in diesem Punkte gilt, darf unbedenklich auf das Hirn angewandt werden. Da ist es nun von großem Werte, daß die Untersuchungen bereits während der akuten Nephritis das Auftreten von Arterienenge oder -verengerung und die Zeichen verlangsamter Strömung in weiten Venen ergeben können. Es ist dies das Verhalten der Gefäße, das dem peristatischen Zustande eigentümlich ist; der peristatische Zustand ist somit in solchen Fällen in den terminalen Gebieten der Retina zu der Hypertonie weiter hirnwärts sich anschließender kleiner Arterien hinzugetreten. Je nach seinem Grade treten aus den entsprechend erweiterten, von rotem Blut verlangsamt durchflossenen Capillaren verschiedene Blutbestandteile aus, so daß durch Erythrodiapedese Petechien, durch Liquordiapedese Ödem der Retina entsteht; beim schwächeren Grade Liquor-, beim stärkeren Grade Erythrocytenexsudation, so wie an früheren Stellen auseinandergesetzt. „Ischämie" (VOLHARD) besteht somit auch hier nicht; es besteht vielmehr da, wo die Beziehung zwischen dem Blute und dem Gewebe zustande kommt, nämlich im Capillargebiet,

Hyperämie, der vorgeschaltete Arteriolenenge den Charakter der Verlangsamung verleiht.

Wir setzen nun den Fall, daß — gegen die Regel — die die Nephritis begleitende Arteriohypertonie nicht geschwunden und die durch Nephritis veränderten Nieren nicht zur Norm zuückgekehrt sind, sondern sich langsam ein Dauerzustand — mit Schrumpfnieren — ausgebildet hat: in ihm, der Jahrzehnte währen kann, bestehen dann die Arteriohypertonie und die (von ihr bereits während der Acuität des Prozesses hervorgebrachte) Herzmuskelhyperplasie fort; leichteste Funktionsänderungen in denjenigen Nierenteilen, die nicht durch Narbenbildung verlorengegangen sind, leichteste abnorme Vorgänge in den übrigen Organen, solche, die nur aus Beschwerden zu erschließen sind, verraten zeitweilig, daß, wie wir annehmen und weiter begründen werden, zu der fortbestehenden Arteriohypertonie Vorgänge in den terminalen Gebieten auch jetzt noch hinzutreten. Den Abschluß dieses langen Zustandes bringt das Eintreten der Vorgänge, die auf (echte) *Urämie* zurückgeführt werden; auf dem Boden dieser Vorstellung wird die Gesamtheit dieser Vorgänge, mit Verwechslung von Ursache und Wirkungen, Urämie genannt: wir sprechen vom „*Endkomplex*" (des Schrumpfnierenleidens), nämlich derjenigen Vorgänge, die zu dem abnormen Dauerzustande, wie er oben in kürzester Form angegeben, hinzutreten und den Ausgang in Tod vermitteln.

Hier ist zunächst zu bemerken, daß bei sehr chronischem Verlauf dieses Endkomplexes es zunächst Beschwerden sind, die auftreten, psychische Alterationen, wie Kopfschmerzen, Mattigkeit, Appetitmangel u. dgl., denen leichte vorübergehende physische Veränderungen des Hirnes, gefolgt oder abhängig von Vorgängen in sonstigen Organen, zugrunde liegen; wir werden, wie bemerkt, später zeigen, daß sich diese auf das Hinzutreten leichter Kreislaufsänderungen in den terminalen Gebiet zu der bestehenden Arteriohypertonie zurückführen lassen. Es kann nach den Angaben der Literatur und nach den Mitteilungen der Krankenblätter, die uns vorliegen, ausgesprochene Eklampsie hinzutreten, um vorüberzugehen oder den Tod zu vermitteln; es liegt kein Grund vor, sie und die chronisch verlaufenden Wirkungen der Reizung und Lähmung von Teilen des Hirnes anders zu erklären, wie die Eklampsie bei akuter Nephritis, die wir auf das Hinzutreten der peristatischen Zustandes in terminalen Gebieten des Hirnes in der Regel des Grades, der durch Liquordiapedese das Gewebe ödematös macht, und auf erhöhten Hirndruck zurückgeführt haben. Dies gilt auch für die Netzhautbefunde, die in dem uns jetzt beschäftigenden Zustande dieselben sein können, wie früher angegeben, während sie bei längerem Bestehen zu stärkeren Strukturveränderungen des Gewebes führen, die uns erst später beschäftigen werden. In derselben Weise ist das (seltene) Ödem der Haut und des Unterhautfettgewebes zu erklären, wenn Anhaltspunkte dafür vorhanden sind, daß es nicht mit dem Einflusse der Schwäche des hyperplastischen Herzens auf die Stromgebiete, in denen durch Liquordiapedese Ödem auftritt, zusammenhängt. Es ist ein stärkerer Grad der peristatischen Kreislaufsänderung in dem terminalen Gebiete, wenn bei solchen Personen nicht Liquordiapedese, sondern (Diapedesis-) Blutungen in der Retina und im Gehirne auftreten, in diesem zuweilen Blutergüsse liefernd, die sich von solchen, die durch Rhexis entstehen, durch Größe und mechanische Beeinflussung (Zerspaltung) des Hirngewebes nicht unterscheiden. Alle Blutungen an anderen Orten (Conjunctiva, Nasenschleimhaut, Magen, Uterus usw.) sind auf dieselbe Weise zu erklären; nicht minder die Infarzierung und Dauerstase im Dickdarm, die Nekrose der Schleimhaut zur Folge hat: der Befund der Urämieruhr; und zwischen derjenigen Kreislaufsänderung in den terminalen Gebieten, die klare Flüssigkeit einerseits, Blut andererseits liefert, steht diejenige Kreislaufsänderung, die ein eiweißreiches Exsudat entsendet, das viele Leukocyten enthält und Fibrin ausfallen läßt, insbesondere im Herzbeutel.

Aus unserer kurzen Übersicht geht hervor, daß bei der sog. Pseudourämie der akuten Nephritis und der sog. echten Urämie, dem Endkomplex des Schrumpfnierenleidens, im wesentlichen dieselben Teilvorgänge vorkommen; der Umstand, daß im ersten Falle der Verlauf stürmischer, im zweiten Falle, besonders was die cerebralen Vorgänge angeht, meist schwächer, langsamer, nicht selten äußerst langwierig ist, ist zwar der Erklärung bedürftig, aber als rein quantitativen Charakters und dazu nicht immer verwirklicht nicht geeignet, qualitative Unterschiede zu begründen in dem Sinne, daß jener nicht, dieser dagegen als Ganzes oder mindestens zum Teil auf Giftwirkung im Blute retinierter chemischer Stoffe bezogen werden müsse. Bisher ist nicht nachgewiesen worden, daß besondere Stoffe im Blute auftreten, worauf sich der Endkomplex einstellt; wohl aber nachgewiesen, daß Teilakte des Endkomplexes auftreten können, ehe retinierte harnfähige Stoffe im Blute nachweisbar sind, und daß der Endkomplex selbst dann ausbleiben kann, wenn infolge von Niereninsuffizienz diese Stoffe im Blute stark vermehrt sind.

An die Stelle der somit unbegründeten Hypothese von der Urämie und ihrer Wirkung in verschiedenen Körperteilen setzen wir somit für die bisher behandelten Teilvorgänge den Begriff des Hinzutretens von pathischen Vorgängen in den terminalen Gebieten der Blutstrombahn zu der Arteriohypertonie und der Wirkung dieser Kreislaufsänderungen auf die Funktion und die Struktur der Körperteile. —

Auf den vorhergehenden Seiten haben wir versucht, zu der Arteriohypertonie hinzutretende Kreislaufsänderungen in den terminalen Gebieten den Vorgängen in verschiedenen Körperteilen bei Personen, die an sog. Glomerulonephritis oder an ihrem Endzustand, Schrumpfnieren, leiden, zugrunde zu legen; es war unsere Absicht, die Berechtigung dieses Verfahrens an einigen Beispielen zu zeigen und dadurch eine Ausgangsfläche zu gewinnen, auf der sich weitere und genauere Darstellungen erheben sollen. Wir haben dabei nur eines Vorganges in den Nieren, der Diapedesisblutung aus den Glomerulis, gedacht; es ist unsere nächste Aufgabe, die Gesamtvorgänge in den Nieren vom akuten Einsetzen der Nephritis bis zu den Schrumpfnieren dieser Betrachtungs- und Erklärungsweise zu unterwerfen.

Hiermit beschäftigen wir uns im nun folgenden Abschnitte.

β) Das Verhalten der innervierten Strombahn bei der Nephritis.

Das Verhalten der zuerst zu behandelnden Strombahn der Niere bei der Nephritis des Menschen kann selbstverständlich nur erschlossen werden; als Grundlage der Schlüsse bieten sich die Ergebnisse der Beobachtungen, die im *Säugetier*körper, auch in der Nierenoberfläche[1]), und in sehr beschränktem Maße im Körper des Menschen gewonnen worden sind. Es ist ein logisch berechtigtes Verfahren, daß man das, was beim Tier oder beim Menschen in direkt beobachtbaren Körperteilen ermittelt worden ist, auf die Nierenstrombahn des Menschen überträgt; die bestehenden Eigentümlichkeiten des Verhaltens der Strombahn der einzelnen Organe, die Unterschiede, die zwischen Säugetier und Mensch im Verhalten der Strombahn bestehen, sind nicht eingreifend genug, um dies Verfahren, dessen sich die Forschung allgemein bedient und auf das sie nicht verzichten kann, zu verbieten. Da es sich um Vorgänge handelt, Änderungen der Weite, der Geschwindigkeit, der Exsudation im weitesten Sinne des Wortes, können es nur Vorgänge sein, die, beobachtbar, die Grundlage der auf das Verhalten der Strombahn und ihres Inhaltes zu ziehenden Schlüsse sind; indessen ist für sie eine Stütze zu gewinnen durch mikroanatomische Befunde, die freilich im Lichte des an der Strombahn des lebenden Körpers Festzustellenden kritisch betrachtet werden müssen.

Dieser Grundlage und dieser Stütze werden wir uns im folgenden bedienen.

Wir erinnern daran, daß wir der Nephritis in ihrem frühesten Stadium eine Hyperämie in den terminalen Gebieten zugeschrieben haben; sie tritt hinzu zu der Arterienenge in der Niere, die an der allgemeinen

---

[1]) Vergl. die Dissertation meines Mitarbeiters EGBERT STRACHE (Breslau 1920): Mikroskopische Beobachtungen an der Niere des mit Sublimat vergifteten lebenden Kaninchens.

Arteriohypertonie mitbeteiligt ist; der der Stase sehr nahestehende Charakter dieser Hyperämie, die stärkste Verlangsamung in erweiterter capillärer Strombahn, läßt rote Blutkörperchen aus dieser austreten. Wir wiederholen, daß rote Blutkörperchen ausschließlich bei dieser stärksten peristatischen Hyperämie durch Diapedese nach außen gelangen; mit anderen Worten, daß es keine andere Form der örtlichen Kreislaufsänderung im Körper gibt, bei der es durch Diapedese blutet, als die soeben gekennzeichnete. Da mikroanatomische Präparate aus dem ersten Beginn der Krankheit, die frühestens nach einigen Tagen mit dem Tode endigt, nicht vorliegen, müssen wir uns mit unserem Schlusse begnügen; und dürfen es um so mehr, als, wie jedem bekannt, zahllose Erfahrungen am lebenden Menschen aufs klarste beweisen, daß es nur aus hyperämischem Gebiete (diapedetisch) blutet; den Charakter dieser Hyperämie hat freilich erst das Tierexperiment aufgeklärt. Es hat uns gezeigt, daß es sich um die stärkste Form der örtlichen Kreislaufsänderung handelt, die in der Regel in Aufhören der Strömung, Stase (rote Stase) übergeht; es hat wie das grundlegende gegensätzliche Verhalten der Abschnitte der Strombahn (Arterien, Capillaren), so auch das des Nervensystems aufgedeckt: mit dem Nachweis, daß in dem mit Erythrodiapedese verbundenen stärksten peristatischen Zustande die verengten kleinen Arterien oder Arteriolen durch Constrictorenreizung beispielsweise mit Adrenalin zum Verschluß gebracht werden, wodurch Stase im erweiterten Capillargebiet eintritt (und die an Strömung gebundene Erythrodiapedese aufhört): sie besitzen also erregbare Constrictoren; und daß im Capillargebiet auf dieselbe Reizung Constriction ausbleibt, die Constrictoren also unerregbar sind, u. a. m. Es tritt, wie man aus den Tierexperimenten schließen muß, auch in den Glomeruluscapillaren allgemeine Stase oder Stase kleineren oder größeren Umfanges („partielle" Stase) auf, um sich wieder zu lösen, d. h. in verlangsamte Strömung überzugehen. Es kommt aber nicht zur Wirkung noch stärkerer Reizung, zu Dauerstase, da Nekrose ausbleibt, die bei dauerhafter Aufhebung der Beziehung zwischen Blut und Gewebe eintreten müßte.

Am Anfange der Glomerulonephritis steht also die Hyperämie, Hyperämie des angegebenen — peristatischen — Charakters. Es handelt sich, um dies anzumerken, nicht um eine fluxionäre Hyperämie (bei einer solchen sind Arterien und Capillaren erweitert, die Constrictoren beider erregbar, es tritt nichts aus den Capillaren aus, das sich im Gewebe anhäuft).

Wenn nun im Anfange der Glomerulonephritis eine peristatische Hyperämie besteht, die sich zu vorübergehender Stase roten Blutes steigert, so ist es Sache des Experimentes, das leicht mit Reizen beliebiger, physikalischer oder chemischer Natur bei genügender Stärke diesen Zustand hervorbringen kann, zu ermitteln, was sich in der Folge an der Strombahn abspielt.

Unsere hierhergehörigen Experimente — über den *postrubrosta-tischen Zustand* — haben zunächst ergeben, daß die Nachwirkung der ihn erzeugenden Reizung der innervierten Strombahn selbst dann außerordentlich lange währt, wenn, wie im Falle der Nephritis, die Stase nur kurz bestanden hatte und partiell gewesen, die Reizung also sub-maximal gewesen war. Wir führen als Belege an, daß die partielle, nämlich die nur in Teilen des Capillarnetzes aufgetretene Stase, ein Zu-stand, der auf etwas schwächere Reizung entsteht als die, die allgemeine Stase bewirkt, nach ihrer Lösung einem poststatischen Zustand von 7 Tagen Platz gemacht hat, wenn die relativ schwache Reizung der Conjunctivalstrombahn mit 44—46° warmer (physiologischer) Koch-salzlösung auf 3 Minuten vorgenommen worden war; und daß, ebenso angewandt, Senföl in der starken Verdünnung von 0,005 vH, die nur partielle Stase bewirkt, eine Nachwirkung von 6 Wochen hatte. Unsere Beispiele sind von Reizen in Konzentrationen genommen, die sehr weit unter der liegen, die das Gewebe zerstören und die, wie gesagt, sehr kurz eingewirkt haben. Wenn wir dazu anführen, daß längere Dauer des starken und sich zu partieller vorübergehender roter Stase steigernden perirubrostatischen Zustandes, eine Dauer, die durch künstliche Reizung nur schwer zu erzielen wäre, die aber z. B. der höchstens einige Tage ins Gewebe nach Gangunterbindung austretende Pankreassaft[1]) setzt, noch nach 13 Monaten sehr deutliche Folgen an der Strombahn hinter-lassen hatte: sehr geringes Ödem, Stasecapillaren, Ekchymosen, herab-gesetzte Erregbarkeit der Constrictoren gegenüber Adrenalin und Kälte, so dürfen wir es als einwandsfrei nachgewiesen betrachten, daß die kurze einmalige Wirkung einer Reizung der innervierten Strombahn selbst dann viele Monate währen kann, wenn die Reizung unter dem allge-meine Stase hervorrufenden Grade geblieben war.

Es ist nun anzugeben, in welchen Formen sich diese ungemein lange Wirkung abspielt, wenn man sie unter dem Mikroskop verfolgt. Dies kann in der Conjunctiva ohne jede Vorbereitung des Tieres beliebig lange und beliebig oft geschehen; im Mesenterium und Pankreas so, daß man in passenden Zeitabständen die Strombahn laparotomierter Tiere untersucht, die der gleichen Anfangsreizung des angegebenen Grades unterworfen worden waren. Wir geben im folgenden nur das Wichtigste an, und auch dieses so kurz wie möglich.

Nach unseren früheren Angaben müssen wir hier ausgehen von der-jenigen peristatischen Hyperämie, bei der es zu Diapedese von Ery-

---

[1]) Vgl. die Angaben meiner Mitarbeiter M. Natus, Virchows Archiv, 202. Bd., 1910, und W. Knape, ebenda, 207. Bd., 1912.

throcyten und zu roter Stase in Teilen des Capillargebietes kommt, zu partieller Stase, die sich wieder löst. Dieser Zustand ist für die ersten Tage der Nephritis anzunehmen, also für die Zeit, in der der Tod nicht eintritt und demgemäß auf die Bestätigung dieses Grades der Hyperämie durch mikroanatomische Präparate verzichtet werden muß.

Noch in oder nach dieser Zeit fließt das rote Blut ohne plasmatischen Wandstrom in der noch immer stark erweiterten terminalen Strombahn um ein geringes weniger verlangsamt als in der Anfangsperiode, in der sich die stärkere Verlangsamung zu mehr oder minder ausgedehnter Stase gesteigert hatte. Da sich nachweisen läßt, daß dieser Anfangszustand auf sehr starker Verengerung der den terminalen Strombahngebieten vorgeschalteten Arterienstrecken beruht, und da nachweislich eine gesetzmäßige Relation zwischen dem Grade dieser vorgeschalteten Verengerung und der Verlangsamung im sich anschließenden erweiterten Stromgebiete besteht, ist auch für diejenigen Orte, wo eine Messung der Arterie nicht möglich ist, eine sehr leichte Abnahme ihrer Verengerung zu erschließen; desgleichen eine geringe Abnahme der Erweiterung der erweiterten Teile der Strombahn, der Capillaren.

Nach kürzerem oder längerem Bestehen dieses Zustandes stellt sich in der nun abermals um ein geringes schneller durchströmten und um ein geringes enger gewordenen terminalen Strombahn eine Veränderung des Inhaltes ein: das bis dahin rot gewesene Blut erhält immer mehr weiße Blutkörperchen, die in den Venchen der terminalen Gebiete wandständig werden und ins Gewebe oder in den angrenzenden Hohlraum austreten, so lange dieser „postrubrostatisch-leukodiapedetische Zustand" starken (jedoch nicht stärksten, mit weißer Stase und Abszeßbildung in Beziehung stehenden, eine stärkere, die allerstärkste Anfangsreizung voraussetzenden) Grades besteht. Es ist eine durch Messung feststellbare Tatsache, daß der Leukodiapedese Arterienverengerung bestimmten Grades zugrunde liegt; die Verlangsamung bestimmten Grades und in einer gewissen Breite desselben bewirkt im sich anschließenden noch immer erweiterten terminalen Gebiete das Zurückbleiben und dadurch Zahlreicherwerden der Leukocyten im Blute und läßt sie an der Wand, die bei normaler Strömung nur einzelne und nur auf Augenblicke von Zeit zu Zeit berühren, in zunehmender Zahl zum Stillstand und — aus den Venulae — zur Diapedese kommen. Das Blut kann dabei weiß, die Zahl der durchtretenden Leukocyten sehr zahlreich werden, so daß die sich dabei durch Exsudation vermehrende Höhlenflüssigkeit oder der Harn, in den sie gelangen, reich an Leukocyten wird. Wir betonen nachdrücklich auf Grund unserer zahlreichen Versuche an verschiedenen Orten des Säugetierkörpers, daß dieser starke leukodiapedetische Zustand ausschließlich nach dem starken oder stärksten perirubrostatischen Zustande eintritt, niemals nach Ischämie oder Fluxion. Nach dieser leukodiapedetischen Phase, die aus einem starken Grade des perirubrostatischen Zustandes hervorgegangen, stellt sich ein abermals schwächeres Grad dieses ein, mit dem wir uns nun noch zu beschäftigen haben.

Er ist dadurch gekennzeichnet, daß sich Strombahnweite und die Geschwindigkeit des Blutes in den terminalen Gebieten allmählich wieder der Norm annähern; hierbei ist es wieder das Abnehmen der vorgeschalteten Arterienenge, das der Abnahme der Verlangsamung zugrunde liegt, mit ihr geht die Abnahme der Erweiterung der Capillaren einher. Mit dieser Abnahme der Verlangsamung wird zunächst das Blut wieder rot; seine weiße Farbe, Folge der Leukocytenanhäufung, ist ja die Wirkung einer Verlangsamung bestimmten, nun nicht mehr vorhandenen Grades, mit deren Beseitigung das Blut auf die Dauer rot wird und einen plasmatischen Wandstrom wiedererhält, in dem die Leukocyten nicht mehr vermehrt sind. Noch immer fließt das Blut in erweiterter Strombahn nicht unbeträchtlich verlangsamt, verlangsamt durch Arterienenge bestimmten Grades. Es folgen nun im Capillargebiet: Erweiterung und Verlangsamung geringeren Grades, zeitweilig unterbrochen von Erweiterung und Beschleunigung; mittlerer Grad der Weite und Geschwindigkeit, jeweils mit dem entsprechenden Verhalten der Arterienweite; schließlich ein Zustand der Strombahn, in dem man mikroskopisch an Weite und Geschwindigkeit nichts Abnormes sehen kann. Aber auch dann noch sind bei der Prüfung mit Reizen des Grades, der die normale Strombahn (Arterien und Capillaren gleichzeitig) verengt oder verschließt, Abweichungen festzustellen, die in allen vorhergegangenen Stadien stärker, abnehmend stärker bestehen.

Von Exsudation auf diesem langen Wege, von dem wir sagten, daß er nach einmaliger initialer Reizung genügenden Grades viele Monate währen kann, haben wir bisher erwähnt die von roten und von weißen Blutkörperchen; jene aus den Capillaren erfolgend als Wirkung stärkster, diese in den Venulae vor sich gehend als Wirkung etwas schwächerer Reizung und von ihr abhängiger Kreislaufsänderung, die in beiden Fällen zugleich (wenig) Blutflüssigkeit austreten läßt. Es bleibt noch nachzutragen, daß auch Liquordiapedese, Diapedese körperchenfreier Blutflüssigkeit auftritt; nämlich dann, wenn ein abermals geringerer Grad von Erweiterung und Verlangsamung erreicht ist und besteht; sie erfolgt aus den Capillaren, doch ist zu bemerken, daß eine Beteiligung der Venulae nicht ganz sicher ausgeschlossen werden kann.

Was wir soeben in kürzester Fassung auf Grund dessen, was man unter dem Mikroskop sieht, als postrubrostatischen Zustand geschildert haben, ist ein gesetzmäßiger Ablauf und völlig unabhängig von der *Qualität* des initialen Reizes; er wird allein bestimmt von der Stärke und Dauer seiner Einwirkung, somit von *Quantitativem*. Diese Einwirkung findet am Nervensystem der Strombahn statt: waren in den terminalen Gebieten die Constrictoren infolge der Stärke der Reizung im Ausgangszustand unerregbar, so gewinnen sie im Laufe der Zeit an Erregbarkeit, bis sie schließlich nahezu völlig wiederhergestellt wird, womit die Constrictoren wieder unter die Herrschaft der physiologischen Reize treten; dem entspricht das Schwinden der Erweiterung; und wenn der starke Grad der initialen Erweiterung im terminalen Gebiet deutlich darauf hinwies, daß mit der Aufhebung der Erregbarkeit der Constrictoren eine Reizung der länger erregbar bleibenden Dilatatoren verbunden war, die dabei, gemäß der Stärke der Reizung, wohl ebenfalls unerregbar wurden, so erhalten auch sie im Laufe des Prozesses ihre natürliche Erregbarkeit annähernd zurück. Constrictoren und Dilatatoren, von denen jene eher unerregbar werden und langsamer ihre Erregbarkeit wiedergewinnen als diese, in ihrem nachweislich verschiedenen Verhalten zu Reizen bestimmen somit das, was geschieht, wenn eine einmalige Reizung abklingt, was, um es nochmals zu betonen, viele Monate dauert, wenn die Anfangsreizung stark genug gewesen.

War dies in großen Zügen das Verhalten des Nervensystems der terminalen Gebiete, so ist für die Verengerung der vorgeschalteten Arterien, deren Constrictoren im peristatischen Zustand, wie wir gesehen haben, gereizt sind, nur zu bemerken, daß sich dieser Reizungszustand im Laufe der Zeit abschwächt; da jedem Grade von Verlangsamung im terminalen Gebiete ein bestimmter Grad vorgeschalteter Arterienverengerung oder -enge entspricht, und da diese Verlangsamung, wie wir gesehen haben, nicht gleichmäßig, sondern stufenförmig abnimmt, so ist dasselbe von der Abnahme der Constrictorenerregung und damit der Verengerung der Arterie anzunehmen.

Was wir soeben als Stufen bezeichnet haben und zutreffender, da es sich nicht um schroffe Übergänge handelt, als Stadien auffassen, kann eine sehr bemerkenswerte Abweichung erfahren dadurch, daß sich, und zwar um so leichter und häufiger, je stärker der Grad der ursprünglichen Reizung gewesen und je kürzer diese zurückliegt, „Rückfälle" auf kurze Zeit in ein stärkeres Stadium der Kreislaufsänderung einstellen, als es auf dem Wege zum annähernd normalen Verhalten bereits erreicht war. Wir wollen dies nicht im einzelnen ausführen; es genügt hier eine Form des Rückfalles, die sinnfälligste, zu nennen: den in den stärksten peristatischen Zustand, der mit Diapedesisblutung einhergeht. In einem solchen Falle fallen somit die Constrictoren der vorgeschalteten Arterienstrecke in ihren starken Erregungszustand zurück, wodurch in der noch erweiterten oder sich stärker erweiternden terminalen Bahn die stärkste Verlangsamung, an die Diapedesisblutung geknüpft ist, zustande kommt. Wir nennen das *Spätblutung*; sie wiederholt sich, so oft ein solcher Rückfall des angegebenen starken Grades zustande kommt; was, wie oben bereits bemerkt, mit dem Fortschreiten des chronischen Prozesses immer seltener eintritt und schließlich ausbleibt. Als eine wertvolle Bestätigung dieser „spontanen" Rückfälle, die als Folgen einer starken Reizung des Nervensystems zwar nichts Auffallendes an sich haben, aber sich im einzelnen der nur in der Physiologie des Nervensystems zu suchenden Erklärung entziehen, dürfen wir noch anführen, daß sie z. B. mit Adrenalin jeden Augenblick künstlich herbeigeführt werden können: in constrictorenerregender Dosis verstärkt das Mittel den Reizungszustand der vorgeschalteten verengten, voll erregbaren Arterien, während es in der terminalen Strombahn, deren Constrictoren, wie wir gesehen haben, unerregbar oder in ihrer Erregbarkeit stark herabgesetzt sind, erweiternd wirkt (wie man annehmen muß, durch Erregung der wieder erregbar gewordenen Dilatatoren); demgemäß tritt über den stärksten prärubrostatischen Zustand, der mit Diapedesisblutung einhergehen kann, Stase ein.

Aus diesem Verhalten der Constrictoren in dem uns beschäftigenden Prozesse wird es verständlich, daß unter den Phasen, in die er zerfällt, eine, die in Constrictorenerregung bestehen und die sich in den terminalen Gebieten an Verengerung oder Verschluß der Arterien und Capillaren erkennen lassen würde, niemals beobachtet wird. Die Constrictoren sind ja, wie wir gesehen haben, im Anfange durch die Stärke der Reizung gelähmt; sie gewinnen allmählich und ungefähr ihre Erregbarkeit wieder, indem sich mit dem Fortschritte der Zeit die Wirkung der einmaligen initialen Reizung abschwächt. Erst gegen Ende des langen Vorganges, aber nur, wenn ein neuer Reiz von entsprechender Stärke zur Geltung kommt, kann als Wirkung desselben Verengerung auftreten.

Was wir hier dargestellt haben, ist nach unseren Untersuchungen das Verhalten der innervierten Strombahn bei dem, was (ohne Gewinn und mit viel Schaden) *akute und chronische Entzündung* genannt wird, und spielt sich in der angegebenen Form oder bei geringerer Stärke der Anfangsreizung in kürzerer und einfacherer Form überall da ab, wo man von Entzündung spricht; gleichgültig, wodurch, nämlich durch was für eine Reizung des Strombahnnervensystems der Prozeß ins Leben gerufen worden ist. Wir sind berechtigt, die Ergebnisse unserer experimentellen Beobachtungen von den Organen des Säugetierkörpers, die sich mikroskopisch untersuchen lassen, auf die Niere des Menschen zu übertragen; denn das, was, wie gezeigt, am Anfange steht, die mit Diapedesisblutung einhergehende Hyperämie, ist stets von dem Prozesse gefolgt, den wir in seinen Phasen verfolgt haben, mit denen er abläuft. Da es nicht zweifelhaft sein kann, daß Vorgänge, Ketten von solchen, worum es sich handelt, nur durch unmittelbare Beobachtung ihres Ablaufes erkannt werden können, dürfte das Gesagte genügen und uns berechtigen, jeden etwaigen Einspruch, der auf dem Boden der anatomischen Methode gewonnen würde, abzuweisen mit dem Bemerken, daß sie nicht dazu angetan ist, über Vorgänge in der Unmittelbarkeit zu unterrichten, die allein die direkte Beobachtung mit sich bringt. Nichtsdestoweniger wollen wir im nun folgenden Abschnitte sorgfältig prüfen, ob die Schnittpräparate damit vereinbar sind, was wir von der Strombahn geschildert haben; darüber hinaus müssen wir uns damit beschäftigen, was sie an Strukturveränderungen der Strombahnwand nachweisen.

γ) Die Nierenstrombahn in der Leichenniere nach Nephritis.

Für die ersten 3—4 Tage, in denen die Befallenen nicht an der Nephritis sterben, versagt, wie bereits bemerkt, die pathologische Anatomie. Die ersten Sektionen, vorgenommen *nach* diesem Anfangsstadium, das als durch Haematurie ausgezeichnet eine Hyperämie (des angegebenen Charakters) voraussetzt, haben eine „bluthaltige" oder ausgesprochen hyperämische Rinde festgestellt. Wir erwähnen nur GOTTHOLD HERXHEIMER[1]) und TH. FAHR[2]), die aus dem Felde und aus der Heimat solche Sektionsbefunde nach ungefähr 5 Tage langer Dauer der Krankheit gewonnen haben; wir selbst können das mit unseren Erfahrungen im Felde nach in jeder Beziehung einwandsfreier akuter hämorrhagischer Nephritis bestätigen, Erfahrungen, die sich auf Nieren nach 4—5 tägiger Krankheit beziehen. Wenn die Rinde in der Leiche eine mit Blut gefüllte oder überfüllte Strombahn besitzt, so haben sich die Capillaren, deren Inhalt die Farbe bestimmt, und die Arteriolen auf die mit dem Tode eintretende Reizung minder stark kontrahieren können; dies ist stets dann der Fall, wenn die Erregbarkeit der Constrictoren vor dem Tode stark herabgesetzt war, sei es durch einen Nierenprozeß, sei es durch eine allgemeine starke Herabsetzung der Erregbarkeit, wie sie allgemeine Kreislaufschwäche bewirkt, die bei Krankheiten vieler Organe unmittelbar oder mittels langer Dauer der Agone zustande kommt. In unserem Falle handelt es sich unstreitig um eine in den Nieren bedingte Herabsetzung oder Aufhebung der Erregbarkeit der Constrictoren der terminalen Gebiete; jene erhält die Rinde in der Leiche bluthaltig, diese blutreich; jenes ist nach schwächeren, dieses nach stärkeren Graden des Nierenprozesses der Fall; wobei kaum hinzugefügt zu werden braucht, daß früher Tod an einer, wie wir bereits gesehen haben, große Teile des Körpers betreffenden Krankheit auch dann eintreten kann, wenn die Nierenkomponente derselben nicht den stärksten Grad erreicht hatte.

---

[1]) Handbuch der ärztlichen Erfahrungen im Weltkrieg, 8. Bd., Pathol. Anat., Leipzig 1921.

[2]) Handb. d. spez. pathol. Anat. u. Histol., 6. Bd., 1. Teil, Berlin. Julius Springer. 1925. Dtsch. med. Wochenschr., 1926 Nr. 18.

Bleiben also die terminalen Gebiete weit oder erweitert, so verengen sich stärker oder verschließen sich die Interlobulararterien beim Eintritte des Todes; ihre Constrictoren sind ja erregbar und erregt und erfahren mit dem Erlöschen des Lebens eine Reizung.

Es ist also kein Zweifel, daß im Anfangsstadium der Nephritis eine Hyperämie besteht, die sich in der Leiche hält, weil ein entleerendes Moment, die letzte Contraction der Arteriolen und Capillaren ausbleibt infolge der Lähmung der Constrictoren, die eine Grundlage des starken peristatischen Zustandes ist.

Eine zweite wichtige Tatsache wird ebenfalls bereits durch die frühesten Schnittpräparate bestätigt: nämlich daß in dem Blute von Glomeruli, das bis dahin zweifellos rotes Blut gewesen (Blut, das Erythrocyten austreten läßt, ist immer rotes Blut), die Leukocyten vermehrt sind, was in Schlingen und Schlingengruppen so weit gehen kann, daß man von weißem Blute sprechen kann. Auch hierüber lassen die Angaben der genannten und anderer Autoren keinen Zweifel; zu ihnen ist in jüngster Zeit S. GRÄFF[1]) getreten, der in einem sehr frühen Sektionsbefunde starken Leukocytengehalt der Glomeruluscapillaren nachgewiesen hat und sich daher gegen die alsbald zu erörternde Ansicht KUCZYNSKIS ausspricht. Mit vollem Recht hat daher HERXHEIMER (l. c.) aus den frühesten Leichenpräparaten den Schluß gezogen, daß Hyperämie (rote) den Prozeß einleitet, und daß sie in den einen Glomerulis noch rein angetroffen wird, wenn in anderen schon die Leukocyten des Blutes vermehrt sind. Mit vollem Recht spricht er daher von einem Umschlage, nämlich des roten Blutes der Glomerulusstrombahn in mehr oder minder ausgesprochen weißes. Dasselbe haben uns die ebenso frühen Präparate, die wir im Felde gewonnen haben, einwandsfrei gelehrt; der Umschlag ist also aus den frühesten überhaupt erreichbaren Präparaten zu erschließen; er ist hier in einem Teil der Glomeruli oder in Teilen (Läppchen) solcher verwirklicht, während im übrigen rote Blutkörperchen die Strombahn füllen.

Die anatomischen Präparate bestätigen also auch in diesem Punkte das was wir im lebenden Tier gesehen und an der Hand dieser Beobachtungen erklärt haben. Niemals und nirgends im Körper setzen Leukocytenvermehrung und -diapedese als solche ein; immer geht Hyperämie, die eine peristatische ist, mit rotem Inhalte der Strombahn voraus und immer folgt eine solche auf die Phase der an einem bestimmten Grad der Erweiterung und Verlangsamung gebundenen Vermehrung der Leukocyten im Blute und der von ihr abhängigen Leukodiapedese.

In wenig späterer Zeit, in der Zeit, wo das weiße Blut wieder rot und damit eine neue niedrigere Stufe der von ihrer im Anfange des Prozesses

---

[1]) Münch. med. Wochenschr., 1925 Nr. 50, S. 2171.

gelegenen Höhe herabsteigenden Kreislaufsänderung erreicht wird, enthüllen die mikroanatomischen Präparate einen Befund an der Strombahn der Glomeruli, die viel erörterte sog. Blähung der Schlingen. Der in seiner Stärke sehr wechselnde Befund, der sich schon im vorangehenden Stadium (des weißen Blutes) vorbereitet hatte, setzt sich nach unseren Erfahrungen zusammen aus einer „Quellung", d.h. Verdickung und verwaschenen Zeichnung sowie Färbung der Membrana propria der Capillaren und aus einer Vergrößerung des Capillarsymplasmas, das gegen das Lumen undeutlich begrenzt ist; im Lumen der offenbar auch verlängerten Schlingen können rote und (vermehrte) weiße Blutkörperchen angetroffen werden, oder es ist durch das vergrößerte Symplasma im Leichenpräparat mehr oder minder vollständig verlegt, während Blutkörperchen bis auf einzelne fehlen. Unsere Beschreibung, die mutatis mutandis auch für die Afferentes gilt, falls sie erweitert gewesen waren, weicht nicht wesentlich von der der früheren Autoren ab; mit größerem Nachdruck als viele von ihnen betonen wir die Verdickung des Capillarsymplasmas und seine undeutliche Begrenzung gegen das Lumen; es beweist seine Natur als solches durch die spärlichen feinen Fetttröpfchen, die man in ihm antreffen kann.

Es sind das die Befunde, aus denen auf eine während des Lebens bestehende Blutleere oder „Ischämie" der Glomerulusstrombahn geschlossen wird. Wir werden im folgenden ausführlich zeigen, daß dieser Schluß nicht gerechtfertigt ist.

Im Vorübergehenden haben wir gesehen, daß eine terminale Strombahn, soweit ihre Constrictoren gelähmt gewesen waren, an der Reizung der Constrictoren, die das Erlöschen der Zirkulation beim Übergange des Lebens in den Tod mit sich bringt, nicht teilnimmt. Wenn auch in dem uns jetzt beschäftigenden Stadium die Constrictoren der terminalen Gebiete bereits ein sehr Geringes an Erregbarkeit wiedergewonnen haben, so kann doch keine Rede davon sein, die Armut der sog. geblähten Schlingen an Blutkörperchen auf Entleerung durch Contraction infolge Constrictorenreizung zurückzuführen, also so zu erklären, wie dies beim Eintritt des Todes in der normalen Niere vor sich geht. Wenn sich also die Glomeruli sozusagen aus eigener Kraft nicht entleeren, so muß eine andere Kraft im Werke sein, die beim Sterben entsteht.

Um sie namhaft zu machen, berichten wir über folgenden Versuch, den wir oft an verschiedenen Organen mit dem gleichen Ergebnis angestellt haben; und zwar hier, wo wir es mit der Niere zu tun haben, von der Niere des Kaninchens.

Die Niere nach Unterbindung des Harnleiters befindet sich in einem starken peristatischen Zustande, der namentlich in den ersten Tagen mit (geringer) Diapedesisblutung aus den Glomerulis einhergeht. Betrachtet man durch die dünne Fibrosa eines jungen Tieres mit dem binokularen Mikroskop die (intertubulären)

Capillaren, so sieht man sie sämtlich erweitert, mit dunkelrotem Blut (verlangsamt) durchströmt; Adrenalin (1 : 10000) ist aufgeträufelt ohne Einfluß, dasselbe Mittel, das in der normalen Niere die Oberfläche blaß macht. Tötet man das Tier durch Ätherinhalation, so sieht man unter dem Mikroskop einen größeren Teil der Capillaren sich entleeren.

Wie erklärt sich diese Wirkung der Tötung? Das ergibt sich leicht aus der Beobachtung der (muskulösen) Aorta und ihrer Äste sowie deren Zweige bis zu kleinen, z. B. bis zu den in die Darmwand eintretenden. Sie alle erfahren beim Aufhören der Herztätigkeit, wie das Herz, dessen linke Hälfte bei der Sektion stärkst zusammengezogen ist, eine starke Contraction, die das Blut in Organen mit normal erregbarem Strombahnnervensystem unter Beteiligung der Capillaren in das Venensystem wirft. Wie das Erblassen eines größeren Teiles der Rinde beweist, ist diese Contraction, die auch die engen oder verengten Arterien betrifft, die die Verlangsamung des Blutes im erweiterten Teil unterhalten hatte, stark genug, Blut auch aus sich nicht kontrahierenden Capillaren, wie sie in der Niere nach Harnleiterunterbindung vorhanden sind und wie sie die Nierenkörner in dem uns jetzt beschäftigenden Stadium der Nephritis besitzen, hinauszubefördern; sie gelangen dadurch in die Efferentes und die umspinnenden Capillaren, das zweite Strombahnsystem der Nierenrinde, das sich als ebenfalls im peristatischen Zustande befindlich zwar nicht zusammenzieht, aber von der eintreffenden Welle in wechselndem Grade mit beeinflußt wird.

Es ist ein leichtes, eine solche Niere mit dem erweiterten Ureterstück so abzubinden, daß sie bei der Herausnahme aus dem Körper keine Spur von Blut verliert; untersucht man sie nach Fixierung in Formol, dessen Eindringen durch Ersatz der Beckenflüssigkeit durch diese Fixierungsflüssigkeit und durch Wärme von 37⁰ erleichtert wird, in Paraffinschnitten, so findet man die Capillaren großer Rindenteile, dieselben Capillaren, die man im lebenden Tier gefüllt gesehen hatte, blutleer; man findet auch viele Glomeruli mit blutleeren Schlingen; dort klaffen sie selten, hier klaffen sie ausgesprochen.

Wir wenden uns zu einem anderen hierher gehörenden Versuch.

In der Regio pankreatica nach Unterbindung des Ductus pankreaticus, in der in den ersten Tagen ein sehr starker peristatischer Zustand herrscht mit partieller Stase und mehr oder minder ausgedehnter Diapedesisblutung, werden in dem Teil, wo die Kreislaufsänderung am stärksten ausgebildet ist, nämlich im Mesenterium, diejenigen terminalen Gebiete, die man in Arteriolen, Capillaren und Venen stark erweitert und stärkst verlangsamt durchströmt sieht, Gebiete, in denen Stasecapillaren vorhanden sind, bei der Tötung trotz Contraction des Herzens und der vor dem erweiterten Teil der Strombahn gelegenen, im peristatischen Zustande engen und verengten größeren und mittleren Arterien nicht auf die angegebene Weise entleert; wir führen das auf die dann bestehende „ungeordnete" Strömung zurück, bei der ein plasmatischer Wandstrom fehlt, die roten Blutkörperchen unregelmäßig im Plasma verteilt sind und Neigung haben, Klümpchen zu bilden; hierdurch dürfte das Blut schwer beweglich werden. Beobachtet man aber die Drüse mit dem nur wenig geringeren Grade der Kreislaufsänderung, wie er 4—5 Tage nach der Gangunterbindung besteht, so sieht man unter seinen Augen die erweiterten Capillaren leer werden, die man vor der Tötung gefüllt und verlangsamt durchströmt gesehen hatte; dies vollzieht sich so, wie von der Niere mit etwa demselben Grade des peristatischen Zustandes angegeben. Diese Entleerung kann unvollständig ausfallen, insbesondere so, daß (vermehrte) weiße Blutkörperchen zurückbleiben.

Von den Arterien sei noch bemerkt, daß im Tod durch Contraction entleerte sich früher oder später wieder erweitern; sie können dann sogar wieder eine gewisse Menge Blut erhalten, und zwar, wie es scheint, aus größeren Arterien, die sich beim Sterben nicht völlig entleert hatten; meist aber bleiben dieselben Arterien (der Regio pankreatica), die man sich hatte verschließen sehen, nach Eintritt der Erweiterung blutleer.

Schließlich sei noch, zu späterer Verwendung, eines Versuches gedacht, den wir jüngst angestellt haben.

Wir haben in der Niere einige Tage nach der Unterbindung des Harnleiters die erweiterten, verlangsamt durchströmten Capillaren festgestellt, haben dann mit einem scharfen Messer eine dünne Calotte abgetragen und sie ohne sie zu berühren in Formol gebracht. Es entwich in dieser Lösung eine kleine Menge Blut; Paraffinschnittpräparate ergaben blutleere, klaffende Capillaren.

Diese Bemerkungen müssen hier genügen. Es handelt sich um einen Gegenstand, der dringend der systematischen Bearbeitung bedarf; wir selbst sind zu ihr bisher nicht gekommen, haben aber viele gelegentliche Erfahrungen gesammelt, die uns die hohe Komplikation des Verhaltens der Strombahn nach dem Erlöschen der Herztätigkeit deutlich vor Augen geführt haben[1]). Was wir oben an häufig gemachten gelegentlichen Beobachtungen mitgeteilt haben, ist durch Versuche, die wir während des Niederschreibens dieser Abhandlung angestellt haben, von uns bestätigt worden.

Was wir im Vorhergehenden von der Zusammenziehung der linken Herzhälfte und des erregbaren Teiles der Strombahn angegeben haben, ist ein Vorgang nervalen Ursprungs, eine letzte Contraction, die auch nach Herz- und Arterienschwäche (nicht zu starken Grades) auftritt, in einer Stärke, die nie im Leben verwirklicht gewesen war, und ein Verharren auf längere Zeit im kontrahierten Zustande, den man (soweit Muskulatur in Betracht kommt) als Totenstarre bezeichnet, die sich später löst. An dieser Stelle unserer Darstellung entnehmen wir dem Mitgeteilten nur die Erklärung dafür, daß nach einer gewissen Dauer der Nephritis, in der zweiten Periode, aus der die ersten mikroanato-

---

[1]) Einen wertvollen Anfang dieser Studien stellt die Abhandlung von D. R. HOOKER dar: The functional activity of the capillaries and venules, Americ. journ. of physiol., 54. Bd., 1920. — HOOKER erwähnt einen zweiten Krampf der Arterien und Capillaren, 40 Minuten nach dem ersten (oben erörterten) auftretenden; wir haben mehrmaliges Auftreten stärkster Contraction von Arterien und Capillaren nach dem Tode beobachtet. *Es ist vorstellbar, daß bei Menschen mit Arteriohypertonie Contractionen von Arterien vermehrt und verstärkt auftreten und dadurch verstärkt entleerend wirken, z. B. in der Niere nach Nephritis.*

mischen Präparate zur Verfügung stehen, die Glomeruli, mit denen wir es jetzt zu tun haben, in der Leiche mehr oder minder blutleer angetroffen werden können.

Wir sahen oben, daß die *Verdickung der Glomeruluscapillarwand* außer auf einer „Quellung" der ihr eng anliegenden und, wenn man will, ihr zuzurechnenden Collagenfasern, die sich unschwer aus der Einwirkung der mit den Leukocyten exsudierenden verlangsamt fließenden Flüssigkeit erklärt, auf einer Verdickung des Capillarsymplasmas beruht. Wie die Verdickung entsteht und aufzufassen ist, soll uns später beschäftigen; hier sei nur bemerkt, daß sich das im nicht injizierten Leichenpräparat dicke und lumenwärts verwaschen begrenzte Symplasma bei künstlicher Injektion (ohne Anwendung erhöhten Druckes) abflacht, so daß sich die Glomeruluststrombahn so leicht injizierten läßt, als ob nichts an ihr geschehen wäre. Dies gehört zu unseren ältesten Erfahrungen auf dem Gebiete. WALTER HÜLSE und VOLHARD haben dieselbe Erfahrung gemacht und jener seine Ergebnisse bereits vor uns veröffentlicht[1]). Wir schließen aus dieser Erfahrung, daß es erst die oben erklärte, im Tode und nach ihm erfolgende Entleerung des Blutes ist, die dem Epithel, das sonst unter dem Blutdrucke (der in den erweiterten Capillaren infolge der vorgeschalteten Arterienenge vermindert ist) flachere Gestalt besitzt, die Größe verleiht, die man im (nicht injizierten) Schnittpräparat feststellt. Solche injizierte Capillaren sind im injizierten Zustande weit. Es ist nicht der mindeste Grund vorhanden, anzunehmen, daß im Körper der Blutdruck *nicht* diese erniedrigende Wirkung auf das in der Leichenniere vergrößerte Symplasma der Capillaren ausübt, in denen, wie wir gesehen haben, vermehrtes, je nach dem Stadium rotes oder weißes Blut fließt.

Die Capillaren der Glomeruli sind also im Zustande der sog. Blähung als im lebenden Körper weit und mit Blut durchströmt vorzustellen. Eine „Ischämie" der Glomeruli anzunehmen, besteht kein Recht. Die beiläufige Bemerkung HEINRICH REICHELS[2]) (sie wird von den Anhängern der Ischämielehre mit Stillschweigen übergangen), daß die Blutleere der Glomeruli als „eine relative, bloß postmortal vollständige" aufzufassen sei, trifft, wie wir gezeigt haben, mehr zu als dieser bemerkenswerte Ausspruch angibt.

Daß von einer Ischämie der Glomeruli nicht im mindesten die Rede sein kann, läßt sich weiter, um wieder REICHELS Worte (l. c.) zu gebrauchen, „aus der Blutfülle der intertubulären Capillaren" schließen. Wären die Glomeruluscapillaren und die ihnen vorgeschalteten Arterien für das Blut auf irgendeine Weise gesperrt, etwa so, daß nur noch

---

¹) Vgl. F. VOLHARD: Krankheitsforschung, 1. Bd., 1925.
²) Zeitschr. f. Heilk., 26. Bd., 1905.

Plasma hindurchtreten könnte, so dürften die Efferentes und die postglomerulären Capillaren in der Leiche nicht mit Blut, in dem die weißen
Blutkörperchen vermehrt sein können, gefüllt sein. Sie sind aber in den
frühesten Präparaten gefüllt und dabei weit bis erweitert. Hierin stimmen
wieder alle Autoren, die solche Präparate untersucht haben und zu denen
auch wir gehören, überein; wir nennen nur Th. Fahr, der eigene und
fremde Frühbefunde zusammenfassend sagt (l. c. S. 299), daß von einer
Blutleere der intertubulären Capillaren „keine Rede" sei.

Es ist auch später beim Übergang zur „weißen Niere" und in der
ausgebildeten weißen Leichenniere von Blutleere der Capillaren keine
Rede. Man kann sich leicht überzeugen, daß das Rot des Capillarblutes
optisch unwirksam ist, wenn in den Maschenräumen des Capillarnetzes
gelegene ungefärbte oder graue Substanz ein gewisses Maß ihrer Menge
übersteigt. Das gilt ausgesprochen von der „großen weißen" Niere mit
ihrem durch Fetttropfen vergrößerten Epithel, mit ihren in der Leiche
weiten Kanälchenlumina, in denen sich die Harnflüssigkeit findet, die
bei der dem Tode vorausgehenden Anurie nicht vorwärtsrückt, und mit
ihrem Ödem des Zwischengewebes, das häufig auch fetthaltige Zellen
enthält. Es ist überflüssig, andere Beispiele optisch unwirksamer Hyperämie aus der pathologischen Anatomie anzuführen, die das Gesagte
bestätigen; sie sind dem Fachmann bekannt oder leicht zugänglich.
Die große weiße Niere ist nun in der Regel mit gefüllten, d. h. beim Todes-
eintritt infolge der noch bestehenden Herabsetzung der Erregbarkeit
der Constrictoren, infolge der unvollkommenen Wirkung der postmor-
talen Contraction nicht entleerten Capillaren versehen; dies ist unsere
Erfahrung und ist u. a. von W. Gross[1]) deutlich und nachdrücklich beschrieben worden. Demgemäß blutet es denn auch bei der operativen
Entnahme von Proben stärker als aus einer normalen Niere; dies haben
uns Chirurgen mitgeteilt, auch in einigen Fällen, in denen die sehr bald
danach vorgenommene Sektion die große weiße Niere nachgewiesen
hat; diese verstärkte Blutung erklärt sich sehr einfach aus der herabgesetzten Contractionsfähigkeit der Arteriolen und Capillaren, die sich
auch bei der mechanischen Reizung, die die Excision setzt, bewährt
und, wie wir gesehen haben, zum Wesen des Prozesses gehört. Aus der
somit weitbleibenden Strombahn tritt das Blut mehr oder minder vollständig in den Schnittflächen des Probestückchens aus, was auch schon
leichter Druck beim Anfassen befördert. Der Histologe findet dann eine
weite blutleere Strombahn; sie war im lebenden Körper mit rotem Blut
gefüllt. Wir verweisen zur Bestätigung auf das oben (S. 89) mitgeteilte Experiment (der Entnahme einer Probe aus der hyperämischen
Rinde, die sich in den Schnittpräparaten blutleer erwies).

---

[1]) Zieglers Beiträge, 65. Bd., 1919, S. 395—400.

Wie sich die Durchströmung während des langen Prozesses des Überganges der großen weißen Niere in die *Schrumpfniere* verhält, daß es sich hierbei um eine abnehmende peristatische Hyperämie handelt, geht aus unseren Bemerkungen über den postrubrostatischen Zustand hervor. Es bleibt uns also nur noch übrig, ein Wort über die Strombahn der fertigen Schrumpfniere — in ihren geschrumpften Teilen — zu sagen, nämlich wie das Blut aus den Arterien in die postglomeruläre Strombahn gelangt, wo doch, was uns später beschäftigen soll, die Glomeruli der geschrumpften Teile in Kügelchen aus Hyalin umgewandelt sind. Unsere Injektionsversuche haben uns gelehrt, daß in geschrumpften Nierenteilen die sog. LUDWIGschen Arterien, abgehend von den Afferentes (oder auch Interlobulararterien), in der normalen Niere und in der durch akute Nephritis veränderten sehr selten, in den geschrumpften Nierenteilen (durch Neubildung) an Zahl vermehrt sind; sie haben ferner bestätigt, was R. THOMA[1]) bereits nachgewiesen hat, daß in verödeten Glomerulis in dem Stiele derselben unmittelbare Verbindungen zwischen Afferens und Efferens bestehen, was wohl ebenfalls nur mit Neubildung zu erklären ist; sie haben letztens gezeigt, daß in nicht injiziertem Zustande scheinbar undurchlässige Glomeruli sehr häufig einige Capillaren besitzen, die durch die hyaline Kugel hindurch Blut von der Afferens zur Efferens und damit zu dem vermehrten Bindegewebe hinter den Glomerulis führen, in dem die Kanälchen geschwunden sind. Die Durchströmung des postglomerulären Systems bei und trotz den Glomerulusveränderungen gibt somit keine Rätsel auf.

Wir sind in unserer Darstellung der Durchströmung und der anatomischen Befunde an der Strombahn zu dem Ergebnis gekommen, daß in keinem Stadium der Nephritis eine „Ischämie" besteht, kein oder auch nur vermindertes Blut in den Capillaren fließt. Ehe wir weitergehen, liegt uns noch ob, uns mit den Gründen kritisch zu beschäftigen, die F. VOLHARD zu seiner abweichenden Ansicht geführt haben. Wir berücksichtigen der Kürze halber nur die letzte Mitteilung dieses Autors[2]), da anzunehmen ist, daß sie an die Stelle früherer in manchen Punkten abweichender Darstellungen treten soll, und schließen daran eine Kritik dessen, was M. H. KUCZYNSKI am gleichen Orte über die Durchströmung der Niere bei Glomerulonephritis angibt.

δ) Kritik der VOLHARD-KUCZYNSKIschen Lehre vom Verhalten der Nierenstrombahn bei der Nephritis.

Wenn wir VOLHARDS Angaben vom Verhalten der Nierendurchströmung bei der akuten Glomerulonephritis zusammenstellen, so handelt

---

[1]) Virchows Arch. f. pathol. Anat., 71. Bd., 1877.
[2]) Krankheitsforschung, 1. Bd., 1925.

es sich um einen Spasmus vor den Afferentes gelegener Nierenarterien so starken Grades, daß nur Plasma (und vereinzelte Blutkörperchen) hindurch- und weiterfließen können. Infolgedessen, nämlich durch „Asphyxie", werden die Afferentes und die Glomeruluscapillarsysteme weit; „weit, offen und leer", werden sie in den frühesten Schnittpräparaten, die VOLHARD kennt, angetroffen. Wie diese „Leere" der Glomeruli zustande kommt, gibt VOLHARD nicht an; wir müssen annehmen, daß er nicht eine Leere im wörtlichen Sinne, sondern eine andauernde Füllung mit fließendem Plasma meint, da er einen Plasmastrom die roten Blutkörperchen aus den intertubulären Capillaren herausschwemmen und sie vor Nekrose bewahren läßt; folgerichtig muß er dies auch für die Glomeruli annehmen. VOLHARD hat nämlich auch die intertubulären Capillaren „weit, offen und leer" gefunden; es sei denn, daß sie, wie er sich vorstellt, ein Refluxus venosus oder die Afferentes von mit rotem Blut durchströmt gebliebenen Glomerulis oder die „arteriellen Collateralen von der Kapsel her" mit Blut gefüllt hatten. Das Auftreten von Blutungen ist für VOLHARD ein Zeichen, daß ein „infektiöser Einschlag, eine Keimverschleppung" hinzugekommen; in bezug auf die „Leukocyteneinwanderung in die blutleeren Schlingen" schließt er sich der später zu besprechenden neuen Lehre KUCZYNSKIS an.

Unter Berufung auf das und in Ergänzung dessen, was wir im vorhergehenden dargelegt haben, bemerken wir, daß ein Spasmus stärksten Grades der vor den Afferentes gelegenen Arterien, also z. B. der Interlobulararterien, in der sich anschließenden weiten oder erweiterten Strombahn Stillstand oder Stase roten Blutes bewirkt, also das Gegenteil von „Leere". Dies ist das Ergebnis unserer Versuche über das Zustandekommen der Stase und gilt nach unseren Beobachtungen auch für den Fall nicht des Verschlusses, sondern der stärksten Verengerung, bei der sich, als dünner Faden, nur Plasma im Lumen befindet; es vermag das zur Ruhe gekommene rote Blut nicht in Bewegung zu versetzen, nicht auszuschwemmen, auch bei längstem Bestehen dieses Zustandes nicht. Mit vollem Recht hat bereits M. LÖHLEIN[1]), vielleicht sich stützend auf die Untersuchungen älterer Autoren über den Einfluß von vorgeschalteter Arterienverengerung auf das nachgeschaltete Stromgebiet, lange vor unseren hierhergehörigen Untersuchungen VOLHARD entgegengehalten, daß durch den Krampf der vorgeschalteten Arterie der Blutstrom in der sich anschließenden Strombahn zum Erlöschen kommen müsse, niemals aber eine „leere" Strombahn entstehen könne. Wir fügen hinzu, daß VOLHARD so wenig wie die „Leere" die Weite der Strombahn, die in seiner Vorstellung auf die stärkst verengte Arterie folgt, zu erklären vermag; mit „Asphyxie" ist das, von allem anderen

---

[1]) Dtsch. med. Wochenschr., 1918 Nr. 31.

abgesehen, nicht möglich, da ja auch die verengte Arterie, als — nach VOLHARD — nur von Plasma durchflossen, weit werden müßte durch dieselbe Asphyxie, der der Autor jenseits der Arterie eine erweiternde Wirkung zuschreibt. Die Aufklärung haben unsere Tierversuche in der Grundlage bereits im Jahre 1910[1]) erbracht mit dem Nachweis, daß auf stärkste Reizung die Capillaren und Arteriolen stärker reagieren als die kleinen und vollends die größeren Arterien; Reize von dieser Stärke lähmen in den terminalen Gebieten die Constrictoren und wirken dadurch (sowie durch Erregung der länger erregbar bleibenden Dilatatoren) erweiternd; dieselbe Reizung erregt die Constrictoren der Arterien größeren Kalibers in mit diesem abnehmenden Grade, so daß Verschluß oder Verengerung eintritt. In den Untersuchungen, die P. REGENDANZ und G. RICKER im Jahre 1921[2]) veröffentlicht haben, ist dann der Zusammenhang dieser dem erweiterten Capillarsystem vorgeschalteten Arterienverengerung mit der — mechanisch zustande kommenden — Verlangsamung des in erweiterter Bahn fließenden Capillarblutes erkannt worden, als Grundlage jeder Exsudation, der der roten, der weißen Blutkörperchen, der körperchenfreien Blutflüssigkeit: für jede ist der Grad der Verlangsamung des Blutes maßgebend, die beim Austritt der Erythrocyten am stärksten ist, der Stase sehr nahe steht und in der Folge abnimmt.

Alles dieses ist im vorhergehenden berührt worden und des genaueren an den angeführten Orten nachzulesen. Hier kommt es nur darauf an, daß die Tierversuche, auf die Niere — berechtigterweise — übertragen, einwandfrei dargetan haben, wie sich die Weite und Geschwindigkeit und die Exsudation bei der Nephritis verhalten vom Anfange an bis zum Ende bei jeder Länge des Prozesses; eine „leere" Strombahn kommt auf dem Wege nicht vor, ist auch im Körper völlig unvorstellbar. Wie nach dem Tode die weite Strombahn leer oder fast leer von Blut werden kann, haben wir oben an der Hand von direkten Beobachtungen gezeigt; nicht das Leichenorgan, sondern die Beobachtung im lebenden und sterbenden Körper muß maßgebend sein, sollen Vorgänge beurteilt werden. Was VOLHARD als leer und weit bezeichnet, ist im lebenden Körper mit verlangsamt fließendem roten Blut gefüllt; nur in einer Phase des Prozesses ist das Blut mehr oder minder weiß. Nie fließt Plasma durch die Capillaren bei der Nephritis. Wohl kann eine schwächere Reizung, die an den Constrictoren der Arterien *und* Capillaren gleichzeitig und gleichmäßig angreift, in einem voll erregbaren Strombahngebiet bewirken, daß das rote Blut in die Venen entleert wird und aus räumlicher Ursache nur noch Plasma die stark verengten

---

[1]) MAXIMILIAN NATUS, Virchows Arch. f. pathol. Anat., 199. Bd., 1910.
[2]) Virchows Arch. f. pathol. Anat., 231. Bd., 1921.

Arteriolen und Capillaren durchfließt; aber im Falle der Nephritis ist
die Anfangsreizung stärker, sie erzeugt den peristatischen Zustand
stärksten Grades, mit dem Verlust der Erregbarkeit der Constrictoren
der terminalen Gebiete verbunden ist, die demgemäß erweitert oder
weit sind, ohne dabei „leer" zu sein; ihnen sind die schwächer reagierenden, d. h. von Constrictorenreizung beeinflußten Arterien vorgeschaltet,
so daß jenseits Verlangsamung des die erweiterte Strombahn passierenden Blutes entsteht. Die verengten blutführenden Arterien werden
erst beim Sterben stärker verengt oder verschlossen, wie wir oben
gezeigt haben, und tragen dazu bei, im Sterben die Glomeruli mehr oder
minder zu entleeren.

Nur mit unserer Auffassung, daß zu keiner Zeit die „Blutleere" der
Glomerulusstrombahn besteht, von der VOLHARD, wie wir gezeigt
haben, mit Unrecht ausgeht, ist es verständlich, daß auch die postglomeruläre Strombahn dauernd mit Blut durchströmt wird; daher Nekrose
ausbleibt. VOLHARD läßt aus ihr die roten Blutkörperchen ausge-
schwemmt werden von dem von ihm angenommenen Plasmastrom;
dieser existiert nicht, wie wir gezeigt haben, und wäre einer solchen
Leistung, wie ebenfalls gezeigt, nicht fähig, wenn er bestände. VOL-
HARD hat aber auch gefüllte Capillaren hinter den Glomerulis, zwischen
den Tubulis festgestellt; er läßt sie, wie erwähnt, auf verschiedene
Weise „gefüllt" werden: keiner dieser Wege (Refluxus venosus, der
mit nichten, wie VOLHARD behauptet, „bei jedem Arterienverschluß"
stattfindet, Blut von durchströmt bleibenden Glomeruli, Blut aus den
„arteriellen Collateralen von der Kapsel her"), würde genügen, das so
große postglomeruläre Capillarsystem der Niere auf die Dauer durchströmt zu erhalten, so daß Nekrose ausbleibt und das Epithel sich an
der Sekretion, wenn auch in abnormer Weise, beteiligt. Jeder Nierensequester[1] lehrt, daß jene Quellen teils nicht fließen, teils in dem schmalen Grenzgebiet, das allein von ihnen gespeist wird, bald erlöschen; und
daß Nekrose des Gewebes die Folge ist.

Ist dies das Meiste und Wichtigste von dem, was uns von VOLHARDS
Anschauungen über die Nierendurchströmung bei der Nephritis trennt,
und ist an anderen Stellen dieser Schrift vorausgegangen und später
weiteres zu finden, das hierher gehört und zur Vermeidung von Länge
hier nicht erwähnt werden soll, so haben VOLHARDS und unsere Darstellung auf dem uns jetzt beschäftigenden Teilgebiete der Nephritislehre eines gemeinsam, das hier Platz finden muß: die Enge oder Verengerung der Interlobulararterien oder Afferentes. Weiter reicht nun
freilich die Übereinstimmung nicht; ergibt sich das aus dem Vorher-

---

[1] Vgl. die Angaben meines Mitarbeiters OSCAR LANGEMAK, Bibliotheca medica,
Abtg. C, Heft 15, 1902.

gehenden zur Genüge, so sei hier nur noch einmal auf den entscheidenden Gegensatz hingewiesen, daß VOLHARD die Verengerung sich so stark vorstellt, daß nur Plasma durchtritt, während wir rotes Blut in dünnem Faden die verengte Arterie durchfließen lassen, deren Enge stufenartig abnimmt, womit die Abnahme der Verlangsamung und Erweiterung im sich anschließenden Teil der Strombahn einhergeht. Wenn man Ischämie mit „Hemmung des Blutes" übersetzt, so besteht eine solche insofern und nur insofern, als die Bewegung des roten Blutes in erweiterter Bahn jenseits der verengten oder engen (beschleunigt durchströmten) Arterie durch die mechanische Wirkung dieser Verengung gehemmt, nämlich seine Geschwindigkeit herabgesetzt ist; indessen auf diesen Fall wendet die Pathologie die Bezeichnung Ischämie nicht an, deren Bestehen eine mehr oder minder starke Blässe eines Organs oder Organteiles mit sich bringt, d. h. eine Durchströmung in verengten Arterien und in verengten Capillaren; die einen dünnen, z. B. einreihigen Faden roten Blutes enthaltenden Capillaren sind es, die bei bestehender Ischämie das blasse Aussehen bewirken. Verschluß von Arterien und Capillaren wird in der Pathologie (lokale) Anämie genannt. Wir wiederholen, daß weder Ischämie noch Anämie bei der Nephritis vorkommen, sondern daß es sich um eine Hyperämie der Nieren handelt, die von einem im Anfang gelegenen Höhepunkte (unter Rückfällen) absinkt, um eine Hyperämie der terminalen Gebiete, die in ihren Capillaren verlangsamt von Blut durchströmt werden, weil die vorgeschaltete Arterie verengt ist; diese wird, wie in vergleichbaren Objekten der Augenschein lehrt, infolge der Verminderung des Capillarwiderstandes, den die Erweiterung der Capillaren mit sich bringt, beschleunigt durchströmt, so daß in keinem Sinne von Herabsetzung der Nierenblutmenge, sondern nur von Vermehrung derselben, von Hyperämie (peristatischer Hyperämie) der Nieren zu sprechen ist, *derselben peristatischen Hyperämie, die in allen Organen bei ihrer sog. Entzündung besteht.* —

Wir wenden uns nun zu dem, was MAX H. KUCZYNSKI[1]) von der Durchströmung der Nephritisniere sagt; wie VOLHARD von ihm die anatomische Bestätigung seiner Ischämielehre erlangt zu haben glaubt, die ihm die pathologische Anatomie, soweit sie sich auf Präparate aus frühester Zeit stützte, versagt hatte, so hat KUCZYNSKI seiner Auffassung nach „sehr wesentlichen Vorstellungen VOLHARDS von der Pathogenese der Glomerulonephritis eine anatomisch sichere Unterlage gegeben".

KUCZYNSKI beschreibt die Nieren eines 12jährigen Knaben, der in der 3. Woche des Scharlachs an Nephritis erkrankt und 11 Tage nachdem allgemeines Ödem aufgetreten einer Pneumonie erlegen war. Es

---

[1]) Krankheitsforschung, 1. Bd., 1925.

sind dieselben Nieren, die Kuczynski kurz vorher[1]) zum Gegenstand einer Mitteilung gemacht hatte; in dieser spricht er von dem „durchaus typischen Befund einer vollentwickelten Glomerulonephritis", der denn auch als vollentwickelt durch die Beschreibung des makro- und des mikroanatomischen Befundes in den beiden Abhandlungen des Autors sichergestellt wird. In dieser ersten Mitteilung hat Kuczynski (wenige) Glomeruli erwähnt, die Streptokokken in Blutplättchenthromben aufwiesen; den Anfang dieser Thrombose, die sich „sehr schnell über den ganzen Glomerulus ausbreiten" und das rote Blut „verdrängen" soll, führt der Autor, wie uns scheint, auf die Anwesenheit der Streptokokken zurück. Schließlich muß aus der ersten Mitteilung hervorgehoben werden, daß Kuczynski in den Nieren „zwar wenig ausgedehnte, aber ganz deutliche zellige Infiltrate" angetroffen hat, die er der „interstitiellen multiplen Herderkrankung" streptokokko-embolischen Ursprungs zurechnet.

Wir haben diese Charakterisierung des Objektes, dem Kuczynski seine ausführliche Abhandlung widmet, vorausgeschickt, weil die weitgehenden Folgerungen, die er aus den in ihm erhobenen anatomischen Befunden zieht, nicht zuletzt von dem Werte des Objektes abhängen. Diesen schätzen wir deswegen sehr gering ein, weil es sich keineswegs um einen „selten frischen Fall" handelt, nach dem Zusammenhange — S. 313 — um ein aus besonders früher Zeit der Krankheit stammendes Präparat, wie Kuczynski in der zweiten Mitteilung im Gegensatze zu seiner früheren Äußerung sagt, sondern um einen in der Tat „voll ausgebildeten", nichts weniger als seltenen anatomischen Befund; sehr befremdend als im Widerspruch mit den Erfahrungen aller Autoren stehend wirkt insbesondere sein Ausspruch, daß die festgestellte „Halbmondbildung nicht das mindeste mit zeitlichen Faktoren des betrachteten nephritischen Vorgangs genetisch zu tun hat", sie, die doch in den Präparaten aus der früheren Periode des Prozesses, von den seltenen allerfrühesten Präparaten nicht zu reden, fehlt. In seinem Werte wird das Präparat weiter durch die Anwesenheit von Streptokokken und der „zelligen Infiltrate" der „interstitiellen multiplen Herderkrankung" („embolisch-entzündlicher Natur", S. 341) herabgesetzt, da jene und diese, deren Kuczynski in der zweiten Mitteilung im speziellen nicht wieder gedenkt, in den Präparaten nach reiner sog. Glomerulonephritis, wie mit Recht allgemein betont wird, nicht angetroffen werden. Man muß aber, wie in neuerer Zeit geschehen ist und geschieht, reine Befunde der Erörterung zugrunde legen, was denn auch Volhard nachdrücklich fordert.

Den wichtigsten allgemeinen, grundsätzlichen Einwand gegen Kuczynskis Darstellung leiten wir daraus ab, daß sie sich auf die Unter-

---

[1]) Klin. Wochenschr., 1924, S. 1303.

suchung der Nieren einer einzigen Leiche stützt. Es ist bisher üblich gewesen und für unbedingt nötig gehalten worden, auf der Grundlage einer möglichst großen Zahl von anatomischen Befunden, die zu möglichst vielen Stadien des Ablaufes des Prozesses gehören, diesen — mit Hilfe der allgemeinen und speziellen Pathologie — zu erforschen und darzustellen; anders kann eine Pathologie, die von pathologischer Anatomie ausgeht, nicht verfahren. Wohl kann es vorkommen, daß ein glücklicher Fund mehr leistet als die lange Reihe von mühsam zusammengetragenen Befunden, die bis dahin vorgelegen hatte; aber auch dann bleibt dem vom Glück begünstigt Gewesenen die Aufgabe nicht erspart, den aufklärenden Wert seines Fundes zu beweisen. Daß KUCZYNSKIS Objekt nichts weniger als günstig gewesen, glauben wir gezeigt zu haben; daß ihn die Beschäftigung mit ihm zu irrtümlichen Vorstellungen von der Durchströmung insbesondere der Glomeruli, dem Gegenstande, den er in den Vordergrund stellt, geführt hat, werden wir nun im einzelnen ausführen.

Wir äußern uns der Kürze halber nicht zu dem, was KUCZYNSKI von einer anfänglichen Hyperämie der Glomeruli (ohne Plättchen-, ohne Leukocytenvermehrung) sagt und was ihn zum Anhänger der von ihm mit kurzen unzulänglichen Worten abgelehnten Lehre derjenigen Autoren hätte machen müssen, die mit Hilfe besserer Objekte zu der Überzeugung gekommen sind, daß die akute Glomerulonephritis mit Hyperämie der Rinde beginnt; wir äußern uns hierzu deshalb nicht, weil wir bei KUCZYNSKI den Beweis vermissen, daß in seinem Objekte die anatomischen Befunde des ersten Anfanges und die des subakuten Stadiums (mit Halbmondstadium) zugleich vorgelegen haben. Wir beginnen unsere Kritik da, wo KUCZYNSKI die „glomeruläre Reaktion" eintreten läßt, beiläufig bemerkt, ohne anzugeben, was er unter „Reaktion" verstanden wissen will und was sie ins Leben ruft.

Er läßt sie mit einer „Zusammenziehung der Vasa afferentia" einsetzen; sie führt nach S. 327 zu einem „festen Verschluß", der sie „in ihrer ganzen Länge oder aber in einer bestimmten Strecke vor dem Glomerulus" betrifft; sofort danach ist gesagt, daß man in ihnen kuglig geballtes Eiweiß antreffen kann; später, daß „der plasmatische Strom durch das Vas afferens nicht ganz versiecht". Wir wollen diese letzte Vorstellung im folgenden zugrunde legen, da der feste Verschluß eine gänzlich unhaltbare Vorstellung ist, wie wir bereits gesehen haben und weiter zeigen werden. Ist diese stärkste Verengerung die eine Seite der „glomerulären Reaktion", so kommt nach KUCZYNSKI als zweite hinzu eine Abflußbehinderung des Glomerulusinhaltes durch einen „Verschlußmechanismus" in Gestalt eines Zellpolsters der Efferenswand (oder einer „Einkeilung der letzten Gabelungsstelle der betreffenden Glomeruluscapillaren in den Gefäßpol", eines Vorganges, von dem uns trotz aller unserer Bemühungen Kuczynskis Darstellung keine klare Vorstellung hat verschaffen können). Diese Drucksteigerung gibt Kuczynski „die einfache Erklärung der ganz auffälligen Weitung", der sog. Blähung der Glomeruluscapillaren. Von einer Drucksteigerung kann offenbar nur bei Zufluß und Beeinträchtigung des Abflusses die Rede sein; schon dies genügt, um einen „Verschluß" der Afferens unvorstellbar zu machen.

Diese sog. geblähten Schlingen sind es nun, in denen nach Kuczynski als erster Vorgang Thrombose einsetzt; die stärkst verengte Afferens würde also Plasma und, was Kuczynski nicht ausdrücklich bemerkt, Plättchen in den Glomerulus führen; aus diesem Inhalte läßt Kuczynski die Thromben, Plättchen- und Fibrinthromben entstehen; diese Thrombose allmählich einsetzend und sich ausdehnend, soll die Erythrocyten aus den Capillaren hinausdrängen, indem sie sie der Efferens „entgegenschiebt" (einige auch „einschließt"); sehr bald danach (S. 337) läßt der Autor dagegen den plasmatischen Strom „in der Regel wenigstens" die Erythrocyten aus dem Glomerulus „herausdrängen".

Wir können uns hierzu kurz fassen, denn alles, was wir gegen die Volhardsche Ansicht von dem hohen, an Verschluß nahe herangehenden Grade der Verengerung der vorgeschalteten Arterie (bei Volhard liegt sie vor der Afferens, bei Kuczynski ist sie die Afferens) eingewandt haben und sie uns ablehnen ließ, trifft hier Wort für Wort zu; im besonderen und hauptsächlich das, daß Verengerung stärksten Grades der zuführenden Arterie in dem von Kuczynski als „gebläht" bezeichneten, wie wir gesehen haben, erweiterten Glomeruluscapillarsystem Stase, rote Stase machen würde, und nicht eine Durchströmung mit Plasma und Plättchen, die in Thrombose übergeht. Wir dürfen uns also darauf beschränken, anzugeben, daß gemäß der maßgebenden Erfahrung im lebenden Tier auch das Zurückbleiben von Plättchen *aus rotem Blut* erfolgt, daß ihr Zurückbleiben, ihr Haften und ihre Ballung von Erweiterung und von Verlangsamung sehr starken Grades abhängen, nach J. Eberths und C. Schimmelbuschs[1]) grundlegenden Versuchen, deren Ergebnisse wir mit vielen eigenen Erfahrungen bekräftigen können; und zwar von einer Verlangsamung stärkeren Grades als die, die Leukocyten aus rotem Blut zurückbleiben und haften läßt. Als eine mögliche Phase auf dem Wege von der partiellen Stase zum leukodiapedetischen Zustande, als ein Vorkommnis, das besonders beim Hinzutreten einer Reizung, z. B. Kokkenembolie, auftreten wird, ist also die Plättchenthrombose, zu der Fibrinausfallen treten kann, sehr wohl verständlich; indessen Thrombose „verdrängt" nie Erythrocyten und wäre daher nicht geeignet, die „Ischämie" der Glomeruli zu erklären, die

---

[1]) Die Thrombose nach Versuchen und Leichenbefunden, Stuttgart, 1888.

Kuczynski mit Volhard, wie wir gesehen haben, unberechtigt annimmt. Dazu kommt, daß für alle neueren Autoren, die sich mit der Glomerulonephritis beschäftigt haben, das Auftreten von Thrombose in den Glomeruli etwas Inkonstantes ist; keiner, auch wir nicht, haben sie in einem Maße angetroffen, daß man ein größeres Gewicht auf sie gelegt hätte. Wir glauben nicht, daß seine einzeln dastehende Beobachtung den Nachdruck rechtfertigt, den Kuczynski auf sie legt; ·bevor Kuczynski nicht an einem genügend großen Material den Nachweis bringt, daß die Thrombose ein regelmäßiges Vorkommnis im Verlauf der Glomerulonephritis ist, muß es dabei bleiben, daß sie, was für Thrombose insgesamt Reichel[1]) sagt, anfangs niemals im Vordergrund steht, oder Löhlein[2]), daß er sie gerade „in den frühesten Stadien nur selten" gesehen.

Wir beschäftigen uns nicht mit dem zweiten Weg der „Reaktion" der Glomeruli, mit dem, was Kuczynski wenig zutreffend „Eiweißdurchtränkung" nennt und oben von uns kurz berücksichtigt worden ist; auch nicht mit dem dritten Weg der „anfänglichen Veränderungen bei Glomerulonephritis", dem „Collaps" der Schlingen, worunter wir uns nichts vorstellen können (und worüber uns Kuczynski nicht aufgeklärt hat), und gehen von den Befunden, die Kuczynski so deutet, über zu dem zweiten wichtigen Teil der Darstellung des Verfassers, der der Rolle der Leukocyten im Glomerulus gewidmet ist. Sie ist nach Kuczynski ein späterer Vorgang, der nach der Thrombose einsetzt, mit dessen Auftreten „sich der reine Zustand der geblähten Schlingen verliert" und der sich in „einem späteren Zeitpunkte" nicht wiederholt. Kuczynski läßt die Leukocyten aus der Efferens aus — und „fast explosionsartig schnell" in den Glomerulus und zwar „in den Wandungen" der Afferens einwandern; die Einwanderung „hat dann — in dieser Großartigkeit jedenfalls — ihr Ende". „An der Wanderrichtung ist nicht zu zweifeln."

Beschränken wir uns auf die Rolle der Leukocyten, wie sie Kuczynski erscheint, so vermissen wir bei ihm zunächst eine Angabe über ihre · Herkunft. Nach Kuczynski ist die Afferens zumindest stärkst verengt, so daß sie nur Plasma, wir hatten hinzufügen müssen, auch die sehr kleinen Plättchen durchläßt; eine so stark verengte Arterie läßt keine Leukocyten passieren, wie der Augenschein an der Strombahn des lebenden Tieres lehrt. Demgemäß setzt die Leukocytenanhäufung in den Efferentes eine Strömung nicht von Plasma, sondern von Blut mit vermehrten Leukocyten voraus; die Afferens, verengt und dadurch im erweiterten postarteriellen Teil der Strombahn die Verlangsamung

---

[1]) l. c.   [2]) Über die entzündlichen Veränderungen der Glomeruli der menschlichen Niere und ihre Bedeutung für die Nephritis, Leipzig 1906.

unterhaltend, die das Zurückbleiben der Leukocyten bewirkt, muß mindestens so weit sein, daß weiße Blutkörperchen ungehemmt durch das Lumen fortwährend bewegt werden können; erst recht können durch eine solche Arterie die kleineren roten Blutkörperchen fließen. Wo sich Leukocyten in einer Vene ansammeln und durch die Venenwand hindurchtreten, besteht also eine Strömung von Blut. Sie muß auch für die ganze Nierenrinde in der leukodiapedetischen Phase der akuten Nephritis erschlossen werden; sie muß auch viele Tage in dem angegebenen Charakter bestehen, da die mikroskopische Untersuchung des Harnes viele Tage bei der akuten Glomerulonephritis zahlreiche Leukocyten im Harne nachweist. Anders als mit einer dauerhaften Strömung mit vermehrten weißen Blutkörperchen versehenen, entsprechend verlangsamten Blutes ist das nicht zu erklären, auch dann nicht, wenn man die Leukocyten nicht nur aus den Efferentes, sondern auch, was KUCZYNSKI an einer Stelle beiläufig angibt, „aus den Capillargebieten rückwärts in den Glomerulus" und „von allen Seiten durch die Kapsel in den gestauten Kapselraum" eintreten läßt. Demgemäß kommt ein mehr als drei Wochen langes Liegenbleiben der Leukocyten im Glomerulus, woran KUCZYNSKI (S. 340) denkt, nicht in Betracht[1]); die Leukocyten strömen mit roten Blutkörperchen fortwährend zu; ein Teil von ihnen haftet, tritt in den in dem Nierenkorn gelegenen Wurzelgefäßchen der Efferens aus und gelangt in der äußerst langsamen Bewegung, die an Leukocyten im beobachtbaren Gewebe festzustellen ist, durch das Epithel des Nierenkorns in den Kapselraum und damit den Harn. Es ist uns unverständlich geblieben und wir vermissen auch jede Begründung dafür, daß KUCZYNSKI von einem „fast explosionsartig schnellen Verlauf" der Einwanderung (der Leukocyten in das Nierenkorn) spricht, wo doch alle Leukocytenbewegung im Körper äußerst langsam ist; unverständlich auch, warum er einen so großen Nachdruck auf die Deformierung der ausgetretenen Leukocyten legt, die in diesem oder jenem Falle oder Grade verwirklicht unseres Erachtens nicht mehr beweist als das, daß die dichte Struktur des Gewebes der Hilusgegend, etwa wenn es durch Ödem nicht aufgelockert ist, die Gestalt der Leukocyten und ihrer Kerne beeinflußt; schließlich, mit welchem Rechte er ein Einwandern der Leukocyten „rückwärts in den Glomerulus" aus der Efferens und ihren Capillaren „in den Wandungen der Afferens" in die Lumina der Glomerulusschlingen behauptet: zu solchen Schlüssen ist der mikroanatomische Befund seiner Natur nach nicht geeignet, sie stehen in vollem Widerspruch mit dem, was die Beobachtung im lebenden Körper lehrt und finden bei dem keine Stütze in den „allgemein-

---

[1]) Ruhende Leukocyten in der Strombahn zerfallen, nach unseren Beobachtungen in mehreren Organen, in wenigen Tagen.

gültigen Regeln der Chemotaxis", auf die sich KUCZYNSKI beruft, der diese „Gesetze" auf Grund von Untersuchungen nicht anerkennt[1]).

Wir haben im vorhergehenden gesehen, daß der Versuch KUCZYNSKIS, das Auftreten und Verhalten der Leukocyten im Glomerulus zu erklären, nicht gelungen ist. Die diesem Vorgang und dem früheren der Plättchenthrombose nach KUCZYNSKI zugrunde liegende „Sperre" der Glomeruli „infolge eines länger dauernden Verschlusses" der Afferentes, der sich frühzeitig mit einem „Abflußhindernis" des Glomerulus verbinden soll, haben wir nicht anzuerkennen vermocht: jener Verschluß entsteht erst, wie wir oben gezeigt haben, beim Sterben, der Glomerulus und die vor und hinter ihm gelegene Strombahn ist dauernd mit fließendem Blut gefüllt. Was KUCZYNSKI an Beweismitteln für das Entscheidende, jenen Verschlußmechanismus bringt, überzeugt nicht: weder die soeben berücksichtigte Deformierung der Leukocyten, von der wir trotz aller Bemühungen nicht eingesehen haben, wieso sie als „klassisch klarer" Beweis des Verschlußmechanismus dienen kann, noch das Beweismittel des „sehr geraden Verlaufes" der Afferens (so daß der Glomerulus auf ihr „erigiert" erscheint): Arterien im lebenden Tier haben wir beim Übergang in stärkste Verengerung oder Verschluß stets sich strecken und anhängende Pankreasläppchen dabei oft sich „erigieren" sehen, während sie aus der verengten Arterie in erweiterten Capillaren durchströmt wurden; und was das Zellpolster der Efferens angeht, so kommt es nicht in Betracht, weil, wie oben bemerkt, die Leukocytenvermehrung im Glomerulus bereits auftritt, ehe eine Zellvermehrung eintritt; überdies ist nicht anzunehmen, daß das „Zellpolster" im lebenden Körper bei bestehendem Blutdruck verengend gewirkt hat. Nach unseren Erfahrungen glauben wir nicht an die Regelmäßigkeit dieses von KUCZYNSKI in den Nieren seines Falles erhobenen Befundes, den er versäumt hat am injizierten Präparat zu studieren.

Wenn wir nun noch ein Wort an die beiden Autoren zugleich richten sollen, deren Abhandlungen in einem Hefte der „Krankheitsforschung" vereint nach der Ansicht der Verfasser sich gegenseitig stützen, so kann es nur an das Einzige anknüpfen, das ihnen beiden gemeinsam und der springende Punkt ihrer Darstellungen ist, den verschließenden oder fast verschließenden Spasmus präglomerulärer Arterien, der die Durchströmung der Glomeruli mit Blut aufhebt. Nachdem wir dargetan haben, daß ein Spasmus dieses Grades nur vor einem Stasegebiet und eine „Blutleere" der Glomeruli zu keiner Zeit der akuten hämorrhagischen Nephritis bestehen, empfiehlt es sich, zum Schlusse, Gesagtes

---

[1]) RICKER: Pathologie als Naturwissenschaft. S. 351—354. Berlin 1924.

ergänzend, zu zeigen, daß die Exsudation von roten und von weißen Blutkörperchen bei der Nephritis mit der Volhard-Kuczynskischen Lehre unvereinbar ist.

Um mit den *roten Blutkörperchen* zu beginnen, so lesen wir bei Volhard: „die Neigung zu Haematurie gehört zu den paradoxesten Eigenschaften dieser eigenartigen, an Paradoxien so reichen Krankheit" (der Glomerulonephritis). Die sich für den Anhänger der Lehre von der Ischämie der Glomeruli ergebende, in der Tat unüberwindliche Schwierigkeit glaubt Volhard mit der Herleitung des Blutes aus den „bluterfüllten Capillaren des Parenchyms und des Nierenbeckens" lösen zu können, die sich in einem Zustande „von hochgradiger, rückläufiger, venöser Stauung und capillarer, fluxionärer Hyperämie" befinden. Wir haben diese Vorstellungen oben als unhaltbar zurückgewiesen und betonen erneut, daß die mikroanatomische Methode den Schluß sicherstellt, daß das Blut nur aus blutgefüllten Glomerulis stammt, deren nerval bedingte, zur Erythrodiapedesis unerläßliche Erweiterung zusammen mit dem Sinken der Geschwindigkeit des aus rotem Blut bestehenden Inhaltes auf eine niedrigste Stufe sie allein erklärt; die Heranziehung des Nierenbeckens findet keine Stütze in den Sektionsbefunden. Damit ist auch die zweite Annahme Volhards unhaltbar, das durchtretende Blut stamme aus Glomerulis oder Vasa afferentia, in die das Blut wieder eingedrungen sei, und trete aus, weil durch die Ischämie die Wand „geschädigt" worden sei (im Sinne der erhöhten Durchlässigkeit); wir merken noch an, obwohl es für unseren Fall nicht in Betracht kommt, daß künstlich hergestellte Anämie nach Wiederzulassen des Blutes ganz wesentlich kompliziertere, nur mit der Einwirkung auf das Nervensystem der Strombahn verständliche Folgen hat[1]), Folgen, unter denen auch Exsudation jeglicher Art auftreten kann, die mit der Zurückführung auf erhöhte Durchlässigkeit nur eine Scheinerklärung findet. Schließlich: wenn Volhard die Blutungen bei der Glomerulonephritis auf eine „Sekundärinfektion", auf einen „infektiösen Einschlag" zurückführt, so ist dazu nur zu sagen, daß er den Beweis schuldig geblieben ist und daß dieser für die reine Glomerulonephritis nicht zu erbringen ist auf dem einzig möglichen Wege, dem des Nachweises von Bakterien in Glomerulusschlingen.

Die Haematurie bei der akuten hämorrhagischen Nephritis ist nichts weniger als eine paradoxe Eigenschaft; sie ist die natürlichste Sache von der Welt für jeden der sich mit den Kreislaufsänderungen auf dem einzigen Wege, dem der Beobachtung im lebenden Säugetier, vertraut gemacht hat.

Von den *Leukocyten* sagt Volhard lediglich, daß sie „regelmäßig"

---

[1]) Ricker: Pathologie als Naturwissenschaft. S. 251—254. Berlin 1924.

im Harn vorhanden sind; eine Erklärung für ihr Auftreten gibt er nicht, er glaubt sie von KUCZYNSKI erhalten zu haben.

Daß das nicht zutrifft, geht aus unserer Darstellung so klar hervor, daß wir hierüber nichts hinzuzufügen haben; es bleibt uns also nur übrig, uns mit KUCZYNSKIS Stellung zur *Blutung* zu beschäftigen. Er bemerkt, daß „bei der sicheren Heilung, beim Wiederdurchgängigwerden der Schlingen erhebliche Blutaustritte in sämtlichen derartigen Glomeruli die Regel darstellen"; er fügt hinzu, daß „derartige Blutungen aus vorher geschädigten Gefäßen keine Neuigkeit sind", und daß sie sich „nicht wesentlich von den anfänglichen Blutungen unterscheiden, die auf einem ganz ähnlichen, wenn nicht dem gleichen Mechanismus beruhen". KUCZYNSKI führt also den Austritt von roten Blutkörperchen auf die „Schädigung" zurück, die von der Aufhebung der Durchströmung mit Blut herrührt. Daß dies sachlich nicht haltbar ist, haben wir genügend dargelegt; im übrigen ist „Schädigung" keine Erklärung, sondern eine nichts erklärende Wertung, ebenso wertlos und unangebracht, wie die Scheinerklärung, die KUCZYNSKI gibt, wenn er die Leukocyten „in ganz zielgerichteten Bewegungen" in den Glomerulus einwandern läßt. Erythro- und Leukodiapedese sind, wie man durch die Untersuchungen vieler Autoren weiß, Teilakte von örtlichen Kreislaufsänderungen, deren Einzelheiten, insbesondere auch ihre Abhängigkeit vom Strombahnnervensystem wir in einer Komplikation ermittelt haben, die vorher nicht bekannt gewesen ist. Man mag hieran durch weitere Untersuchungen Einzelheiten ändern und wird noch viele hinzu entdecken, soviel ist gewiß, daß man heute die Diapedese nicht mehr in der oben gekennzeichneten Form behandeln kann, die von KUCZYNSKI für richtig befunden wird und ihn z. B. zu dem Ausspruch veranlaßt hat, „von den Umlaufsstörungen, die RICKER zur Erklärung der Leukocytenauswanderung (wir fügen hinzu: und der Erythrodiapedese) heranzieht", „ist hier nichts zu merken". Die Schnittpräparate der pathologischen Anatomie sind nicht die Methode, Kreislaufsänderungen kennenzulernen; was sie vor Augen führen, bedarf, es müßte überflüssig sein das auszusprechen, der Bearbeitung auf Grund dessen, was der lebende Körper, der Gegenstand der Physiologie und Pathologie, lehrt, bedarf auch einer Kritik, die sich auf Kenntnisse vom Verhalten der Strombahn nach dem Tode stützt.

Daß wir noch einmal auf diese Dinge zurückgekommen sind, hat seinen Grund darin, daß die Ischämielehre vielleicht am schlagendsten durch ihre Unfähigkeit, die Exsudation aus den Glomerulis und die Exsudation überhaupt zu erklären, widerlegt wird. Wo Exsudation von Blutkörperchen oder von Blutflüssigkeit oder von beiden in den Harn oder in Gewebe des Körpers stattfindet, herrscht Hyperämie, nicht Ischämie; Hyperämie mit Verlangsamung. Daß nicht die mindeste Berechtigung vorliegt, hiervon eine Ausnahme für die Niere bei der Glomerulonephritis zu statuieren, glauben wir im vorhergehenden gezeigt und dargetan zu haben, daß VOLHARDS und KUCZYNSKIS abweichende Vorstellungen auf Mangel an Kritik der mikroanatomischen Befunde und auf Unkenntnis der örtlichen Kreislaufsänderungen beruhen, mit denen man nur am lebenden Tier vertraut werden kann. Versäumt man diese Untersuchungen (die nicht am Frosch, sondern am Säugetier vorgenommen werden müssen), so kommt man — an Schnittpräparaten — zu so gänzlich unhaltbaren Vorstellungen von der Exsudation, wie sie VOLHARDS Mitarbeiter WALTER HÜLSE[1]) in seiner Betrachtung der „Ödempathogenese von anatomischen Gesichtspunkten" aus und wie sie für die Erythrodiapedese ein anderer Mitarbeiter, MARIO VOLTERRA[2]), vertritt; hat HÜLSES Mitteilung bereits die scharfe Kritik A. DIETRICHS[3]) erfahren, die sich auf das Morphologische beschränkt, so haben wir dem hinzuzufügen, daß Exsudation von Flüssigkeit — und von Erythrocyten — im lebenden Tier betrachtet völlig unvereinbar sind mit der Lehre vom ersten Auftreten des Ödems in den Zellen und von der Erythrodiapedese als Folge von Bindegewebsdegeneration oder -zerstörung.

Nicht die „Blutleere der Glomeruli ist der Angelpunkt der ganzen Nephritisfrage", wie VOLHARD, nicht die „Garbe der Leukocyten", die in den Glomerulus einwandern, wird zum „Schlüssel der Pathogenese", wie KUCZYNSKI sagt, sondern *wenn* irgendein Teilvorgang in der Kette von Vorgängen, unter denen Ischämie nicht vorkommt, verdient theoretisch hervorgehoben zu werden, so ist es die zur Haematurie führende, der Stase nahestehende Hyperämie der Glomeruli. Wir haben reiche Gelegenheit gehabt, in Westflandern Kranke mit akuter Schützengrabennephritis zu sehen; wir sind auch oft genug Zeuge gewesen, daß sie wegen des sichtbaren starken Blutgehaltes ihres Urins, der der Krankheit, der „hämorrhagischen" Nephritis bei den Mannschaften den Namen „Blutpissen" verschafft hat, als des *ersten* bemerkten Zeichens die Aufnahmestuben der Feldlazarette aufsuchten, in die sie den blutigen Harn mitbrachten. Niemandes Einspruch wird uns am Zutreffenden dieser Beobachtungen irre machen, die wir an günstigster Stelle, dicht hinter den nassen Schützengräben, bei frisch an der durch besondere Prägnanz der Symptome ausgezeichneten Feldnephritis Erkrankten gewonnen haben, so wenig wie an den Sektionsbefunden aus frühester Zeit die keine blasse, sondern hyperämische Nieren ergeben haben, Nieren also, die aus durchgängigen Glomerulis in ihren intertubulären Capillaren durchströmt gewesen waren und ihren

---

[1]) Virchows Archiv, 225. Bd., 1918 u. Klin. Wochenschr., 1913 Nr. 2.
[2]) Zentralbl. f. inn. Med., 1926 Nr. 23.
[3]) Virchows Archiv, 251. Bd., 1924.

Blutgehalt mehr oder minder vollständig in der Leiche bewahrt hatten. Was nun jene *initiale* Haematurie pathognostisch so wichtig macht, ist die Tatsache, daß die ihr zugrunde liegende Diapedesisblutung an die stärkste, d. h. auf stärkste Reizung des Strombahnnervensystems eintretende, der Stase nächststehende Hyperämie gesetzmäßig gebunden ist[1]. Was sich danach in kürzerem oder längerem Verlauf abspielt, ist das, was wir als poststatischen Zustand in vielen Tierexperimenten untersucht und als ein Absinken der Hyperämie von der anfänglichen Höhe nachgewiesen haben, ein Absinken, das auf einer ersten Stufe zu Plättchenthrombose führen kann, auf einer zweiten Stufe zu Leukodiapedese führt und das von Rückfällen (in eine stärkere Form der Kreislaufsänderung) unterbrochen sein kann; als ein solcher ist namentlich der erythrodiapedetische Zustand zu nennen. —

Wollten wir uns zu dem „zweiten anatomischen Beitrag zur Pathogenese der Glomerulonephritis" von MAX H. KUCZYNSKI (und H. DOSQUET)[2] äußern, es würde sich derselbe Gegensatz herausstellen, der sich im vorhergehenden ergeben hat; wieder schließt KUCZYNSKI aus mikroanatomischen Präparaten auf das Verhalten des Kreislaufes, der Exsudation, des Exsudierten (und vieler anderer Vorgänge), ohne die Kenntnisse, die nur Untersuchungen der Strombahn des lebenden Körpers verschaffen können und ohne Wissen um die engsten Grenzen, die diesem Schließen selbst dann gezogen sind, wenn diese Grundlage vorhanden ist. Nicht im Besitz dieser Grundlage, ohne Berücksichtigung des Nervensystems und der zahlreichen, nicht in Schnittpräparaten, sondern nur im Experiment zu gewinnenden Erfahrungen, aus denen hervorgeht, daß Änderungen der innervierten Strombahn Änderungen des Gewebes zur Folge haben, die sich aus jenen kausal erklären lassen, verwendet KUCZYNSKI mit Vorliebe „Zellaktivierungen" zu dem, was er Erklärung nennt, also VIRCHOWS aktive Fähigkeiten und Tätigkeiten der Zelle als eines Individuums. Mit Schnittpräparaten und ihrer Deutung auf metaphorischer Grundlage, die ihre folgerichtige Ergänzung in teleologischen Gedankengängen findet, kann man nicht Pathologie treiben; ebensowenig mit Halbheiten, wie der Auffassung von der Zelle, nach der sie zugleich sich selbst ernährt und ernährt wird. Wenn nach KU-

---

[1] Während der Korrektur ist das Referat des Zentralblattes für Allgemeine Pathologie und pathol. Anatomie (39. Bd., S. 260) über die Abhandlung von CHARLES W. DUVAL und R. J. HIBBARD (experimental production of acute glomerulonephritis, Journal of the american medic. association, 87. Bd., 1926) erschienen, in der als Beginn der durch Lysate des DICKschen Streptococcus scarlatinae erzeugten Glomerulonephritis Hyperämie der Gomeruli, Dilatation der Schlingen, Extravasation von Serum und Blut in den Kapselraum u. a. angegeben werden, dagegen die Wucherung der Kapillarzellen (und der Halbmonde) als spätere Befunde.

[2] Krankheitsforschung, 3. Bd., 1926.

CZYNSKI[1]) „die Zelle" „im eigentlichen Sinne selbständig" ist nur in Geschwülsten und sich nur in solchen selbständig, gegen die „Ordnung" ernährt, so *wird* sie außerhalb der Geschwülste, z. B. bei der Nephritis, ernährt. Wenn KUCZYNSKI hiermit ernst machen würde, käme er über das ernährende Blut zur innervierten Strombahn, d. h. zum Weg der Relationsphysio- und -pathologie, einem Wege, der auch vor den Geschwülsten nicht endet.

Wir kehren zum Ausgang dieses Kapitels zurück, indem wir wiederholen und bekräftigen, daß die Kreislaufsänderung in den Nieren bei der sog. Glomerulonephritis und das was sich im übrigen Körper eines, wie man kurz und unzutreffend sagt, an Glomerulonephritis Kranken an der Blutstrombahn abspielt, Anfälle sind, die zu Arteriohypertonie hinzutreten. Es ist die besondere Schwere des Nierenstrombahnanfalles, die sein Herabsinken von dem *im Beginn gelegenen Höhepunkte* so lange währen läßt, wie es bei der Umwandlung der Nieren in Schrumpfnieren der Fall ist; ist der hinzutretende Anfall von Haus aus schwach, so kehrt die Strombahn in kürzerer Zeit zur Norm oder annähernd zur Norm zurück. Jenes ist bekanntlich die Ausnahme, dieses die Regel.

ε) **Erklärung der Gewebsveränderungen bei der Nephritis.**

Neben der im vorhergehenden Kapitel beschriebenen und erklärten Kreislaufsänderung verlaufen die Gewebsvorgänge der Niere. Welche Strukturveränderungen sie hervorbringen, beschreibt die pathologische Histologie; wie sie entstehen und zu erklären sind, muß die Pathologie ermitteln. Was die Schnittpräparate an Abweichungen zeigen, wird uns im einzelnen und genaueren nicht beschäftigen, es wird im folgenden als bekannt vorausgesetzt werden; dagegen liegt uns die zweite Aufgabe ob, zu der es, wie gesagt, einer Pathologie bedarf. Als solche wird uns nicht die Cellularpathologie dienen, die die Zelle mit ihren Eigenschaften, Tätig- und Fähigkeiten in den Vordergrund stellt und in dieser Bevorzugung die Vorgänge an der innervierten Strombahn und ihrem Inhalte vernachlässigt; wir werden uns vielmehr erinnern müssen, daß wir von diesen Bestandteilen der Niere eine Fülle von Vorgängen kennengelernt haben, die die Forderung stellen, ebenso berücksichtigt zu werden wie das, was sich am vorwiegend zelligen Gewebe außerhalb der Strombahn abspielt. Es werden also Vorgänge an der innervierten Strombahn und ihrem Inhalte, der durch Exsudation mit dem Gewebe in Beziehung tritt, und solche am epithelialen und bindegewebigen Bestandteil des Organs in Zusammenhänge zu bringen sein.

An diese Zusammenhänge stellen wir wieder die Anforderung, daß sie rein kausale, nicht teleologische sind.

---

[1]) A. a. O. S. 234/235.

Es ist das eine Aufgabe, wie sie uns im Laufe dieser Abhandlung schon einmal beschäftigt hat, nämlich als wir die Gewebsveränderungen der Arterien zu erklären hatten.

Da die Niere aus der innervierten Strombahn und aus dem Gewebe in engerem Sinne besteht, ist die Vorfrage zu beantworten: beginnt der Prozeß mit Veränderungen des Gewebes, insbesondere des Epithels, oder ist das Erste der. Vorgang der innervierten Strombahn? Die Antwort auf diese Frage ist auf direktem Wege, durch Beobachtung nicht zu gewinnen. Demgemäß müssen wir uns des Schlußverfahrens bedienen.

Dieser Schluß muß davon ausgehen, daß die Nephritis, die man Glomerulonephritis nennt, nicht im Körper einer normalen Person auftritt, sondern in dem — seit kurzer Frist — mit Arteriohypertonie behafteten, und daß zu der Arterienenge, mit der die Niere zu dieser beiträgt, hinzutritt ein Vorgang in den terminalen Gebieten der Nierenstrombahn, die vorher unbeteiligt, nun in den peristatischen Zustand geraten, wenn sich die Nephritis — in akuter Form — einstellt. Dieses Hinzutreten von Kreislaufsänderung in den terminalen Gebieten ist, wie wir noch weiter an einer Reihe von Beispielen zeigen werden, bei Arteriohypertonie nichts Zufälliges, sondern in schwächerer oder stärkerer Form etwas ihr Zugehöriges; demgemäß ist der Schluß notwendig, daß die Kreislaufsänderung das erste Glied in der Kette der Vorgänge ist, die man als Nephritis bezeichnet. Wenn sie also bei einem mit Arteriohypertonie Behafteten auftritt, ist zu fordern, daß der Versuch gemacht wird, die sich am Parenchym und Stroma der Niere abspielenden Vorgänge als sekundäre, nämlich *nach* der Strombahnänderung einsetzende zu betrachten; hieraus ergibt sich ohne weiteres die Aufgabe, jene als Ursache, diese als Wirkung darzutun.

Wenn wir soeben den Vorgang an der innervierten Strombahn als das zeitlich Erste des komplexen Nierenprozesses bezeichnet haben, so bedeutet das, daß das Allererste der Teilvorgang am Nervensystem ist, an den als Ursache sich der Teilvorgang an den Muskelfasern der Arterien und am Symplasma des Glomerulus sowie den Zellen der intertubulären Capillaren unmittelbar als Wirkung anschließt[1]). Dieser zweite Teilvorgang ist, wie wir gesehen haben, vielseitig; er besteht in Verengerung dort, in Erweiterung hier und in von beiden Einflüssen abhängiger Änderung der Geschwindigkeit des Capillarblutes, die, auf den verschiedenen Stufen des Prozesses verschieden, die Zusammensetzung des flüssigen und geformten Inhaltes der Strombahn und, worauf es uns jetzt besonders ankommen muß, die Beschaffenheit dessen ändert, was durch die Capillarwand ins Gewebe austritt. Dieses Ausgetretene,

---

[1]) Vgl. hierzu: Gustav Ricker: Krankheitsforschung. 1. Bd., 1925.

Exsudierte, insbesondere soweit es Flüssigkeit ist, tritt in Beziehungen zu dem Gewebe; nachdem die Flüssigkeit das Gewebe passiert hat, wird sie in die Blut- und die (geschlossene) Lymphbahn aufgenommen.

Es bedurfte dieser Einleitung — mit der wir im wesentlichen wiederholten, was wir gelegentlich der Erklärung der Arterienveränderungen bemerkt haben —, um auch an dieser Stelle zu rechtfertigen, daß wir die Teilvorgänge in der angegebenen Reihenfolge betrachten, verbinden und erklären werden.

Wir werden also versuchen die Gewebsveränderungen auf die veränderten Beziehungen des Blutes zum Gewebe, wie sie die exsudierte Gewebsflüssigkeit vermittelt, zurückzuführen.

Der erste Befund, mit dem wir uns beschäftigen, ist die *Vergrößerung des Capillarsymplasmas* der, wie wir gesehen haben, erweiterten Glomerulusschlingen (und unter Umständen der Endothelzellen der — siehe oben — erweiterten Afferentes).

Hierzu ist zu bemerken, daß es sich um eine unzweifelhaft *plasmatische* Zunahme handelt, an der auch die Kerne teilnehmen. Es wird also in der Wand der Strombahn Substanz neu angelagert; sie kann nur dem Blute entstammen, das diejenigen chemischen Körper gelöst enthält, und zwar in Gestalt ihrer Vorstufen und Komponenten, aus denen das Gewebe, ruhendes, wachsendes und vermehrtes, besteht. Wir haben oben gezeigt, daß zur Zeit dieser Einlagerung von Substanz in die Wand der Glomerulusblutbahn Hyperämie herrscht, daß die erweiterten Schlingen von vermehrtem roten Blute, in dem allmählich die weißen Blutkörperchen zahlreicher werden, verlangsamt durchflossen werden, und daß dabei (mit Blutkörperchen) Flüssigkeit in ihre Wand ein- und durch sie hindurchtritt, und zwar in langsamer Bewegung. Auf diese Hyperämie und verstärkte Zufuhr von flüssigem Exsudat, auf diese Mehrzufuhr führen wir die Mehranlagerung zurück, die das Symplasma vergrößert. Der gleiche Befund, der der Vergrößerung der Capillarzellen, ist im intertubulären Netz weniger deutlich festzustellen; obwohl hier im wesentlichen dieselben Bedingungen der Durchströmung und Exsudation bestehen. Wenn nicht von vornherein und dauernd leichte quantitative Unterschiede in der Kreislaufsänderung zwischen dem ersten, von der Afferens und dem zweiten, von der Efferens gespeisten Capillarsystem derart bestehen, daß sie dort stärker ausfällt als hier (ein Punkt, auf den wir der Kürze halber nicht eingehen), so muß die Struktur des Glomerulus als eines Schlingensystems, das in eine Kapsel (aus subepithelialen Collagenfasern) eingeschlossen ist, dahin wirken, daß die Vergrößerung des Symplasmas (zunächst) vorwiegend als Dickenzunahme zutage tritt, während es die Lage der intertubulären Capillaren im lockeren Bindegewebe ermöglicht, daß sie von vornherein vorwiegend in die Länge wachsen.

Wir merken hier noch an, daß die Verdickung der Capillarwand durch Wachstum nichts für die Nephritis spezifisches ist. Wir wissen das aus zahlreichen eigenen Erfahrungen und verweisen den Leser auf die jüngst (1926) erschienenen Abhandlung von THEODOR ERNST[1]) (aus dem ASKANAZYschen Institut), der den ersten Anfang der Schwellung von Capillarzellen 15 Minuten nach Einwirkung des hyperämieerzeugenden Reizes (Terpentinöl) festgestellt und in den weiteren Stunden verfolgt hat, bis zur Zeit, wo (nach unseren Erfahrungen) die Vermehrung der Capillaren einsetzt. Das Allererste ist freilich die Hyperämie, die mit der Schnelligkeit direkter und indirekter Nervenreizung eintritt.

Auch das Epithel, das der Nierenkörner und der Kanälchen, vergrößert sich, in der Form, die gewöhnlich nach dem Aussehen des Leichenpräparates trübe Schwellung genannt wird. Wie immer man über die trübe Schwellung im einzelnen denken mag, es ist ihr nur ein Verständnis abzugewinnen mit der Auffassung, daß die Zellen sich durch Aufnahme von Eiweißkörpern vergrößern, die, wie wir annehmen nach dem Tode, in Körnchenform ausfallen und dadurch trübend wirken. Wir wissen keine andere Quelle zu nennen, aus der die Eiweißkörper stammen könnten, als das verlangsamt fließende, nachweislich gelöste Eiweißkörper exsudierende Blut; indem sich das Exsudat langsamer und reicher an Eiweiß als in der Norm durch das Epithel hindurchbewegt, kommt es zu einer Anhäufung jener Exsudatbestandteile im Epithel, das sich dabei vergrößert. Wir merken noch an, daß es in unserer Betrachtungsweise am nächsten liegt, auch die hyalinen Kugeln, die man im Kanälchenepithel finden kann, als sich anhäufendes und in modifizierter Form ausfallendes Exsudat aufzufassen; und daß ein anzutreffender geringster Fettgehalt im Capillarsymplasma und im Epithel auch nur aus dem Exsudat stammen kann: hiervon werden wir alsbald sprechen.

Was wir bisher von Strukturveränderungen besprochen haben, hat das Gemeinsame, daß es das Ergebnis der Anhäufung von und der Ablagerung aus der im stärksten peristatischen Zustande die Capillarwand und das Epithel verlangsamt passierenden Flüssigkeit ist. Es bleibt uns nun noch übrig, an dieser Stelle, wo uns die Frühbefunde bebeschäftigen, der inkonstanten *Nekrose von Epithel* zu gedenken, die stets sehr geringen Umfanges ist. Tritt sie stellenweise ein, so haben wir in der Stase der zugehörigen Capillarstrecke, die eine Unterbrechung der Beziehung zwischen Blut und dem vor dem Bindegewebe auf diese Sequestration mit Nekrose reagierenden Epithel bedeutet, eine vollständig ausreichende Erklärung unter der Voraussetzung, daß die Stase einige Stunden angehalten hatte.

---

[1]) Beitr. z. pathol. Anat., 75. Bd., 1926.

Anhangsweise sei hier der Beobachtung C. Friedländers[1]) in seinem bekannten Aufsatze „Über Nephritis scarlatinosa" gedacht, der Beobachtung von „Nekrotisierung des größten Teiles der Nierenrinde, die sich im Gefolge der Scharlachnephritis bei einer 36jährigen Frau eingestellt hatte"; es hatte vollständige Anurie in den letzten fünf Lebenstagen bestanden. Die Rindensubstanz war mit Ausnahme einer 0,5—1 mm breiten (von der Kapsel aus durchströmt gebliebenen) Zone, „graugelb undurchsichtig, lehmfarben und derb". Friedländer „scheint" die „Deutung dieses sehr schwierigen Falles" die zu sein, „daß durch eine sehr vollständige und allgemeine Verschließung der Glomeruli eine totale Ischämie der Nierenrinde in großen Bezirken und damit eine Nekrotisierung derselben zustande kam"; nach Volhard kann es sich hierbei „nur um eine angiospastisch-ischämische Nekrose gehandelt haben" im Sinne seiner Lehre von der Ischämie bei der Nephritis. Wir verweisen zurück auf unsere Kritik dieser Lehre, in der wir sie als unhaltbar nachgewiesen haben.

Wir bemerken zu dem Befunde, daß fünf Tage zur Entfärbung von Staseblut ausreichen[2]) und nehmen im Sinne unserer früheren Darlegung an, daß, während sonst nur partielle und vorübergehende Stase zustande kommt, hier allgemeine bestanden hat, und zwar als Dauerstase, die Nekrose nach sich ziehen mußte. Die Beobachtung Friedländers läßt sich also in der hier begründeten Weise sehr gut erklären, während keine Tatsache aus der Nierenpathologie bekannt ist, die die Entstehung von Nekrose durch Arterienverschluß infolge eines Spasmus sicherstellen oder auch nur wahrscheinlich machen würde; hiervon später.

Hat es sich im ersten Akte des Prozesses um mikroanatomische Befunde gehandelt, die wir auf Anlagerung von Substanz aus dem Blute zurückführen mußten, so steht das, was sich danach abspielt, zu einer Zeit, wo die initiale Kreislaufsänderung bereits um ein gewisses abgeschwächt ist, im Zeichen der *Vermehrung des vergrößerten Capillarsymplasmas* der Glomeruli und der *Vermehrung der vergrößerten Epithelzellen der Rinde*.

Um mit den Glomeruli zu beginnen, so wird durch Längenwachstum der Capillaren, deren Kerne Mitosen aufweisen, vielleicht auch durch Schlingenneubildung, um deren begreiflicherweise sehr schwierigen Nachweis wir uns freilich vergeblich bemüht haben, aus dem Glomerulus, der bisher nur durch Plasmazunahme vergrößert war, unter weiterer Vergrößerung der bekannte zellreiche Glomerulus der Nierenkörner der „Glomerulonephritis". Im postglomerulären Capillarnetz findet, wie eine einfache Überlegung ergibt, ebenfalls Wachstum statt, da in der sich vergrößernden, schließlich in der „großen" (weißen), aufs Doppelte und mehr vergrößerten Niere das Vorhandensein eines keineswegs gedehnt erscheinenden, vielmehr, wie wir gesehen haben, wie der Glomerulus erweiterten Capillarnetzes anders als mit Wachstum nicht zu erklären ist. Wir sehen in diesem Wachstumsvorgang ein Beispiel dafür, wovon

---

[1]) Fortschritte der Medizin, Bd. 1., 1883.

[2]) Maximilian Natus, Virchows Archiv, 202. Bd., 1910. — Am bequemsten kann man sich in der Conjunctiva des Kaninchens überzeugen, daß Stasecapillaren und Ekchymosen in 24—30 Stunden abblassen und verschwinden.

uns viele Experimente überzeugt haben, daß nur da, wo vorher Hyperämie von hinlänglicher Stärke eingesetzt hatte und in hinlänglicher
Dauer fortbesteht, Capillarwachstum zustande kommt. Wenn eine
Niere exstirpiert wird, wächst die Strombahn der anderen (typisch
hyperplastisch werdenden) auf die doppelte Größe; das erste ist hierbei
die (typische) Hyperämie, verursacht von den „harnfähigen Substanzen"
des Blutes, die in unverminderter Menge als Reiz am Nervensystem
der Strombahn nunmehr nur *einer* Niere angreifen; erst ist also Hyperämie vorhanden, dann tritt das Wachstum der Strombahn ein, um auf-
zuhören, wenn nach Abschluß ihres Wachstums keine Hyperämie mehr
besteht. Schneidet man in eine Niere ein, so ist das erste, sofort auftretende eine Hyperämie des Organs, die in der Umgebung der sich mit
Blut füllenden Wunde denselben allgemeinen Charakter und Verlauf
besitzt, den wir von der Glomerulonephritis kennengelernt haben: in
den Capillaren des Wundrandes beobachtet man nach Stunden ausgesprochene Vergrößerung der Capillarzellen, darauf abermals nach
Stunden, daß Sprossen und Schlingen derselben in das ergossene Blut
hineinwachsen; also wieder Mehrzufuhr, der Mehranlagerung folgt.
Diese Beispiele ließen sich vermehren; es ist uns aus der experimentellen
Pathologie kein Beispiel bekannt, daß Wachstums- und Vermehrungs-
prozesse an Capillaren auftreten ohne Vorausgehen von Hyperämie;
immer vollzieht sich der Vorgang so, daß die Capillarzellen dicker werden,
ehe sie sich teilen und neue Capillaren entstehen.

Da wir nachgewiesen haben[1]), daß die Capillarwand in ihrer Existenz
auf die Beziehung zum strömenden Blut angewiesen, ist es notwendig,
daß wir dies auch bei der Erklärung des Wachstums von Capillaren festhalten und die Mehranlagerung, auf die Wachstum zurückgeht und für
die eine Quelle angegeben werden muß, so erklären wir eben geschehen.

Auch das durch „trübe Schwellung" vergrößerte *Epithel* der Niere
vermehrt sich, sowohl das der Malpighischen Körperchen als das der
Kanälchen.

Was hierbei an Epithel bei der Nephritis entsteht, wird nicht bleibender Bestandteil des Organs, sondern wird mit dem Harn entfernt oder
schwindet langsam an Ort und Stelle, so das Epithel der „Halbmonde";
es hat auch weder das Aussehen des normalen Nierenepithels noch
funktioniert es wie dieses. Dies alles im Gegensatz zum typischen Wachstum des Epithels der Niere nach Verlust des Schwesterorgans, das durch
eine typische, d.h. wie in den beiden normalen Nieren beschaffene Hyperämie zustande kommt. Demgemäß sprechen wir für die Nephritis von
einer paratypischen Vermehrung des Epithels; wie die typische Hyperplasie von der auf höherer Stufe in typischer Form vor sich gehenden,

---

[1]) Maximilian Natus, Virchows Archiv, 202. Bd., 1910, S. 456.

so ist die paratypische Hyperplasie von der in abnormer Weise erfolgenden vermehrten Durchströmung herzuleiten.

Wir haben eingangs erwähnt, daß schon die frühesten mikroanatomischen Präparate eine äußerst geringe Menge von *Fett* im Epithel der Rinde und im Capillarplasma besonders der Glomeruli aufweisen; dieses Fett (wir wollen der Kürze halber von Fett sprechen und die Lipoide mitverstehen, die hier wie bei so vielen Gelegenheiten zugleich mit dem Fett und reichlicher als dieses auftreten) nimmt in der Folge stark zu und sammelt sich auch in den Zellen des sich ebenfalls vermehrenden Bindegewebes an. Auf die Erklärung dieses zunehmenden und sich — in der „großen weißen Niere" — lange haltenden Fettes gehen wir etwas genauer ein, an der Hand der Ergebnisse unserer zahlreichen experimentellen Untersuchungen auf diesem Gebiete.

Sie haben zunächst ergeben, daß Fett in Zellen aus der dem Blute entstammenden und die Zellen durchsetzenden Flüssigkeit, aus den in ihr gelöst enthaltenden Fettkomponenten entsteht (wir fügen hinzu, auch in Fällen, wo von „Phagocytose" gesprochen wird). Es hat sich weiter herausgestellt, daß da, wo die innervierte Strombahn lebhaft mit Blut durchströmt ist, sei es in normaler, sei es in pathischer Form, die Fettsynthese ausbleibt; die aus- und durchtretende Flüssigkeit wird dann schnell bewegt, die Beziehungen zwischen ihr und dem Zellplasma, d. h. die Intensität des Stoffwechsels ist groß; die Fettkomponenten werden infolgedessen verbraucht oder abgeführt, ehe sie zusammentreten; oder es bildet sich Fett nur in kleinen unsichtbaren Tröpfchen, die sofort im lebhaften Stoffwechsel verschwinden. Die normale Nierenrinde ist daher fettfrei, desgleichen die Rinde der nach Verlust des Schwesterorgans wachsenden Niere; entsteht eine Nierengeschwulst, so sind ihre jüngsten wachsenden Teile aus derselben Ursache ebenfalls fettfrei. Nicht minder das lebhaft wuchernde Granulationsgewebe, das sich etwa in einer Nierenwunde gebildet hat.

Auf der anderen Seite ist festzustellen, daß da, wo eine mit starker Verlangsamung des Capillarblutes einhergehende Strömung des Blutes, somit ein peristatischer Zustand starken Grades besteht, wo also die exsudierende Flüssigkeit verlangsamt durch anwesendes Parenchym, wie Epithelzellen, hindurchfließt, daß sich dann aus den in ihr enthaltenen Fettvorstufen Fett im Epithel bildet; diese Fettsynthese kann sich in einem Gewebsbezirk eine Weile fortsetzen, in dem Stase Nekrose des Gewebes — durch Sequestration vom strömenden Blute — herbeigeführt hat, da der in der Umgebung bestehende starke peristatische Zustand exsudierende Flüssigkeit in stark verlangsamter Bewegung ein- und durchtreten läßt. In diesen vielseitig gewonnenen Erfahrungen haben wir die Aufklärung dessen gefunden, was man „fettige Degeneration" und „fettigen Zerfall" nennt.

Um aus der Pathologie der Niere auch für die Verfettung als Folge starker Verlangsamung des Blutes und der austretenden Flüssigkeit Beispiele anzuführen, sei das Grenzgebiet eines Nierensequesters[1]) genannt; in seinem inneren Teil besteht ein leukodiapedetischer Zustand, der bald in weiße Stase (Dauerstase) übergeht, in seinem äußeren Teil ein starker peristatischer Zustand, der anfangs zu Diapedesisblutung führt und sich langsam, in Monaten genau ebenso abschwächt, wie das für die Glomerulonephritis beschrieben worden ist. In beiden Zonen verfettet zunehmend das Epithel der Harnkanälchen, in der äußeren Zone, in der das Bindegewebe sich vermehrt und das Parenchym abnimmt, besteht das Fett jedoch nur so lange, wie der schwere Grad der Kreislaufsänderung anhält. Gifte, die die genannte Kreislaufsänderung in der Niere herbeiführen, bewirken auf dieselbe Weise Verfettung des Epithels der Kanälchen. Zerfällt der zentrale Teil einer Nierengeschwulst, was, wie aus der Infarzierung zu erschließen, durch Übergang der Blutströmung in Stase zustande kommt, so verfettet er und läßt denselben starken Gegensatz des der Nekrose entgegengehenden und nekrotisierten fetthaltigen Gewebes zu dem fettfreien des fortbestehenden und wuchernden, lebhaft durchströmten Gewebes erkennen, der sich in derselben Form im zerfallenden Teil eines Granulationsgewebes oder einer Granulationsgeschwulst gegenüber dem wachsenden Teil derselben bemerkbar macht.

Wir fassen das über das Fett Gesagte zusammen. Da wo das Verhalten der innervierten Strombahn eine lebhafte Durchströmung des Gewebes mit Blut und mit aus diesem austretender Flüssigkeit — die sich demgemäß nicht anhäuft — unterhält, entsteht kein Fett aus den Vorstufen, die im Blute und der Gewebsflüssigkeit enthalten sind; Fett entsteht dagegen und hält sich dort, wo sich das Blut und die austretende Flüssigkeit verlangsamt bewegen. In jenem Verhalten sehen wir einen lebhaften Stoffwechsel, in diesem einen trägen; dort wird das Fett verbraucht, hier bleibt es liegen; in beiden Fällen, solange die Bedingungen fortbestehen. Mit der Länge der Zeit des zugeordneten Grades des peristatischen Zustandes muß die Menge des Fettes im Epithel zunehmen; es erreicht in dem als Ganzes und in seinen Stadien äußerst langgezogenen Prozesse der Nephritis den hohen Grad, der von der großen (besser: vergrößerten) weißen Niere bekannt ist und der das Meiste zu dieser Vergrößerung beiträgt.

Wenden wir uns nun zum Verhalten des *bindegewebigen Teiles der Niere,* so ist in dieser Beziehung zu trennen das Bindegewebe der Nierenkörner einerseits, das intertubuläre und das der BOWMANschen Kapsel angehörige andererseits; jenes steht in Beziehung zu den Glomerulu-

---

[1]) OSCAR LANGEMAK, l. c.

capillaren der Afferens, dieses in Beziehung zu den postglomerulären Capillaren der Efferens; jenes besteht, mit Ausnahme vielleicht der Hilusgegend des Nierenkornes, nur aus Fasern, dieses aus Fasern, denen spärliche Zellen anliegen.

Im Nierenkorn entwickelt sich auf der Grundlage des aus der Kreislaufsänderung verständlichen Ödems die Ablagerung von homogenem Collagen oder collagenähnlicher Substanz, gewöhnlich als Hyalin bezeichnet; es handelt sich unstreitig um eine Ablagerung albuminoider Stoffe aus der exsudierenden, sich verlangsamt bewegenden Flüssigkeit, aus der sie gleichsam ausfallen, — wie wir auch hier schließen, in einem näher zu klärenden Zusammenhange mit der verlangsamten Bewegung. Die wie es scheint zunächst fasrige, dann quellende und dabei homogen werdende Masse verengt die Capillaren und setzt ihre Durchlässigkeit herab; die meisten Capillaren verlieren schließlich ihr Lumen und ihre Wand, so daß die hyaline Kugel übrigbleibt, die hierbei auch das Epithel, da seine Existenz an die Beziehung zum Blute geknüpft ist, langsam einbüßt.

Wir haben an früherer Stelle, vorgreifend, bemerkt, daß durch diesen Prozeß im Nierenkorn die postglomeruläre Strombahn nicht einmal dann von der Blutzufuhr abgeschnitten wird, wenn er bis zum Ende verlaufen ist. Nachdem wir gesehen haben, daß in der ganzen Rinde der peristatische Zustand besteht, also in den beiden hintereinander geschalteten Stromgebieten, dürfen wir die im ödematösen Bindegewebe des zweiten Stromgebietes, des der Efferentes, vor sich gehende Vermehrung der Collagenfasern so erklären wie das Auftreten von Collagen im Nierenkorn; dazu kommt hier, wo auch Bindegewebszellen vorhanden, eine zunächst sehr leichte Vermehrung dieser, die wie das Epithel verfetten. Eine stärkere zellig-fasrige Hyperplasie des intertubulären Bindegewebes wird freilich erst in den Schnittpräparaten aus späterer Zeit angetroffen, nämlich erst wenn und da, wo man zugleich eine Verschmälerung der ihr Fett verlierenden Kanälchen feststellt, wie sie das folgende Stadium einleitet.

Wir haben im vorhergehenden an mehreren Stellen abgeleitet, daß da, wo die peristatische Hyperämie lebhaft ist, demgemäß die vermehrt austretende Flüssigkeit nicht stagniert, daß da sowohl in der Zeit der stärkeren Kreislaufsänderung gebildetes Fett schwindet, als auch eine deutliche Vermehrung von Zellen im Bindegewebe statt hat, in dem bis dahin im wesentlichen nur Collagen in faseriger Form ausgefallen war. Um ein Granulationsgewebe in kleinem Maßstabe handelt es sich, nachdem die peristatische Verlangsamung abgenommen, da in dem sich nun auch zellig vermehrenden Bindegewebe neugebildete Capillaren, Lymphocyten und (aus diesen hervorgegangen) Plasmazellen angetroffen werden; wie der Fettschwund im Epithel und Bindegewebe, so ist dies

Granulationsgewebe auf die mit der Abnahme der Arterienverengerung und der Erweiterung der Capillaren lebhafter gewordene Strömung des Blutes und der Flüssigkeit im Gewebe, mit anderen Worten auf das Sinken des peristatischen Zustandes zurückzuführen, dessen Höhe, wie wir gesehen haben, im Anfange der Nephritis liegt und mit dessen Ende die Annäherung an die Norm erreicht wird. Das weitere Sinken bringt eine Verkleinerung der capillären Strombahn mit sich, die nun nicht mehr vollständig durchströmt wird und dadurch Capillaren verliert; indem sich, solange sie hyperämisch ist, Collagenfasern fortfahren um die Capillaren zu bilden, Fasern, die das Epithel vom Blute trennen, werden durch beide Einflüsse, dadurch, daß sie den Zutritt von Flüssigkeit herabsetzen, die Kanälchen mehr und mehr verschmälert; es nehmen dadurch auch die Zellen des Bindegewebes an Zahl ab, so daß schließlich der sog. geschrumpfte (Schrumpfungs-) Bezirk vorliegt mit einer Strombahn, die, wie uns zahlreiche Injektionspräparate gelehrt haben, im Vergleich zu der normalen Rinde der Niere stärkst reduziert und in ihrer Architektur völlig verändert ist.

Unsere Darstellung der Gewebsveränderungen in der Niere würde erst vollständig sein, wenn wir auch die Gefäß-, insbesondere die *Arterienveränderungen*, die sich auf dem Wege von der akuten Nephritis zugleich mit den Gewebsveränderungen herausbilden, im speziellen besprechen würden. Wir beschränken uns hier zu verweisen, einmal auf das was wir von Verengerung und Erweiterung von Arterienstrecken bei der akuten Nephritis (wobei wir an die in Betracht kommenden Variationen erinnern), zweitens auf das, was wir von den Strukturveränderungen der Arterien bei und infolge von dauerhafter Verengerung und Erweiterung im ersten Hauptteil gesagt haben; im einzelnen, daß die verengten Arterien, die zu einem in peristatischer Erweiterung befindlichen Stromgebiet führen, hyperplastische Wand erhalten (die Verdickung der Mediamuscularis in den in Betracht kommenden Segmenten der Arteria renalis auf das Mehrfache ist vor jeder Anzweiflung geschützt), während erweiterte Strecken der Sklerose verfallen. Diese Angaben genügen zu der hier allein in Betracht kommenden allgemeinen Orientierung; genauere Untersuchungen, als sie vorliegen und als wir selbst sie bisher in systematischer Form angestellt haben, müssen — mit Berücksichtigung jener Variationen — an den sämtlichen Segmenten der Arteria renalis (bis zu ihrem Ursprung aus der Aorta) angestellt werden unter Vergleich der geschrumpften und nicht geschrumpften Rindenteile[1]). —

---

[1]) Wir übergehen der Kürze halber die Unterschiede zwischen glatter und granulierter Schrumpfniere und wie das Hervorgehen dieser aus der in der Regel allgemeinen (die ganze Rinde befallenden) akuten Nephritis vorzustellen ist; vgl. hierzu: RICKER: Pathologie als Naturwissenschaft, S. 229—230. — Im folgenden

Was wir soeben erörtert haben, wird Glomerulonephritis genannt, die in Schrumpfnieren ausgeht; als Folgezustand einer akuten Nephritis heißen sie sekundäre Schrumpfnieren, im Gegensatz zu den alsbald zu behandelnden sog. primären, denen eine akute Nephritis nicht vorausgeht. Mit älteren Bezeichnungen ist es eine akute hämorrhagische Nephritis, der die chronische parenchymatöse folgt, an die sich die chronische interstitielle Nephritis anschließt und mit Schrumpfnieren als einem Dauerzustande endigt. Es bedarf nicht des Nachweises, daß alle diese Ausdrücke streng genommen unbrauchbar sind; wir machen nur darauf aufmerksam, daß sich aus unserer Darstellung klar ergibt, wie ungerechtfertigt die Betonung der Glomeruli ist, die in der Bezeichnung Glomerulonephritis vorgenommen wird, einer Bezeichnung, die die irrige Vorstellung wachruft, als entscheide die Glomeruluskomponente des Prozesses über die übrigen Vorgänge in der Rinde, — während es sich doch um Parallelvorgänge in den Afferentes- und Efferentesstromgebieten handelt.

b) Die interstitielle Nephritis und ihre Entwicklung zur Schrumpfniere.

Aus den zur Verfügung stehenden Termini greifen wir einen heraus, der dem gilt, was uns im folgenden beschäftigen wird, und wenden den Ausdruck *„chronische interstitielle Nephritis“* an auf den Vorgang der (von Kreislaufsänderung abhängigen) Bindegewebshyperplasie und Parenchym- (Epithel-) Abnahme, der als solcher einsetzt und da wo er zu Ende verläuft einen „Schrumpfungsbezirk“ in der Nierenrinde hervorbringt. Daß es sich um diesen Vorgang handelt, der, wie wir zeigen werden, bei Arteriohypertonie in der vorher unverändert gewesenen Niere auftreten kann, wie er entsteht und aufzufassen ist, wird zuerst nachzuweisen sein.

Wenn wir hier von der Notwendigkeit des Nachweises sprechen, so ist der Anlaß der, daß der Leichenbefund in der Regel das Endergebnis enthüllt, das man Schrumpfnieren nennt und als primäre charakterisiert, da die Anamnese nichts von dem Vorangegangensein der für den Arzt und Kranken so eindrucksvollen Krankheit berichtet, wie sie eine akute Nephritis und ihr Übergang in eine chronisch-parenchymatöse Nephritis sind. Da es einigermaßen schwer ist, sich die Vorstufen jenes Befundes zu verschaffen, an die die Darstellung seiner Genese anknüpfen kann, haben viele Autoren das einzig brauchbare Verfahren, jene Vorbefunde zu suchen, nicht beschritten und um so mehr geglaubt, auf sie verzichten

wird nur die weitaus häufigere Form, die granulierte Schrumpfniere, berücksichtigt werden, in der geschrumpfte mit hyperplastischen Teilen der Rinde abwechseln.

zu können, als die in den Schrumpfungsbezirken dieser Schrumpfnieren anzutreffenden starken in das Gebiet der Sklerose gehörigen Arterien- und Arteriolenveränderungen ein Verständnis des Ablaufes der Gewebsveränderungen in den Nierenkörnern und im Kanälchenbereich unmittelbar zu verschaffen schienen; da es sich um Menschen handelt, die auch außerhalb der Schrumpfungsbezirke und im übrigen Körper Arteriosklerose aufweisen, lag der Schluß nahe und wurde gezogen, daß der stärkere Grad der Arterio- und Arteriolosklerose die geschrumpften Bezirke erzeuge.

Wir haben im Laufe der Jahre, besonders mit dem Assistenten der Anstalt Paul Beeck, viel Mühe darauf verwandt, den sichereren Weg zu verfolgen, mikroanatomische Vorstadien der Nierenschrumpfbezirke zu finden und zu untersuchen, und sind dabei zu Ansichten gekommen, die sich von den allgemein verbreiteten, soeben skizzierten grundsätzlich unterscheiden. Es liegt in der Natur der Dinge begründet, daß die Mehrzahl dieser Befunde in Nieren von Leichen älterer Personen erhoben worden ist; wir haben aber auch bestätigende in Nieren gewonnen, die, wie aus dem Verhalten des übrigen Körpers (Arteriohypertonie, Herzmuskelhyperplasie u. a.) zu schließen, sich zu Schrumpfnieren des mittleren Alters entwickelt hätten, wäre nicht — durch Hirnblutung — der Tod eingetreten. Das Ergebnis dieser Bemühungen ist kurz so zusammenzufassen, daß sich die Entwicklung der Schrumpfungsbezirke in der sog. sekundären Schrumpfniere, eine Entwicklung, die, wie wir gesehen haben, nach dem Stadium der großen weißen Niere einsetzt, und die Entwicklung der Schrumpfungsbezirke der sog. primären Schrumpfniere, die aus normalem Nierengewebe hervorgehen, miteinander übereinstimmen. Demgemäß brauchen wir nur auf die frühere Schilderung zu verweisen und daran zu erinnern, daß in den Nierenkörnern fasriges Collagen sich vermehrt und (später) „Hyalin“ (homogenes Collagen) auftritt und zunimmt, und daß dementsprechend die Strombahn und das Epithel reduziert wird, bis die kleine hyaline Kugel entstanden ist; und daß im Kanälchenbereich das Bindegewebe (leicht) hyperplastisch wird, an Zellen und Fasern, oder nur an Fasern (Collagenfasern), während die Kanälchen schmäler werden und mit einem großen Teil des Capillarnetzes schwinden; in diesem Bindegewebe werden hier und da (zirkumvenale) Lymphocyteninfiltrate angetroffen, ferner Produkte von paratypischer Hyperplasie der Kanälchen bis zu den „Adenomen in Schrumpfnieren“, die in der sich schließlich entwickelnden fertigen Narbe bestehen bleiben.

Es sind damit *alle* die Merkmale gegeben, die in den üblichen Definitionen des Begriffes der chronischen Entzündung vorkommen; wir sehen auch hier wieder keinen Nutzen, sondern nur Schaden darin, von „Entzündung“ zu sprechen, und wenden den Ausdruck: chronische interstitielle Nephritis (Nierenkrankheit) auf die Gesamtheit jener Vorgänge, unter denen die Bindegewebshyperplasie und der Parenchymschwund in den Schnittpräparaten am auffälligsten sind, in unserem, dem oben angegebenen Sinne an. Nierenkörperchen, als Stromgebiet der Afferentes, und Kanälchen mit ihrem Bindegewebe, das Stromgebiet der Efferentes, sind also der Ort dieser Vorgänge, die sich neben-, nicht nacheinander abspielen. Man darf nicht von „Narben" und fertigen Produkten, unter ihnen mehr oder minder weit hyalinisierten Glomerulis, ausgehen, wie unsere Vorgänger getan, sondern muß früher anfangen, so wie von uns geschehen, in Nieren, die gegen jeden Einwand geschützt waren, daß es sich um eine andere Form der Nephritis gehandelt hatte, in Nieren, die in anderen Rindenstromgebieten weit vorgeschrittene oder fertige Befunde darboten. Wir haben uns auch überzeugt, daß die Arterien- und insbesondere die Arteriolenbefunde, die in das Gebiet der Sklerose gehören und die stärksten Grade erreichen, an die Schrumpfungsbezirke gebunden sind und in ihren Stufen denen der übrigen Gewebsveränderungen entsprechen; daher ist der Schluß geboten, daß sich jene nicht *vor* diesen einstellen, sondern *mit* ihnen entstehen, genau wie dies bei der Entwicklung der Schrumpfungsbezirke der sog. sekundären Schrumpfniere der Fall ist. Schließlich ist die Übereinstimmung vollständig; wir behaupten auf Grund vieler Erfahrungen, daß man die geschrumpften Bezirke der sog. sekundären und der sog. primären Schrumpfniere weder an den Gewebs- noch an den Arterienbefunden unterscheiden kann; hier wie dort kommen Eigentümlichkeiten des Skleroseablaufes vor, die in seinem Rahmen liegen und als zur Unterscheidung ungeeignet hier nicht besprochen werden sollen.

Von der sekundären Schrumpfniere haben wir ausführlich gezeigt, daß die Blutdrucksteigerung nicht von ihr, ihren nach einer gewissen Zeit in den Schrumpfungsbezirken verengten oder verschlossenen Arterien erzeugt wird, sondern vorher da ist, bereits im ersten Stadium der akuten hämorrhagischen Nephritis; die ausgebildeten Skleroseveränderungen der Arterien in der fertigen Schrumpfniere bringen nicht etwa eine Steigerung des erhöhten Blutdruckes zustande, vielmehr pflegt dieser niedriger zu sein als in der Zeit der sog. akuten Glomerulonephritis, wo Skleroseveränderungen fehlen. Daher ist nun die Frage zu beantworten, ob es sich bei der sog. primären Schrumpfniere ebenso verhält.

Wir sind aus folgenden Gründen überzeugt, daß die Blutdrucksteigerung durch Arteriohypertonie (und die Wirkung dieser, die Herzmuskelhyperplasie) der Entstehung der sog. primären Schrumpfnieren vorausgehen. Wir schließen das daraus, daß Männer (im mittleren Alter) mit chronischer Bleivergiftung, deren Leichen in einer Großstadt wie Magdeburg, die wohl alle in Betracht kommenden Industrien, unter diesen einige als Spezialität, beherbergt, nicht selten seziert werden, zwar sämtlich Arteriohypertonie, sei es klinisch nachgewiesen, sei es aus der Herzmuskelhyperplasie zu erschließen, gehabt haben, aber nur zu einem gewissen Prozentsatz Schrumpfnieren. Wir schließen das ferner daraus, daß in einer sehr großen Zahl von Leichen im höheren Alter Verstorbener anders als mit Arteriohypertonie und Blutdrucksteigerung nicht erklärbare Herzmuskelhyperplasie angetroffen wird, während wieder nur ein größerer Teil geschrumpfte Bezirke in den Nieren aufweist, und zwar einzelne verstreute, ihrer Kleinheit wegen ohne weiteres als unwirksam zu bezeichnende, bis zu den zahlreichen der voll ausgebildeten Schrumpfnieren: diese bedeuten insgesamt nie mehr als den Ausfall einer Niere und werden in ihrer mechanischen Wirkung wettgemacht durch die oben angegebenen Wege, auf denen trotz Hyalinisierung des Glomerulus Blut von der Afferens zur Efferens gelangt, sowie durch die verstärkte Durchströmung der hyperplastischen Rindenteile, da wo sie bestehen. Wenn in den Leichen sowohl der ersten als der zweiten Kategorie Arteriosklerose, auch in Nierenarterien, besteht, so ist zu bedenken, daß sie weder die Blutdrucksteigerung noch die Herzmuskelhyperplasie noch den Vorgang und die Befunde der interstitiellen Nephritis erzeugt. Demgemäß ist der Schluß zwingend, daß Arteriohypertonie und Blutdrucksteigerung, die von ihr abhängige Herzmuskelhyperplasie und die von der Blutdrucksteigerung bewirkte oder mitbewirkte sog. allgemeine Arteriosklerose dem Nierenprozesse vorausgehen, der seinerseits — in der früher angegebenen Weise — in seinem Bereiche die Sklerose da entstehen läßt oder steigert, wo er Erweiterung von Arteriensegmenten mit sich bringt.

Wie sich die interstitielle Nephritis abspielt, insbesondere wie als Ergebnis des peristatischen Zustandes, der von einer gewissen Höhe absinkt, die Gewebsveränderungen sich erklären, haben wir an der früheren Stelle dargelegt, an der wir uns mit dem Hervorgehen der Schrumpfungsbezirke aus der großen weißen Niere beschäftigt haben; da der peristatische Zustand in jeder Stärke einsetzen kann, allein bestimmt von der Stärke der Reizung, dürfen wir also dem Gesagten entnehmen, daß die interstitielle Nephritis auf einer akzedenten terminalen Kreislaufsänderung beruht, die zu Arteriohypertonie ebenso hinzutreten kann wie die akute Glomerulonephritis; jene beginnt mit einer leichteren Kreislaufsänderung als diese, die dieselbe leichtere Kreislaufsänderung erst auf einer Stufe ihres Ablaufes erreicht. Das Hinzutreten der interstitiellen Nephritis als solcher findet während der Entwicklung oder bei bestehender sog. allgemeiner Arteriosklerose (verfrühter oder seniler) statt, die, auch die Nierenarterien verändert, jedoch unter Verschonung der Arterien der terminalen Gebiete, in deren Bereich vorher die ungestörte Funktion der Niere bestanden hatte und nun die mit Funktionsänderung einhergehende interstitielle Nephritis einsetzt; dagegen tritt die Glomerulonephritis (in der Regel) bei Personen ohne „allgemeine" Sklerose auf und läßt diese erst durch den erhöhten Blutdruck, verfrüht entstehen. In beiden Fällen sind es Arteriolen oder Arteriolensegmente von Stromgebieten der Nierenrinde, die als dauerhafter Erweiterung verfallen sklerotisch werden bis zum stärksten Grade; diese Erweiterung liegt im Rahmen des peristatischen Zustandes, der in beiden Fällen in Rindenstromgebieten zu bestehender Arteriohypertonie hinzutritt.

Das Ergebnis dieser Darstellung ist, daß der Begriff der arteriolosklerotischen Schrumpfniere (und, dies braucht nicht begründet zu werden, erst recht der der arteriosklerotischen Schrumpfniere) zu verwerfen ist. Wir stellen also in Abrede, daß die Nierenkörperchenveränderungen ins Gebiet der allgemeinen Arteriosklerose gehören oder durch diese entstehen und daß sie die Vorgänge im Kanälchengebiet nach sich ziehen; im speziellen handelt es sich hier nicht um eine Inaktivitätsatrophie der Kanälchen (in der Form, in der er gebraucht wird, seinerseits ein unhaltbarer Begriff)[1]), noch um eine Nekrose derselben, eine Art Sequester, der „organisiert" wird (schon deshalb nicht, weil, unserem Nachweis zufolge, der durch — embolischen — Arterienverschluß entstandene Nierensequester *nicht* organisiert wird); schließlich ist die Hyperplasie des Bindegewebes keine Vakatwucherung (Ersatzwucherung zur Raumausfüllung): $o\dot{v}\delta\grave{\varepsilon}v$ $\gamma\acute{\iota}\gamma\nu\varepsilon\tau\alpha\iota$ $\grave{\varepsilon}x$ $\tauo\tilde{v}$ $\mu\grave{\eta}$ $\check{o}v\tauo\varsigma$ (EPIKUR). —

Wir haben im vorhergehenden erkennen lassen, daß wir *zwei Typen der zu Arteriohypertonie hinzutretenden chronischen interstitiellen Nephritis* unterscheiden: den des mittleren Lebensalters mit verfrühter Sklerose und den des höheren Alters. Wir haben als eines Beispieles aus dem ersten Typus bereits der *Bleischrumpfniere* gedacht; die chronische Bleivergiftung als Ganzes kann nur so verstanden werden, daß sie zuerst rein funktionelle Änderungen in verschiedenen Körperteilen unterhält und daß erst später bei einem Teil der dem Gifte ausgesetzten oder ausgesetzt gewesenen Personen anatomische Änderungen hinzutreten: wie sich diese aus jenen entwickeln, haben wir im vorhergehenden gezeigt. Unsere Erfahrungen, die aus Krankenblättern und Sektionsprotokollen stammen, erlauben uns nicht, uns der Ansicht FAHRS[2]) anzuschließen, daß Syphilis bei der Entstehung eines Teiles der Schrumpfnieren (des mittleren Alters) eine Rolle spielt; die Beziehungen der Schrumpfnieren zu Gicht und Diabetes zu erörtern ist hier nicht angängig, da es nur auf Grund von ausführlichen Erörterungen über diese Krankheiten geschehen könnte, zu denen hier der Raum fehlt.

---

[1]) RICKER: Pathologie als Naturwissenschaft. S. 35—42. Berlin 1924.
[2]) Handb. d. spez. pathol. Anat. u. Histol., 6. Bd., 1. Teil, S. 426.

Der zweite Typus, der der *Altersschrumpfniere*, steht nach unseren Erfahrungen bei Sektionen insofern in einer engen Beziehung zur Arteriohypertonie, als ein hyperplastisches Herz mit besonderer Beteiligung der Wand des linken Ventrikels gefunden wird und nicht selten die Krankenblätter die Blutdrucksteigerung mitteilen; für die Erklärung der Herzmuskelhyperplasie gibt die bestehende Arteriosklerose keine Erklärung ab, da es, wie erwähnt, unzweifelhaft feststeht, daß auch stärkste Sklerose des Arteriensystems keine Herzmuskelhyperplasie erzeugt. Wenn auch andere Befunde, insbesondere an den Klappen, fehlen, die die Verdickung der Wand der linken Kammer erklären könnten, nehmen wir jenen Zusammenhang an.

Was unterscheidet die Personen mit Arteriohypertonie, die die Altersschrumpfnieren besitzen, von denen, die sie im mittleren Alter erwerben?

Zur Beantwortung dieser wichtigen Frage gehen wir von den Leichenbefunden aus. Sie lehren uns fortlaufend, daß die Arteriohypertonie-Schrumpfniere der Alten in der Zahl und Größe der Schrumpfungsbezirke außerordentlich großen Schwankungen und Unregelmäßigkeiten unterliegt; diejenigen Fälle, in denen beide Nieren von mehr oder minder gleichmäßig verteilten Strombahngebieten durchsetzt sind, in denen die interstitielle Nephritis zur Schrumpfung geführt hatte, Befunde, die den Schrumpfnieren des mittleren Alters zukommen, treten zurück gegenüber den anderen, in denen dies nur in größeren oder kleinen zusammenhängenden Gebieten·eingetreten ist. Es geht aus den Präparaten ferner hervor, daß eine (annähernd) typische Hyperplasie der von der interstitiellen Nephritis verschont bleibenden Teile auch dann nicht zustande kommt, wenn die Schrumpfungsbezirke in der regelmäßigen Verteilung und Zahl in beiden Nieren vorhanden sind, daß man auf den Verlust einer Niere schließen kann.

Ehe wir diese beiden Eigentümlichkeiten verwerten, sehen wir zu, was die klinische Methodik ermittelt. Sie zeigt erstens, daß „das Schrumpfnierenleiden", wie es beim Bestehen im mittleren Lebensalter vorhanden ist und einmal Symptome von seiten der Nieren, am Harne zu erkennen, zum zweiten Symptome von seiten des übrigen Körpers, Folgen, wie wir gesehen haben, zur Arteriohypertonie hinzutretender Kreislaufsänderungen in terminalen Gebieten, mit sich bringt, bei Personen mit Altersschrumpfnieren nicht bestehen; sie zeigt zweitens, daß dem Tode nicht der Symptomenkomplex der sog. echten Urämie vorausgeht. Es bestehen vielmehr keine Harnveränderungen und der Tod tritt an einer beliebigen Krankheit ein oder so, daß das Leben der Alten erlischt, ohne daß die Sektion eine Erklärung dafür liefert.

Von diesen Eigentümlichkeiten ist das Ausbleiben der typischen Hyperplasie (die nur einen deutlichen Befund liefern würde, wenn viel Nierengewebe durch Schrumpfung verlorengegangen wäre) hypothetisch darauf zurückzuführen, entweder, daß im Alter mit seinem herabgesetzten Stoffwechsel die harnfähigen Stoffe im Blute geringer konzentriert sind als im mittleren Alter, so daß also die nötige Reizungsstärke nicht erreicht wird; oder darauf, daß das Nervensystem der terminalen Gebiete der Niere ebenfalls auf Grund des Alters auf die chemische Reizung nicht lebhaft genug reagiert, um die Hyperämie hervorzubringen, von der Wachstum abhängt; wohl jedem Anatomen ist es vorgekommen, daß er sich über die geringe Größe oder Vergrößerung derjenigen Niere gewundert hat, die nach im Alter eingetretenem Verlust des Schwesterorgans gefunden wird und im lebhaften Gegensatz steht zu der ausgesprochenen Vergrößerung, die man bei im früheren Lebensalter Verstorbenen antrifft, die eine Niere eingebüßt hatten. Das Experiment muß sich dieser Aufgabe annehmen, und feststellen, ob das nachgewiesene verstärkte Wachstum der einen Niere bei Tieren im Wachstumsalter[1] ein Gegenstück hat im verminderten Wachstum im Rückbildungsalter, und ob der Tatsache, daß bei hungernden Tieren, bei denen eine Verminderung der harnfähigen Stoffe, also der chemischen Reize besteht, das Wachstum ausbleibt[2], etwas Verwandtes auf Seiten des Greisenalters zur Seite steht.

Wenn also diese Eigentümlichkeit als zwar nicht voll erklärbar, aber doch bis zu einem gewissen Grade verständlich bezeichnet werden kann, so ist zu der anderen nur zu sagen, daß sie in einem geringeren Grade der der Arteriohypertonie anhaftenden Neigung, in terminalen Gebieten Kreislaufsänderungen zu setzen, besteht. Es mag das mit der geringeren Stärke der Arteriohypertonie des Alters zusammenhängen, die sich in dem geringeren Grade der Herzmuskelhyperplasie äußert; wir denken aber besonders an die geringere Empfänglichkeit des peripherischen Strombahnnervensystems im Alter, die sich wenigstens in einem Organ, der Haut, leicht nachweisen läßt, wie jedem, der sich hinreichend mit dermatographischen Studien beschäftigt hat, bekannt ist, und die sich auch bei bestehender Arteriohypertonie in den terminalen Gebieten äußern könnte. —

Wir haben im vorhergehenden die interstitielle Nephritis als eine Krankheit betrachtet, die zu Arteriohypertonie im mittleren und im Greisenalter tritt; wir möchten indessen hierzu bemerken, daß es nicht angeht, von Schrumpfnieren im jugendlichen Alter ohne weiteres oder unter Anerkennung seltener Ausnahmen anzunehmen, daß sie Ausgänge der akuten Nephritis (sog. Glomerulonephritis) sind. Dem steht entgegen, daß in zahlreichen (nach VOLHARD[3]) etwa in der Hälfte der

---

[1] GINO GALEOTTI und GIUS. VILLA-SANTA: Beitr. z. pathol. Anat., 31. Bd., 1902.

[2] C. SACERDOTTI: Virchows Arch. f. pathol. Anat., 146. Bd., 1897.

[3] F. VOLHARD u. TH. FAHR: Die BRIGHTsche Nierenkrankheit, Berlin 1914.

Fälle) in der Anamnese nichts von einer akuten Nephritis angegeben ist, was wir bestätigen können und VOLHARD darauf zurückführt, daß „das akute Stadium vom Kranken übersehen wird". Wir glauben nicht, daß dem in der Regel so ist, und ziehen die Ansicht vor, daß häufiger als es bisher angenommen wird auch im jugendlichen Alter chronische interstitielle Nephritis zu Arteriohypertonie hinzutritt. Daß von ihr der später mit Schrumpfnieren behaftete Kranke nichts weiß, ist durchaus verständlich; denn die von vornherein und dauernd chronische interstitielle Nephritis verursacht lediglich Harnveränderungen, und zwar nur bis der fertige Schrumpfungsbezirk erreicht ist, dann nicht mehr: diese Harnveränderungen werden wohl nur äußerst selten vom Arzt festgestellt werden; im übrigen können psychische und physische Änderungen des normalen Verhaltens bestehen, wie sie bei Arteriohypertonie vorkommen, ohne daß der Laie von einer Krankheit spricht. Unsere Auffassung scheint uns deshalb beachtenswert, weil nach unserer Darstellung diejenige initiale Reizung, nach der die Nephritisniere nicht zur Norm zurückkehrt, sondern über die parenchymatöse Nephritis zur Schrumpfniere wird, stark sein muß und daher ein Krankenlager mit sich bringen wird, an dem die Diagnose auf akute Nephritis gestellt und dem Kranken mitgeteilt, demgemäß in der Regel in der Anamnese auftreten wird.

c) Bemerkungen über den Endkomplex des Schrumpfnierenleidens.

Nachdem durch chronische interstitielle Nephritis die fertige Schrumpfniere, sei es nach akuter Glomerulonephritis über die chronische parenchymatöse Nephritis, sei es in von vornherein chronischem Verlaufe entstanden und nachdem sie Jahre bestanden hat, stellen sich die Zeichen der *Insuffizienz der Nierensekretion*, abgekürzt: der Niereninsuffizienz, ein, Zeichen, die dem Tode vorausgehen. Es liegt auf der Hand, daß diese Niereninsuffizienz allein mit den von der Schrumpfung verschont gebliebenen Teilen zu tun hat. Wir haben gesehen, daß diese in der Leiche dann annähernd typisch hyperplastisch angetroffen werden, wenn es sich um nicht greisenhafte Personen gehandelt hatte: diese Personen sind es, in denen der Tod unter den Zeichen der Niereninsuffizienz zustande kommt; was sich bei Greisen mit Altersschrumpfnieren in diesen dann abspielt, wenn sie infolge von (längerer) Herzschwäche sterben, gehört nicht unmittelbar hierher und soll uns in späteren Bemerkungen über die Stauungsniere kurz beschäftigen.

Hier haben wir also nur zu besprechen, was in den hyperplastischen Teilen (Strombahngebieten, Bündeln von Arteriae interlobulares mit den zugehörigen terminalen Gebieten) vor sich geht.

Wenn wir uns, so wie wir bisher verfahren sind, wieder an das anatomische Präparat mit der Frage wenden, ob es Befunde darbietet, an

die wir anknüpfen können, so gibt es nach unserer Erfahrung zahlreiche
Fälle, in denen man nichts anderes in dem mikroanatomischen Nieren-
befunde antrifft, als was zu ihm gehört und demgemäß auch dann festgestellt wird, wenn der Tod plötzlich, z. B. durch Hirnlähmung nach
Hirnblutung eingetreten ist, also ohne eine Zeit der Niereninsuffizienz.
Es gilt das nicht nur dann, wenn der Tod nach einer kurzen Dauer der
Niereninsuffizienz eingetreten, sondern auch wenn sie lange gewährt
hatte. Es gibt schließlich Beispiele, in denen das hyperplastische Nierengewebe Abweichungen vom gewöhnlichen Befund aufweist, als welche
uns begegnet sind Infarzierung von Nierenkornteilen mit Ansammlung
von Erythrocyten im Kapselraum, Nekrose von Nierenkornteilen, Verfettung und Nekrose der Wand von Afferentes oder auch Interlobulararterien einerseits, Zellvermehrung im vergrößerten Nierenkorn und in
der Auskleidung der BOWMANschen Kapsel, Verfettung von Haupt-
stücken und anscheinend vermehrte Lymphocyteninfiltrate andererseits. Diese, um es nochmals zu betonen, inkonstanten Befunde, die
wir nicht vereint, sondern von denen wir nur bald diese, bald jene an
dieser oder jener Stelle, oft erst nach langem Suchen, angetroffen haben,
sind, wie aus früheren Bemerkungen hervorgeht, akuten und subakuten
Charakters; wir setzen ihre Entstehung in die letzte Zeit des Nieren-
insuffizienzstadiums, wenn dieses längere Zeit gedauert hatte. Die Befunde sind nur Indikatoren dafür, daß in den hyperplastischen Teilen
Änderungen vor sich gehen; diese entziehen sich in größtem Umfange
nach dem Tode der mikroskopischen Bestätigung und sind in allgemeiner Form nur erschließbar aus den Harnveränderungen, die im
Stadium der Niereninsuffizienz festgestellt werden.

Es ist diese Zeit der Niereninsuffizienz, in die zumal bei langer Dauer
in einer Anzahl von Fällen als *Endkomplex des Schrumpfnierenleidens*
zusammen mit ihr die Vorgänge im Körper auftreten, deren wir an
der früheren Stelle vorgreifend gedacht haben, als es sich für uns
darum handelte, eine Grundlage für das zu finden, was uns bisher
weiter beschäftigt hat; auf ihr gewinnen wir auch ein Verständnis
für die Niereninsuffizienz und das Auftreten der inkonstanten mikroanatomischen Veränderungen in den hyperplastischen Teilen. Wir
erklären es mit dem Hinzutreten und der Wirkung von Kreislaufsänderungen in ihren terminalen Gebieten, mit der Eigentümlichkeit also,
die bei Arteriohypertonie besteht und sich bei der einen Person früher
und leichter, bei der anderen später und stärker zur Geltung bringt. In
dem Körper des Arteriohypertonischen mittleren Alters mit Schrumpfnieren, die, wie wir gezeigt haben, auf dieselbe Weise entstanden
sind, bleibt dies Hinzutreten in den annähernd typisch-hyperplasti-
schen Teilen nie aus; durch dieses Hinzutreten, insbesondere durch
das Versiechen der Nierensekretion, das es mit sich bringt, kommt der

Tod zustande. Wir erklären also diese letzte Phase nicht mit Urämie, sondern wie angegeben so, daß die Nierenvorgänge, unter ihnen die Sekretionsänderungen den übrigen Vorgängen des Endkomplexes im Körper *koordiniert* sind.

Wir werden künftig von den „*akzedenten*" Kreislaufsänderungen in den terminalen Gebieten bei der Arteriohypertonie sprechen und fortfahren, Funktions- und Gewebsveränderungen auf sie zurückzuführen. —

An dieser Stelle unserer Darstellung, wie auch an mehreren anderen ihres bisherigen Ablaufes müßten nach den Strukturveränderungen auch die *Funktionsveränderungen der Niere* in kausalen Urteilen erklärt werden; dies könnte nur an der Hand einer Theorie der physiologischen Nierensekretion geschehen. Da eine solche fehlt, müssen wir uns darauf beschränken, einige prinzipielle Bemerkungen zu machen, bei denen uns dieselben allgemeinpathologischen Grundanschauungen leiten, die uns bisher geführt haben..

Zuerst ist zu bemerken, daß die normale und die pathische Sekretion nicht physikalisch oder physikalisch-chemisch erklärt werden kann, da diese Methoden zwar auf den Harn, nicht aber auf die Niere passen, die kein physikalisch-chemisches System, sondern ein Bestandteil des lebenden Körpers und als solcher mit den bekannten allgemeinen Eigenschaften behaftet ist, die die Trennung zwischen belebter und unbelebter Welt nötig machen. Ebensowenig kann eine naturwissenschaftliche Erklärung darin gesehen werden, wenn sie mit Vermögen, Fähigkeiten der Nierenepithelzellen, mit Regulations- und Anpassungsbestrebungen der Niere versucht wird: ontologische und teleologische Betrachtungen haben in der Pathologie als Naturwissenschaft keinen Platz. So bleibt nur derselbe Weg übrig, den wir zur Erforschung der Strukturveränderungen eingeschlagen und eine kurze Strecke verfolgt haben, der Weg zu kausalen Urteilen über den Zusammenhang der Teilvorgänge, die, gemäß unserer Begründung, im Nervensystem, dem der Blutbahn und dem weiter sicherzustellenden des Epithels, an der Blutbahn, nämlich ihrer Weite, am Blute, nämlich seiner Menge und Geschwindigkeit, an der Flüssigkeit, die die Strombahn verläßt und im Epithel, das sie durchsetzt, verlaufen; und zwar in dieser Reihenfolge verlaufen. In dieser Kette von Teilvorgängen fehlt noch ein anderes System, das wie das sekretorische Nervensystem und zwar ebenfalls aus Mangel an Kenntnissen im vorhergehenden keine Rolle gespielt hat: die Lymphbahn der Niere, die innerviert in die Beziehungen zwischen der aus der Blutstrombahn aus- und in das Epithel eintretenden Flüssigkeit eingreift und deren Funktionsänderungen, wie die der Blutstrombahn, die Resorption jener Flüssigkeit, damit ihre Beziehung zum Epithel, damit das Sekret beeinflussen.

Es liegt auf der Hand, daß diese Forderungen, die wir an eine kausale Theorie der Nierensekretion unter physio- und pathologischen Umständen stellen, so lange die Forscher beschäftigen werden, als es eine Physiologie und Pathologie gibt; alles was einen Fortschritt bedeutet, gleichgültig durch welche Methode er gewonnen wird, muß unseres Erachtens in das Schema, das wir entworfen haben, passen und eingefügt werden; wir selbst glauben dem aufgestellten Programm damit gerecht geworden zu sein, daß wir das Verhalten der Strombahn und des Blutes bei der Nephritis angegeben haben, soweit es die Anwendung der Ergebnisse unserer experimentellen Kreislaufsstudien erlaubte. Die Verwertung für die Sekretionslehre bei der Nephritis, insbesondere der Tatsachen, daß bei Arteriohypertonie der Blutdruck in den terminalen Gebieten nicht erhöht ist, daß im akzedenten peristatischen Zustande die Capillarströmung verlangsamt ist und infolge der vorgeschalteten Arterienenge unter vermindertem Druck erfolgt, daß im Verlaufe jeder Nephritis der peristatische Zustand abnimmt von einem Höhepunkt, der im Beginn gelegen, dies und anderes für die Lehre von der Nierensekretion zu verwerten sei der Zukunft überlassen.

Wir weisen zum Schlusse, im Einklang mit anderen Forschern noch darauf hin, daß die auch hier vertretene Auffassung, nach der die Nephritis ein Vorgangskomplex, um den sich andere an vielen Stellen des Körpers gruppieren, bei der Erklärung auch der Sekretion nicht vergessen werden darf. —

Ehe wir dies Kapitel abschließen, sei mit wenigen Worten noch des Einflusses der *Herzschwäche* auf die zuletzt erörterten Prozesse in der Niere und im übrigen Körper gedacht, der Herzschwäche, die im besonderen bei den Schrumpfnierenkranken des mittleren Lebensalters mit ihrem stärkst hyperplastischen Herzen eine mehr oder minder bedeutende Rolle im Endkomplex spielt.

Was man *Stauung* in Strombahngebieten nennt und von der verminderten Arbeitsleistung des Herzens abhängig ist, bedeutet das Auftreten des peristatischen Zustandes in seinen verschiedenen Stärkegraden in der Strombahn oder, häufiger, Teilen der Strombahn von Organen; ein leichter Grad bewirkt keine Exsudation, ein mittlerer Liquordiapedese, die das Ödem des Binde- und des Fettgewebes, die klaren Ergüsse in seröse Höhlen liefert, ein starker Erythrodiapedese, wie sie von der Stauungslunge bei Mitralstenose besonders bekannt ist und bis zur Infarzierung (nicht embolischen Ursprungs) großer Strombahngebiete führt. Bei geeigneter Stärke und genügender Dauer der Reizung, die der erhöhte Venendruck setzt, ruft die Stauung mittels des peristatischen Zustandes auch Gewebsveränderungen hervor: als ihren stärksten, sehr selten verwirklichten Grad die Stauungsschrumpfniere (das Seitenstück zu der etwas häufigeren Stauungscirrhose der

Leber). Wie jeder peristatische Zustand kommt auch der auf Stauung durch Herzschwäche beruhende auf nervalem Wege zustande; der Reiz ist der mechanische, den der erhöhte Druck des Venenblutes ausübt. Nur auf diese Weise, auf einem Wege, den das Tierexperiment gewiesen, wird es verständlich, daß der Blutdruck beim Eintritt der Herzschwäche steigen kann, so daß der Puls eine erhöhte Spannung erhält. Wir haben uns hier mit dem sog. Stauungshochdruck des Blutes und der Stauungsschrumpfniere nicht näher zu beschäftigen; in unserem Zusammenhange ist nur darauf hinzuweisen, daß nach dem Gesagten eingetretene Herzschwäche durch die Beeinflussung des Strombahnnervensystems dahin wirken kann, daß die Insuffizienz und die etwa auftretenden Gewebsveränderungen der hyperplastischen Nierenteile, im übrigen Körper die Kreislaufsänderungen und die abhängigen Gewebsveränderungen entstehen, die der sog. Urämie zukommen. Die Erfahrung lehrt, daß in der großen Mehrzahl der Fälle der Hergang des Endkomplexes nicht dieser ist, daß er nicht mit Herzschwäche beginnt: dann ist ihr Hinzutreten geeignet, die akzedenten terminalen Kreislaufsänderungen zu steigern, indem sich die mechanische Reizung addiert zu derjenigen, die sich in den terminalen Gebieten in dem Zusammenhange mit der Arteriohypertonie vollzieht, auf den wir zurückkommen werden.

2. Arteriohypertonie und die Eklampsie der Schwangeren.

Wir fahren fort, uns mit zu Arteriohypertonie akzedenten Kreislaufsänderungen und mit ihren Folgen zu beschäftigen und werden nun das besprechen, was mit der *Gravidität* in Verbindung steht.

Wir ziehen vor, anders zu verfahren als gegenüber der Nephritis, wo wir unsere Darstellung von dem Einsetzen der Blutdruckssteigerung haben ausgehen lassen, ohne uns darum zu kümmern, woher sie rührt; wir möchten hier weiter ausholen, wenn auch in der gebotenen Kürze und Beschränkung.

Nach dem Abschlusse des sehr geringen Wachstums der weiblichen Geschlechtsorgane im Kindesalter und während des stärkeren in der Pubertät setzen in Follikeln des Ovars und in der Corpusmucosa des Uterus sich rhythmisch wiederholende Vorgangsreihen ein, die an beiden Orten in Wachstum und Sekretion bestehen und einen Gipfel erreichen, wonach die Rückbildung einsetzt. Für den Follikel besteht das Wachstum in Zunahme der Theca und des Follikelepithels, die Sekretion in Zunahme des Liquor; für die Corpusmucosa das Wachstum in Ausbildung der Decidua menstrualis, die Sekretion in Schleimbildung und -abgabe seitens der Korpusdrüsen. Während sich der Übergang der ruhenden Corpusmucosa zur Decidua menstrualis sozusagen ungestört vollzieht, fällt in die Ausbildung des fertigen Follikels sein Platzen; es tritt dann ein, wenn der Liquordruck eine Höhe erreicht hat, daß die Strombahn auf seinem in die Bauchhöhle ragenden Pol nicht mehr durchströmt werden kann, so daß hier das anämische „Stigma" entsteht, in dem das durch Sequestration alterierte Gewebe nachgibt oder zerfällt, so daß mit der Flüssigkeit Epithelzellen, unter ihnen die Eizelle, austritt. Da vor und während des Platzens, wohl durch mechanische Reizung, die die angesammelte und sich plötzlich entfernende Flüssigkeit ausübt, Diapedesisblutung aus der Theca in das Lumen des entleerten Follikels stattfinden kann, da in der prämenstruellen Zeit eine (leichte) Leukodiapedese in der Corpusmucosa stattfindet, und da, nachdem sich das Wachstum des Epithels des geplatzten und wieder geschlossenen Follikels fortgesetzt und seine Höhe erreicht hat, Diapedesisblutung in der Decidua menstrualis und (häufig) im Follikel aus den in das Epithel hineingewucherten Capillaren stattfindet, schließen wir, daß es eine peristatische (nicht fluxionäre) Hyperämie ist, die, nervalen Ursprungs, das Wachstum und die Sekretion an beiden Orten hervorbringt und unterhält; diese Hyperämie nimmt an beiden Orten, in der Theca des Follikels nach seinem Platzen, zu und erreicht nach Abschluß des Wachstums an beiden Orten gleichzeitig ihren Höhepunkt mit Diapedesisblutung und Stase, die im Ovar schwach und kurz ausfällt, daher hier keine Gewebsnekrose auftritt, während die längere und ausgedehntere Stase die menstruelle Sequestrationsnekrose in der Corpusmucosa zur Folge hat. Im Follikel besteht, nachdem der Höhepunkt des peristatischen Zustandes überschritten ist, ein langer abnehmender und schließlich erlöschender peristatischer Zustand fort: sein Ergebnis sind das Corpus luteum und seine Rückbildungsformen; in der Corpusmucosa sinkt die Hyperämie rasch auf einen geringen Grad, von dem der Ersatz des verlorengegangenen Teiles bewirkt wird, um dann der schwachen Durchströmung Platz zu machen, infolge deren sich das im prämenstruellen Stadium Gewachsene zurückbildet und die Schleimhaut das bekannte Aussehen der dünnen postmenstruellen erhält.

Aus dem Gesagten geht hervor, daß in unserer Auffassung die Entwicklung des fertigen Follikels und der Decidua menstrualis zeitlich zusammen- und daß Ovulation und Menstruation auseinanderfallen[1]);

---

[1]) Wenn L. Aschoff (Vorträge über Pathologie, Jena 1925, S. 115) daran Anstoß nimmt, daß ich mit Albert Dahlmann (Beiträge zur Physiologie des Weibes, Sammlung klinischer Vorträge, Nr. 645/47, 1912) Ovulation und Menstruation — vor 15 Jahren gemäß dem referierten damaligen Stande des Wissens — ungefähr zusammenfallen ließ, ohne ein Auseinanderfallen in Abrede zu stellen, so ist mit dieser Antwort auf eine chronologische Frage die in der soeben genannten Schrift vertretene Lehre von Einfluß des Strombahnnervensystems und des Blutes auf Ovulation und Menstruation (und der übrigen Gewebsvorgänge) nicht als „mehr oder weniger theoretische Spekulation" erwiesen, wie Aschoff in Verkennung des Problems und der Sachlage meint; gegenüber einer Darstellung, in der auf Grund von ex-

nicht diese, sondern die Maxima des durch peristatische Hyperämie erreichten Wachstums geben die Höhepunkte an. Der zeitliche Parallelismus der Follikel- und Mucosavorgänge und die, von quantitativen Unterschieden abgesehen, bestehende Identität der Vorgänge an beiden Orten entziehen der Hypothese den Boden, daß ein „inneres Sekret" des Ovars die monatlichen Vorgänge in der Corpusmucosa bewirkt; die allgemeinen Einwände gegen die Lehre von der „inneren Sekretion" in das Blut und das Eingreifen der „Hormone" an den Zellen und was sich gegen die Anwendung dieser Lehre speziell auf dem Gebiete der Physiologie und Pathologie des Weibes sagen ließe, sollen uns hier nicht beschäftigen. Wir ziehen die Vorstellung vor, daß ein zentraler rhythmischer Nervenvorgang sich über das Nervensystem des Ovars zu dem des Uterus fortsetzend den parallelverlaufenden gleichartigen Vorgängen im Ovarium und im Uterus vorgeordnet ist; desgleichen den Vorgängen im übrigen Körper, die als „monatliche Wellenbewegung der Lebensprozesse des Weibes" bezeichnet werden; unter ihnen sei hier nur des *Blutdruckes* gedacht, der in der prämenstruellen Zeit erhöht, während der Menstruation herabgesetzt zu sein pflegt.

In die beiden vom Zentralnervensystem abhängigen Vorgangskomplexe greifen Reizungsvorgänge zentripetaler Nerven des Ovars und des Uterus modifizierend ein.

Einen solchen Eingriff, den stärksten, folgenschwersten, bringt das Eintreten der Gravidität und das Wachstum des Fetus und des Fetalsackes mit sich: es bewirkt eine Hemmung der Ovarialvorgänge in dem Sinne, daß keine neuen Follikel reifen, und eine Hemmung der Corpusmucosavorgänge dahin, daß die nächste Menstruationsblutung und -stase und weitere zyklische Vorgänge in ihr ausbleiben; diese Hemmungen setzen, wie aus dem Gesagten hervorgeht, an beiden Orten am Strombahnnervensystem ein. Das Eintreten und Fortschreiten der Gravidität bewirken ferner eine Verlängerung des bestehenden Grades des peristatischen Zustandes in beiden Organen, so daß das Corpus luteum sich weiterentwickelt (zum Corpus luteum „verum") und die Hyperplasie der Corpusmucosa zunimmt (zur Decidua „vera"). Sie bewirkt schließlich ein zunehmendes Wachstum der Uterusmuskulatur, das sichtbar mit einem Wachstum seiner Strombahn einhergeht und

---

perimentellen Beobachtungen und unter eingehender Berücksichtigung der Gewebsbefunde Schlüsse gezogen und dabei logische Gesichtspunkte angewandt worden sind, die ich zuvor ausführlich (monographisch) gerechtfertigt hatte. Aschoffs Abhandlung beschränkt sich „im wesentlichen auf die Schilderung der morphologischen Vorgänge"; wie die beschriebenen Befunde an der innervierten Strombahn, wie die am Gewebe entstehen, erfährt der Leser nicht. Hierauf muß es aber der Physiologie und Pathologie ankommen; mit der Verwendung von Begriffen wie „Lebens- und Wachstumstrieb", „Compensation", „Regulationsmechanismus" ist nichts gewonnen und wird viel geschadet.

in dem vermehrten Blute seine Quelle hat. Mit diesen lokalen Vorgängen haben wir uns hier nicht zu beschäftigen; dagegen nähern wir uns unserem Thema, wenn wir aus den die Gravidität begleitenden Zuständen, die man kann sagen im ganzen Körper auftreten, einige herausgreifen und in kürzester Form erörtern.

Wir berücksichtigen von den normalen Vorgängen das periodische Auftreten von *Schwangerschaftswehen in Verbindung mit Blutdruckerhöhung*; nach FRIEDRICH SCHATZ[1]) spricht sich hierin eine doppelte Periodizität aus, die eine als Fortsetzung der Menstruationsperiodizität, die andere von der wachsenden Frucht hervorgebracht: „Beide Periodizitäten bestimmen, indem sie sich in der Reifezone des Kindes in einem Knotenpunkt in derselben Phase wie bei der Empfängnis treffen, damit das Ende der Schwangerschaft und den Beginn der Geburt" (SCHATZ)[2]). Es ist hier nicht der Ort, über die komplizierten Modifikationen dieses Schemas, die die Blutdruckmessungen SCHATZens ergeben haben, zu berichten; wir haben geglaubt, auf das Erbe, das FRIEDRICH SCHATZ der Gynäkologie hinterlassen hat, hinweisen zu sollen, weil es bisher nicht die Würdigung und Verwertung gefunden hat, die es verdient, auch in bezug auf die Lehre von der Eklampsie, zu der er schreibt[3]), daß die eklamptischen Anfälle, wie die hystero-epileptischen, „so gut wie niemals anders als mit Wehen, also nach der Schwangerschafts- (Wehen) -periodizität auftreten", die nach ihm zugleich eine Periodizität des Blutdruckes und im Zentralnervensystem begründet ist.

Die spätere Zeit hat mannigfache Beweise dafür erbracht, daß bei einem großen Teil der Schwangeren die Erregbarkeit oder Erregung der innervierten Strombahn erhöht ist: wir erwähnen nur den Nachweis des verstärkten Ausfalles des Dermatographismus, des Auftretens von Petechien der Haut des Unterarmes nach Stauung am Oberarm, die Ergebnisse der mikroskopischen Beobachtungen der Papillarkörpercapillaren, die bei der Mehrzahl der Schwangeren im Vergleich zur Norm weit häufiger im Kontraktionszustande angetroffen werden oder sich so verhalten, daß der proximale Schenkel, der, wie wir gesehen haben, sozusagen Arterioleneigenschaften besitzt, allein kontrahiert, während der distale Schenkel erweitert und infolge der vorgeschalteten Enge oder Verengerung langsam oder verlangsamt durchströmt ist. In größerem Maßstabe tritt Verwandtes beim *Hydrops gravidarum* ein, in seiner leichtesten, fast regelmäßigen Form, dem zeitweilig besonders Abends vorhandenen Knöchelödem, bis zu den starken seltenen Graden, deren höchster das Ödem der Haut und des Unterhautfettgewebes fast

---

[1]) Arch. f. Gynäkol., 72., 80., 84.—87. Bd. (1904, 1906, 1908—1909) und „Klinische Beiträge zur Physiologie der Schwangerschaft", Leipzig 1910.

[2]) Arch. f. Gynäkol., 87. Bd., S. 697.

[3]) Arch. f. Gynäkol., 80. Bd., S. 654.

des ganzen Körpers — bei normaler Nierensekretion — ist. Dieser Hydrops beruht auf Arteriolenverengerung und Capillarerweiterung eines gewissen (mittleren) Grades, auf demjenigen peristatischen Zustande, der durch die Verlangsamung des Capillarblutes Liquordiapedese mit sich bringt; die Arteriolenverengerung als nur in der Haut und dem subkutanen Fettgewebe verwirklicht erhöht den Blutdruck in der Regel nicht.

Es sind Gravide mit Hydrops stärkeren Grades, bei denen sich die *Nephritis* (Nierenkrankheit) *der Graviden* hinzugesellt, von der wir zwei Grade unterscheiden: die Niere, in der die mikroanatomische Untersuchung lediglich einen Fettgehalt von Nierenkornepithelzellen und von Kanälchenepithel nachweist; der Befund entspricht dem großtropfigen Fettgehalt des Leberparenchyms von (vielen) Schwangeren, und da nach dem Ergebnis der Untersuchungen L. LOEFFLERs und M. NORDMANNs[1]) diesem eine Ischämie (bestimmten Grades) der Läppchenstrombahn zugrunde liegt, nehmen wir für die Nierenrinde dasselbe als Ursache der Verfettung an, eine Verengerung also der Arteriolen und Capillaren; eine solche Ischämie — mit rotem Inhalt der Strombahn — läßt die Gewebsflüssigkeit vermindert und verlangsamt das Parenchym durchströmen und setzt dadurch den Stoffwechsel in ihm herab, woraus sich das Auftreten und Bestehenbleiben des Fettes ebenso erklärt, als wenn, wie früher bemerkt, ein peristatischer Zustand von genügender Stärke den gleichen Einfluß auf die Beziehungen zwischen Gewebsflüssigkeit und Epithel ausübt. Die zweite Form der Nephritis der Schwangeren mit Ausscheidung von viel Eiweiß, vielen granulierten und hyalinen Zylindern in dem an Menge verminderten Harn liefert ebenfalls einen geringen mikroanatomischen Befund, der ähnlich ist dem der akuten sog. Glomerulonephritis; wir schließen auf dieselben Vorgänge zurück, wie sie sich im Anfange der akuten Glomerulonephritis abspielen, nur auf einer wesentlich niedrigeren Stufe, als wir sie zum Ausgang unserer Darstellung gewählt haben; wir erklären den Vorgangskomplex und den Leichenbefund mutatis mutandis so, wie dort angegeben, also mit einer peristatischen Hyperämie, der im Vergleich zur Ischämie stärkeren Kreislaufsänderung in ihrer Einwirkung auf das Gewebe. Da mit dem Nierenprozeß in seiner stärkeren Form der Hydrops zunimmt, überrascht es nicht, daß gravide Hydropische mit Nephritis des stärkeren Grades einen erhöhten Blutdruck besitzen, Wirkung der großen Ausbreitung der zum peristatischen Zustand gehörigen Verengerung von Arteriolen oder kleinen Arterien im Körper.

Wenn wir noch darauf hinweisen, daß zuweilen bei sonst völlig

---

[1]) Virchows Arch. f. pathol. Anat., 257. Bd., 1925.

normalen Schwangern in den letzten Monaten der Gravidität der Blutdruck — dauernd unter Schwankungen — nicht unbeträchtlich gesteigert ist, so dürfen wir zusammenfassend und das für das folgende
Wichtige betonend sagen, daß die Schwangerschaft eine Steigerung der
Erregbarkeit und Erregung des Strombahnnervensystems mit sich bringt,
die sich in mannigfacher Weise äußert; die stärkeren Grade, mit denen
sie sich zur Geltung bringt, sind nur einem kleinen Teil der Schwangeren
eigen. Wie die Erregbarkeitssteigerung entsteht, welche physische und
psychische Einflüsse, allgemeine und individuale, hier wirksam sind,
kann nicht gesagt werden; es muß genügen, darauf hinzuweisen, daß in
weiten Gebieten der Pathologie zwischen Gesundheit und Krankheit
eine Änderung, insbesondere Steigerung der Erregbarkeit steht; von
Person zu Person verschiedenen Grades läßt sie schon physiologische
Vorgänge stärker als üblich ausfallen und in ihrer Begleitung oder im
Anschluß an sie andere entstehen, die man als pathisch bezeichnet, weil
sie selten und stark sind.

Diese Grundlage genügt uns, um nun die *Hirnvorgänge* der *Graviden*, den Vorgangskomplex, der nach einem in die Augen fallenden,
vom Hirne abhängigen Teilvorgange, den klonischen Krämpfen, die
nicht einmal konstant sind, den Namen *Eklampsie* trägt, soweit zu besprechen, wie es in diese Schrift paßt.

Hydrops und Nephritis der Schwangeren, die oben behandelten
Zustände, sind so häufig Vorläufer der Eklampsie, daß diese und jene
nur auf der gemeinsamen Grundlage, der der erhöhten Erregbarkeit
und des erhöhten Erregungszustandes des Strombahnnervensystems betrachtet werden können. Demgemäß geht nicht selten dem Auftreten
von Eklampsie eine Steigerung der Nephritis und eine Ausbreitung des
Ödems voraus; bemerkenswerterweise tritt es nun im Gesicht auf,
also in Weichteilen, deren terminale Stromgebiete von derselben Arterie gespeist werden, wie das Hirn. Dadurch nimmt der Blutdruck,
mag er noch normal oder bereits erhöht sein, zu, kurz bevor die Krämpfe
ausbrechen. Ehe dies eintritt, stellen sich eine Reihe von psychischen
Symptomen — Kopfschmerzen, Schwindelgefühl, Sehstörungen, Magen-
schmerzen — ein, denen physische Vorgänge im Hirne zugeordnet sind,
wie sie auch der motorischen Unruhe, dem Brechen, der Pulsverlang-
samung zugrunde liegen; diese Vorgänge hängen entweder allein von
akzedenten Kreislaufsänderungen in terminalen Gebieten der Hirnstrombahn ab, oder es kommt der Einfluß des erhöhten Hirndruckes
hinzu, den die Kreislaufsänderung dann erzeugt, wenn sie in genügender Ausdehnung mit Liquordiapedese einhergeht. Indem in
diesem Zustande der Graviden mit auftretenden Wehen der Blutdruck zunimmt und nach Ausweis sowohl von Operations- als von
Sektionsbefunden durch jene akzedenten Kreislaufsänderungen starke

Grade von Hirnödem und erhöhter Hirndruck entstehen, setzt der mit Bewußtseinserlöschen verlaufende erste Krampfanfall ein; vor jedem neuen Anfall steigt der in der Ruhepause herabgegangene Blutdruck wieder an. Zwischen den Anfällen besteht die Bewußtlosigkeit fort; häufig besteht, wie vor dem ersten Anfalle, motorische Unruhe.

Beim Vergleich dessen, was soeben auseinandergesetzt und früher von der Eklampsie bei der sog. Glomerulonephritis gesagt worden ist, ergibt sich eine völlige Übereinstimmung; besteht doch in beiden Fällen Arteriohypertonie, an der die kleinen Hirnarterien teilnehmen, und tritt in beiden Fällen in den terminalen Gebieten der Hirnstrombahn diejenige peristatische Hyperämie hinzu, die durch Liquordiapedese und Hirnödem den Hirndruck erzeugt, der im Verein mit der Kreislaufsänderung die in Betracht kommenden Hirnteile so beeinflußt, daß die genannten zerebralen Symptome entstehen. Hirnanämie spielt hier wie dort keine Rolle; die dem Anfall vorausgehende Zunahme des gesteigerten Blutdruckes ist in beiden Fällen befriedigend daraus zu erklären, daß die vorhandene Engeeinstellung kleiner Arterien stärker wird oder daß zu ihr Verengerung von Arteriolen, wie sie dem peristatischen Zustande eigen ist, hinzutritt, oder daß der eine oder der andere Vorgang oder beide Vorgänge im Körper an Ausdehnung zunehmen. Da aus Arterien- oder Arteriolenenge oder -verengerung Capillarerweiterung, Vorbedingung jeglicher Exsudation, nicht verständlich wird, ist an unserer im vorhergehenden begründeten und im folgenden weiter zu stützenden Auffassung festzuhalten, daß im terminalen Gebiet etwas zur Arteriohypertonie *hinzutritt* als selbständiger, wenn auch in Beziehung zu dieser stehender Vorgang, nämlich im speziellen Falle *peristatische Hyperämie mit Liquordiapedese* aus den Capillaren.

Es bleibt uns nun noch übrig, der wichtigsten anatomischen Organveränderungen erklärend zu gedenken, die man nach Tod an der Eklampsie der Graviden antreffen *kann*.

Um mit dem *Hirne* zu beginnen, so ist kein Zweifel, daß man das Ödem häufig in einem Grade vorfindet, daß man es ohne weiteres sieht und auf die jedem Fachmanne geläufige Weise dartun kann, daß es mit Erhöhung des Hirndruckes verbunden gewesen war. Sehr bemerkenswerterweise erscheint ein Hirn je stärker es ödematös ist, desto mehr blaß; mikroskopisch sieht man die mit rotem Blut gefüllte Strombahn, deren Rot durch die farblose Ödemflüssigkeit (und das Weiß der weißen Substanz) unwirksam gemacht wird. Man trifft zuweilen ausgesprochen hyperämische Hirne, wieder mit den Zeichen der Hirndruckerhöhung, an, denen Ödem abgeht. Schließlich ist zu erwähnen das (seltene) Vorkommen von Petechien und Gruppen solcher und von größeren, z. B. walnußgroßen kugeligen sanguinfarzierten Bezirken mit starkem Bluterguß, Bezirken, in deren Bereich die Hirnsubstanz vom Blut zerlegt ist; sowie, ein sehr seltener Befund, die Anwesenheit von weißen erweichten Bezirken.

Wir schließen hieraus, und zwar auf Grund der bisherigen Darstellung, erstens, daß zu der Arteriohypertonie der Graviden bei ihrer Eklampsie in den terminalen Gebieten ein stärkerer Grad der peristatischen Hyperämie treten kann als der mittlere mit Liquordiapedese verbundene, entweder von vornherein oder als Steigerung schwächerer Formen; zweitens, daß sich in Stromgebieten der stärkste Grad der peristatischen Hyperämie, der nach Erythrodiapedese mit Stase endigende, einstellen kann. Für die „weiße Erweichung" verweisen wir, um Wiederholung zu vermeiden, auf das, was an späterer Stelle zu sagen sein und gestatten wird, auch diesen Befund in den Bereich der zur Arteriohypertonie akzedenten Kreislaufsänderungen in den terminalen Gebieten und ihrer Folgen für das Gewebe einzubeziehen.

Gehen wir zur *Niere* und *Leber* über, so sind die imposantesten Befunde in jenem Organ sog. anämische Infarkte, in diesem dasselbe und sog. hämorrhagische Infarkte. Wir beginnen mit diesem Befunde, weil er durch seine formalen Eigentümlichkeiten aufs deutlichste zeigt, daß es sich um Strombahnprovinzen handelt, in deren Bereich die Strömung erloschen war, so daß wir von Sequestration (vom Blute), somit von Sequestern, von weißen Sequestern und roten, die man auch Infarkte nennen kann, sprechen, deren Nekroseveränderungen Wirkung der Sequestration sind. Wir bestreiten auf Grund unserer mikroanatomischen Erfahrungen und finden nirgends den Nachweis erbracht, daß diese Sequester durch Emboli der zuführenden oft sehr großen, aufschneidbaren Gefäße zu erklären sind, in denen man keine der in Betracht kommenden Embolie verstopfend antrifft; bestreiten auch, daß sie erklärt werden durch die capilläre Embolie, die man etwa hier und da im Innern der Sequester sieht, mit sich anschließenden erweiterten Capillaren, die durch Plättchen oder hyalinen „Thrombus", i. e. entfärbtes Staseblut, ausgefüllt sind. Demgemäß wenden wir auch hier dieselbe Erklärung an, die wir ohne der Emboliehypothese zu gedenken den Hirnbefunden gegeben haben, die Erklärung, daß Stase in den Strombahnprovinzen zugrunde liegt, der Diapedesisblutung vorausgegangen, wenn es sich um rote Sequester handelt, und die ohne das Vorstadium der Erythrodiapedese da entstanden ist, wo nicht infarzierte Sequester zustande kommen, in denen das Staseblut rasch sein Hämoglobin verliert. Thrombose in den erweiterten Gefäßen des Stasegebietes ist also sekundär, nicht primär, und geht der Nekrose nicht sequestrationserzeugend voraus. Ursache der Stase und Thrombose ist auch hier vorgeschalteter Verschluß oder Verengerung stärksten Grades der zuführenden Gefäße, die sich freilich nur eine geringe Zeit in der Leiche hält. Wir dürfen somit unsere Erklärung auch hier anwenden, daß zu der Arteriohypertonie der graviden Eklamptischen Vorgänge, nämlich die mit Stase endigenden in den terminalen Gebieten hinzugetreten sind und Sequestrationsnekrose bewirkt haben.

Erst an einer späteren Stelle, bei Erörterung der weißen Hirnerweichung der mit chronischer Hypertonie Behafteten, werden wir die Gründe anführen, aus denen hervorgeht, daß Anämie durch maximale Constrictorenreizung weder den weißen Hirn- noch den weißen Nierensequester erzeugt, sondern eben Stase. Wir verweisen auf die späteren Seiten.

Von diesen gröbsten und daher leicht als nicht auf Embolie zurückgehend nachzuweisenden Befunden wenden wir uns zu weniger namentlich makroskopisch auffallenden Veränderungen. Von diesen stimmt eine in der Nierenrinde, in Nekrose der Hauptstücke oder eines Teiles derselben bestehend überein mit dem, was Quecksilber (und eine Anzahl anderer chemischer Reize) bei Vergiftung mit tödlichen Gaben hervorbringen; daß diese Nekrose auf Stase ohne Diapedesisblutung und nachträgliche Auflösung des Staseblutes zurückzuführen ist, haben wir ausführlich für die Quecksilberniere gezeigt[1]); auch hier kommt es nicht auf die Qualität des Reizes, sondern auf die Quantität der Reizung an, deren stärkster Grad Stase als Dauerstase mit Sequestrationsnekrose als Gewebswirkung hervorbringt. Und was schließlich die kleinsten Befunde angeht, kleinste Nekrosegebiete in Niere und Leber, so weist die in der Regel vorhandene Durchsetzung mit roten Blutkörperchen unverkennbar auf die Entstehung durch Stase hin; wenn man, und dies ist häufig der Fall, capilläre Emboli in solchen Bezirken antrifft, so sind sie als Anlaß zur Entstehung der Kreislaufsänderungen im Capillarsystem anzusehen, die ihrerseits ohne Berücksichtigung ihres Nervensystems nicht erklärt werden können. Soweit diese Veränderungen auf Emboli zurückgehen, gehören sie nicht in den Kreis dessen, was hier zur Erörterung steht; soweit Emboli fehlen, handelt es sich um akzedente terminale Kreislaufsänderungen im Capillarsystem, die stärker ausfallen als in den übrigen Capillaren, die zu dem zuführenden Gefäße gehören. —

Unsere Bemerkungen zur Lehre von den Vorgängen im Körper der mit Eklampsie behafteten Schwangern haben ergeben, daß es sich um zu Arteriohypertonie akzedente Kreislaufsänderungen in den terminalen Gebieten handelt, die Funktions- und, bei genügend starkem Grade, Gewebsänderungen im Hirn und in mehreren anderen Organen bewirken; und daß Grundlage des Ganzen die erhöhte Erregbarkeit des Strombahnnervensystems der Schwangern ist, aus der die Wehen mit-

---

[1]) Vgl. RICKER: Pathologie als Naturwissenschaft, S. 104—105, 107—108, 253—254.

tels ihres Zusammenhanges mit dem Blutdrucksverhalten die Krankheit hervorgehen lassen. Wir fügen hinzu, daß es wenige, wie wir folgerichtig schließen, mit einem besonders starken Grade jener erhöhten Erregbarkeit versehene Personen sind, die erkranken; Personen, besonders *Erst*gebärende, in denen außerdem die die Erregbarkeit steigernden und die Erregung auslösenden Einflüsse der Schwangerschaft und des Gebärens stärker als gewöhnlich zur Wirkung kommen. —

Wenn wir nun noch zu zwei nahverwandten Theorien der Eklampsie, der W. ZANGEMEISTERS und der F. VOLHARDS Stellung nehmen, so kann dies in kurzen Worten geschehen.

Was zunächst die Lehre ZANGEMEISTERS[1]) angeht, so sehen wir keinen Anlaß „plazentare Stoffe im mütterlichen Blut" zur Erklärung heranzuziehen. Den unbrauchbaren Begriff der „abnormen Durchlässigkeit der Capillaren" haben wir durch einen brauchbaren, durch Beobachtung gewonnenen ersetzt, die uns mit der einzigen Form der Kreislaufsänderung bekannt gemacht hat, durch die Ödem entsteht. Die Blutdrucksteigerung können wir nicht als Wirkung von Duraspannung und Rindenanämie ansehen, und die Lehre von der „postanämischen Reizung" (der Reizung, die nach Anämie plötzlich zufließendes „sauerstoffhaltiges" Blut ausüben soll, mit den Krämpfen als Reizungswirkung) lehnen wir als unbegründet und unhaltbar ab.

Was uns von VOLHARDS[2]) Ansichten scheidet, haben wir zur Genüge bei der Erörterung der Eklampsie bei Nephritiskranken dargelegt; wir wiederholen hier nur, daß die Beobachtungen im lebenden Tier, maßgebend wie sie sind, verbieten, von einem „ischämischen Hirnödem" zu sprechen. Und was die Erklärung der Blutdrucksteigerung (bei der Nephritis und bei der Eklampsie) angeht, so glauben wir, daß die Anwendung der am Frosch gewonnenen Versuchsergebnisse HÜLSES, nach denen Peptone (unbekannter Herkunft) im Blute anwesend „gefäßkrampfsteigernd" dadurch wirken, daß sie die die „Ansprechbarkeit der Gefäße für zusammenziehende Reize, z. B. den Nebennierensaft" im Blute erhöhen, auf den Menschen nicht erlaubt ist: ist doch nicht nachgewiesen, daß der normale oder der erhöhte Blutdruck mit chemischen Stoffen im Plasma, z. B. Adrenalin, zu tun hat; und daß Peptone oder ähnliche Stoffe des Plasmas in dem angegebenen Sinne wirken, davon könnte erst die Rede sein, wenn für das Plasma des Menschen die Quantenfrage der Stoffe beiderlei Art beantwortet wäre; wir erinnern an unsere zahlreichen Nachweise, daß die *Dosis* die Wirkung bestimmt, daß z. B. Adrenalin je nach der Stärke der Lösung Fluxion, Ischämie und Stase bewirkt. VOLHARD, der zwei Mechanismen der

---

[1]) Die Lehre von der Eklampsie, Leipzig 1926 (daselbst Lit.).
[2]) Monatsschr. f. Geburtsh. u. Gynäkol., 66. Bd., 1924 (daselbst Lit.).

Arteriohypertonie, einen „chemischen" und einen „vermutlich nervösen" unterscheidet, spricht auf Grund von Versuchen HÜLSES, in denen dieser die „gefäßkrampffördernden Stoffe" auch im Blute von Eklamptischen nachgewiesen zu haben glaubt, von chemisch, d. h. nicht nerval bedingter Arteriohypertonie der Eklamptischen; wir kennen aus den in dieser Abhandlung und an anderen Orten angeführten Gründen nur eine durch Nervenreizung entstehende und bestehende Arteriohypertonie.

3. Arteriohypertonie und einige zerebrale Prozesse.

Wir bleiben beim Hirne und beschäftigen uns nun mit den Vorgängen in ihm, die bei (unter Schwankungen) dauerhafter Arteriohypertonie auftreten, die mit Hyperplasie der Wand besonders des linken Ventrikels verbunden ist. Es handelt sich zumeist um ältere Personen, Personen also, die mit Arteriosklerose behaftet sind; demgemäß wird eine unserer Aufgaben sein, nach Möglichkeit zu trennen zwischen dem, was der Arteriohypertonie, und dem, was der Arteriosklerose zukommt.

a) Die rote Hirnerweichung und die Hirnblutung.

Wenn wir mit der Hirnblutung beginnen, so ist es gegenüber einem Gebiete, das nach langer Unterbrechung erst in jüngster Zeit wieder Gegenstand der Forschung geworden ist und sich dadurch zum Beispiel von der Nephritislehre unterscheidet, angezeigt, den Stand des Wissens kurz darzustellen, und zwar mit Bevorzugung der Angaben, die die Blutung *nicht* auf Sklerose zurückführen. Es werden nur die wichtigsten Abhandlungen, die sich auf die unerläßliche Untersuchung eines großen Materiales stützen, berücksichtigt werden.

α) Die Entwicklung der Lehre von der Entstehung der Hirnblutung.

Wir greifen nicht weiter zurück als bis auf die L. LÖWENFELDsche im Jahre 1886 erschienene Monographie, seine „Studien über Ätiologie und Pathogenese der spontanen Hirnblutungen". Aus dem reichen, allen Seiten des Problems sich widmenden Inhalte dieser Schrift[1]) gehen uns hier besonders diejenigen mikroanatomischen Befunde an der Hirnstrombahn an, die der Autor zur Erklärung des Auftretens von Blutung verwendet, ohne sie in das Gebiet der Arteriosklerose zu rechnen, deren histologische Merkmale für ihn die üblichen sind, also die Intima betreffen.

---

[1]) Wiesbaden, 1886.

Hier ist an erster Stelle die „granulöse Degeneration" zu nennen, eine unpassende Bezeichnung, so unpassend wie die demselben Befunde gewidmete ältere OBERSTEINERS, der von „Pseudohypertrophie" spricht; beide Autoren meinen einen mit Kernschwund und mit Quellung verbundenen *Nekrose*befund, an den sich nach LÖWENFELD Zerfall des Nekrotischen schließt. Da nach LÖWENFELD der Befund zunächst die Media betrifft und die Intima mit Nekrose erst später und nur dann teilnimmt, wenn nicht Bündel von Muskelfasern, sondern die ganze Muscularis von Ästchen betroffen ist, so hat der Autor hiermit das Vorkommen von Medianekrose in Hirnarterien festgestellt, wohlgemerkt ohne Sklerose; dabei erwähnt er, daß der Befund auch in sklerotischen Arterien zwischen verdünnten oder verfetteten Muskelfasern vorkommt. Was LÖWENFELD von der Verschleppung der Trümmer des Nekrotischen mit dem Blute sagt, dürfte Kunstprodukten gelten oder sonstwie auf irriger Deutung beruhen.

Indem wir anderes als vom Autor kurz behandelt und von uns zur Sklerose gerechnet überspringen (nämlich was er fibroide oder bindegewebige Degeneration und hyaline Entartung der Media vorzugsweise kleinerer und kleinster Arterien nennt), kommen wir zu dem, was LÖWENFELD von dem *Aneurysma* sagt.

Er unterscheidet zunächst falsche oder dissezierende Aneurysmen, nämlich Ausfüllung des Adventitialraumes mit Blutkörperchen und Fibrin, die mit umschriebener oder diffuser Ausbuchtung der Adventitia einhergehen kann; niemand und er selbst nicht habe eine Laesio continui in den gleichzeitig verdünnten beiden inneren Häuten gesehen: daher LÖWENFELD kleinste (unsichtbare) Trennungen des Zusammenhanges als Quelle des Blutes annimmt. Wenn diese Veränderung nichts mit Sklerose zu tun hat, so gilt nach LÖWENFELD das gleiche von dem, was er als diffuse Ektasie und als Miliaraneurysma bezeichnet in dem Sinne, daß sie auch ohne „atheromatöse Veränderungen der Intima" auftreten können und häufig auftreten. LÖWENFELD unterscheidet umschriebene Ausbauchungen besonders an Teilungs- und Abgangsstellen und diffuse Erweiterungen; die Struktur ist in beiden Fällen normal oder es besteht „Atrophie, fettige oder granulöse Degeneration" von Intima und Media, mit der Endothelwucherung besonders am Rande verbunden sein kann. Umschriebene, alle drei Häute betreffende Erweiterungen, am häufigsten spindelförmig, seltener kugelig oder einseitige Säcke, bezeichnet er als „miliare Aneurysmen", deren Größe mikroskopisch sei und bis zu der einer Linse reichen könne. Für die „miliaren Aneurysmen" ohne Texturveränderungen, die er geneigt ist, als Vorstufe der solche aufweisenden zu betrachten, nimmt LÖWENFELD derzeit nicht nachweisbare Wandveränderungen oder *Constrictorenlähmung* oder *Dilatatorenreizung* als Grundlage an; er fügt hinzu: „Indessen ist auch bei anderen Miliaraneurysmen und diffusen Ektasien, welche deutliche Erkrankung der Innenhaut zeigen, die Möglichkeit wohl gegeben, daß die Ausbauchung der Gefäßwand ursprünglich lediglich durch vasomotorische Störungen bedingt war, und die Strukturveränderungen der Wandungen sich erst sekundär einstellen."

Die von ihm beschriebenen Gewebsveränderungen von Arterien hat LÖWENFELD am reichlichsten in der Wand und Umgebung von (großen) Blutergüssen angetroffen, von ihnen die sog. granulöse Degeneration, i. e. Nekrose am seltensten, doch immerhin in 10 von 17 Gehirnen. Was er miliare Aneurysmen nennt, war ebenda regelmäßig nachzuweisen, doch in sehr wechselnder Zahl; die diffuse Ektasie in der Mehrzahl der Fälle, aber meist spärlich; das dissezierende Aneurysma (der Bluterguß in der Adventitialscheide) in der Minderzahl und meist spärlich. Geplatzte miliare Aneurysmen sah LÖWENFELD inkonstant in der Wand der Blutergüsse; doch sieht er „keinen Grund zu bezweifeln, daß eine Ruptur dieser Gebilde in der Mehrzahl der Fälle die Blutung veranlaßt", die auch auf Grund von atheromatösen Veränderungen, z. B. durch Platzen am Rande einer Plaque oder im Bereich eines Atheroms, entstehen könne. Im ganzen ist die Ausbeute in dem, was LÖWENFELD zur unmittelbaren Aufklärung des Sichergießens einer großen Blutmenge sagt, sehr gering.

Den Schwerpunkt der Monographie sehen wir darin, daß LÖWENFELD sorgfältig und einwandsfrei den Nachweis erbracht hat, daß *Nekrose der Media* oder der Media und Intima in der Wand und Umgebung des Hirnblutergusses vorkommt, die nichts mit Sklerose zu tun hat, und daß er zur Erklärung der sog. miliaren Aneurysmen, einer Quelle von Hirnblutungen, Funktionsänderung (Parese) der *Media*muscularis und zwar *nervalen* Ursprungs in Betracht zieht. Wir werden hierauf zurückkommen und bemerken noch, daß LÖWENFELD die Beziehung dessen, was man heute Hypertonie nennt und hier als Arteriohypertonie auftritt und die Beziehung der Schrumpfnieren zum Entstehen der Hirnblutung nicht sehr hoch einschätzt; immerhin dürfen wir feststellen, daß LÖWENFELD auch in solchen Fällen vorkommende Funktionsänderungen der innervierten Mediamuscularis von Arterien als eine Grundlage von grober Hirnblutung betrachtet.

Aus der Abhandlung L. PICKS (1910)[1]), in der er den Nachweis erbracht hat, daß tötliche Hirnblutergüsse aus *über*miliaren Aneurysmen (viermal in 30 Hirnen, Durchmesser 1,5—8 mm), die dissezierende Aneurysmen oder falsche Aneurysmen sind, oder (seltener) aus einer aneurysmafreien geborstenen Stelle oder Strecke einer Arterie erfolgen können, und daß in beiden Fällen Sklerose zugrunde liegt, interessiert hier be-

---

[1]) Berl. klin. Wochenschr., 47. Jahrg., 1910 Nr. 8 u. 9.

sonders das, was er von dem mikroskopischen Befunde an den feineren Arterien der von ihm (mit A. G. ELLIS) bearbeiteten Gehirne sagt. Abgesehen von den typischen Skleroseveränderungen, die ausnahmslos angetroffen wurden, werden sekundäre Mediaveränderungen erwähnt: fettiger oder eigentümlich körniger Zerfall, sowie „frische Nekrose"; der körnige Zerfall ist zweifellos das, was LÖWENFELD granulöse Degeneration genannt hatte.

Auch nach L. PICK kann also Nekrose, akute Nekrose in sklerotischen Arterien auftreten; die Bezeichnung als „sekundär" soll ohne Zweifel ausdrücken, daß PICK diese Nekrose der Media nicht der Sklerose zurechnet. Über ihre Beziehung zur Blutung spricht sich PICK, der diesen Gegenstand nur sehr kurz behandelt, nicht aus.

Gehen wir über zu ROSENBLATHS[1]) Versuch, das Problem der massigen Hirnblutung zu lösen, so ist zuerst zu erwähnen, daß er die Gegenwart von Arterien mit nekrotisierter und meist gequollener Wand in der peripherischen Zone des Blutergusses und besonders in der anstoßenden Hirnsubstanz bestätigt hat; derart in allen drei Häuten veränderte Arterien läßt er sich nachträglich spindel-, kegel- oder sackförmig erweitern zu Miliaraneurysmen. ROSENBLATH hat die Nekrose und die Aneurysmen ausschließlich im Bereich des Blutergusses gefunden, nicht im übrigen Hirn; er rechnet die Veränderung nicht zur Sklerose, sieht in ihr nicht ihren höchsten Grad, sondern läßt sie unabhängig von Sklerose entstehen, also auch in nahezu oder ganz sklerosefreien Arterien.

Wenn in diesem Punkte Übereinstimmung mit den LÖWENFELDschen Angaben besteht, eine Übereinstimmung, die ROSENBLATH selbst anerkennt, so weicht dieser von jenem und von den übrigen Autoren darin ab, daß er die Nekrose von Arterien und die aus ihnen hervorgehenden, oft in den Bluterguß eröffnet übergehenden Aneurysmen nicht zur Erklärung der Haemorrhagie verwertet. Ausgehend von der Idee J. A. ROCHOUXS[2]) (1833), daß die Hirnblutung die Folge einer Hirnalteration, eines Erweichungsvorganges sei, bei dem es zu Blutung nicht aus den Arterien, sondern aus den der Zerstörung anheimfallenden Capillaren komme, schließt er aus seinen makro- und mikroanatomischen Befunden an 12 Gehirnen, daß „chronische Nierenentzündung", deren anatomischen Befund er in den 11 darauf untersuchten Fällen habe nachweisen können, im durch sie geänderten Stoffwechsel plötzlich fermentative Kräfte freimache, „die in kurzer Zeit ganze Hirnteile vernichten"; die Blutung erfolge durch diese „stürmische Zerstörung" aus den mit dem Nervengewebe ihr anheimfallenden Capillaren und

---

[1]) Dtsch. Zeitschr. f. Nervenheilk., 61. Bd., 1918.
[2]) Recherches sur l'apoplexie, Paris 1833.

Venen, während die Arterien, zumal sklerotische, widerstandsfähiger seien und, nekrotisiert, häufig durch Thrombus verschlossen, in größerer Zahl erhalten blieben. Diese Erklärung wendet ROSENBLATH auch auf die kleinen und kleinsten Blutungen, z. B. die von ihm in der Umgebung des großen Blutergusses oft angetroffenen sog. Ringblutungen, an: „auch in ihnen sind die Gefäße einem nekrotisierenden Prozeß unterworfen und trägt das Gewebe zwischen den Blutungen ebenfalls die Zeichen schwerer Schädigung".

Über die letzte hier zu berücksichtigende Abhandlung, die von KARL WESTPHAL und RICHARD BÄR[1]) aus der jüngsten Zeit, muß ausführlicher referiert werden; wir müssen sogar, um zu ihrem Werte Stellung nehmen und damit den heutigen Stand der Forschung auf dem Gebiete angeben zu können, eine Übersicht über das der Abhandlung zugrunde liegende anatomisch (von BÄR) untersuchte Material geben.

Im 1. Hirne (Tod etwa zwei Tage nach der Apoplexie) wurden in der *Umgebung* des großen Blutergusses und zwar in kleinen Blutergüssen kleine Arterien mit gequollener kernloser Wand (und Vorstufen dieses Befundes) angetroffen: auf der so veränderten Hälfte der Wand von zwei „größeren" quergetroffenen Arterien wurde ein Blutsäckchen gefunden, das die Gefäßscheide stark vorwölbte und in dessen Bereich die nekrotisierte Media einige rote Blutkörperchen enthielt. Es fanden sich ferner stark erweiterte Arterien, Venen und Capillaren mit zum Teil gefärbten Kernen, in deren Scheide oder darüber hinaus rote Blutkörperchen angehäuft waren; von einer solchen Arterie wird dazu Aufspaltung der Wand durch Erythrocyten beschrieben. Schließlich ist noch eine sog. Ringblutung erwähnt. Skleroseveränderungen haben in den Hirnarterien des 44 jährigen Mannes (Arteriohypertonie, Sklerose der größeren Arterien) so gut wie ganz gefehlt.

Im 2. Hirne (Tod 3—4 Stunden nach der Apoplexie) wurden, wieder in der Umgebung des großen Blutergusses, kleine kernlose Venen und Capillaren mit Bluterguß in der Scheide und über sie hinaus beobachtet; derselbe Befund war an Arteriolen, aber auch an solchen mit Kernfärbung in der Media, zu erheben; im Bereich des außerhalb der Scheide aufgetretenen Blutes waren die Ganglienzellen geschwunden. In diesem Falle liegen auch Angaben über das Verhalten von Arterien *im* großen Bluterguß vor; sie waren meist kernlos und zum Teil mit sackartigen, blutgefüllten Ausbuchtungen der Adventitia versehen. Skleroseveränderungen sind in dem Hirn des 45 jährigen Mannes mit Herzmuskelhyperplasie und Sklerose der größeren Arterien nicht festgestellt worden.

Diese Befunde sind in vier weiteren Hirnen mit frischer Hirnblutung ebenfalls erhoben worden; besonders beachtenswert ist die Angabe, daß *im* großen Bluterguß des Hirnes einer 72 jährigen Frau einige kleine Gefäße auf das 5—10 fache erweitert waren „bei zum Teil gut erhaltener Kernfärbung". Nur in zwei von diesen Fällen haben die Verfasser stecknadelkopfgroße Ausstülpungen der Gefäßscheide verbunden mit Medianekrose und Erythrocytendurchsetzung dieser Stelle gesehen, Befunde, die als miliare Aneurysmen (dissezierende) mit ROSENBLATH und PICK gedeutet werden.

In dem folgenden Abschnitt bespricht der Verfasser die „Kombination von weißer Erweichung und Blutung in einem Herde"; leider wird die Beurteilung

---

[1]) Über die Entstehung des Schlaganfalles, Leipzig 1926.

der Befunde dadurch erschwert, daß, wie auch in vier Fällen der 1. Gruppe, die Angabe der zwischen Apoplexie und Tod verflossenen Zeit fehlt.

Nur im 1. der vier Fälle von dieser Kombination ist sie als 10 Tage zu ermitteln. Hier fand sich um den großen Bluterguß eine mehrere Millimeter breite Zone nekrotisierter Hirnsubstanz mit Blutungen. Die Gefäße des nekrotisierten Randgebietes sind stark erweitert, teils nahezu, teils völlig kernlos, die so beschaffene Wand mehr oder minder stark mit roten Blutkörperchen durchsetzt; in der Grenze zwischen dem großen Bluterguß und der nekrotisierten angrenzenden Zone waren zerstörte Teile der Arterienwand vorhanden. Große Venen wiesen dieselben Befunde in etwas geringerem Grade auf.

Es hatte sich um einen 52jährigen Mann mit Arteriohypertonie, Herzmuskelhyperplasie und geringer Sklerose gehandelt; im Hirn war diese nur stellenweise gering gebildet.

Vom 2. Falle (70jährige Frau) sind, außer den beschriebenen Gefäßveränderungen im Bereiche von Blutungen im Randgebiete, ebenfalls in diesem gelegene, nicht mit Blut durchsetzte nekrotisierte Gebiete erwähnt, die Arterien, einmal auch eine Vene, mit kernloser gequollener Wand enthielten.

Im 3. Falle (65jährige Frau mit Herzmuskelhyperplasie und Sklerose) sind im erweichten Gebiet (ohne Blutung) die Arterien eng und mit stärksten Nekroseveränderungen behaftet gewesen; aber auch außerhalb des erweichten Gebietes, in unveränderter Umgebung hat sich eine enge, blutleere (mittelgroße) Arterie mit Medianekrose und Zerfallsveränderungen der Elastica gefunden. Im mit Blut durchsetzten Gebiet lag das ausgetretene Blut um erweiterte Gefäße und Capillaren mit Nekroseveränderungen der Wand.

Im 4., dem letzten Falle (Alter nicht angegeben, sekundäre Schrumpfniere mit Arteriohypertonie, Tod in Urämie) war die „markstückgroße" erweichte Stelle des rechten Stirnlappens ein Durcheinander von weiß und rot erweichten Bezirken; in beiden die beschriebenen Wandveränderungen (Nekrose) der erweiterten, blutgefüllten Gefäße.

Aus zwei weiteren Fällen, die unter der Überschrift „getrennte Kombination von weißer Erweichung und Blutung" auftreten und die Zeitangaben vermissen lassen, war im 1. (49jährig, gestorben an Hirnapoplexie und akuter gelber Leberatrophie, starke Sklerose der Hirnbasisarterien) bemerkenswert, daß Blutergüsse, außer um durch Nekrose veränderte erweiterte Capillaren und Venen, um mit unveränderter Wand versehene erweiterte Arterien und Venen vorhanden waren; das Blut lag in der Scheide, an die unveränderte Hirnsubstanz anstieß. Nachdem die Verfasser drei weitere bestätigende Fälle mit Angionekrose in erweichten Bezirken angeführt haben, beschreiben sie im 5. und letzten Falle (74jährig, mäßige Arteriohypertonie) einen größeren erweichten Bezirk, der längere Zeit bestanden hatte und nekrotisierte Arteriolen zum Teil mit verkalkter Media, zum Teil mit hyperplastischer, das Lumen verengender Intima aufwies.

Auch in dem Falle von „Arterionekrose bei Erweichung nach Thrombose" (60jähriger Mann, Sklerose) bestand in dem hyperämischen Randgebiet (mit Fettkörnchenzellen) in Blutergüssen Nekrose mit Quellung der Wand von Arterien mit engem blutfreien Lumen, Befunde, die auch in Arterien des nekrotisierten Gebietes zu erheben waren; neben solchen von Arterien mit Medianekrose bei erhaltener Intima und Blut im Lumen.

Im klinischen von KARL WESTPHAL verfaßten Teil der Abhandlung sind eine Anzahl von anatomischen Arterienbefunden beschrieben, die mit den referierten im wesentlichen übereinstimmen.

Ein Rückblick auf die BÄR-WESTPHALschen Befunde lehrt im Vergleich mit denen der Vorgänger, daß sie zur Erklärung der nicht von

Sklerose abhängigen Hirnblutungen zahlreichere und mannigfaltigere anatomische Beobachtungen geliefert haben, als die früheren Autoren. Es liegt in den sehr großen Schwierigkeiten des Arbeitsgebietes begründet, Schwierigkeiten, die uns aus eigener Erfahrung sehr wohl bekannt sind, wenn auch diese letzte Darstellung Lücken enthält, die die künftige Forschung ausfüllen muß; bei dieser werden die selten zu erlangenden Frühbefunde in Hirnen bei oder unmittelbar nach der Blutung Gestorbener eine entscheidende Rolle zu spielen haben, besonders in der Frage, ob wirklich die Befunde in der Umgebung des großen Blutergusses so unbesorgt zur Erklärung dieses herangezogen werden dürfen wie bisher geschehen; in engem Zusammenhang damit steht die zweite Aufgabe, zwischen primären und sekundären (erst in den Tagen nach der Blutung aufgetretenen) Strombahn —, insbesondere Arterienveränderungen insbesondere im Bereich des großen Blutergusses unterscheiden zu lernen. So dürfte denn eine weitere gründliche Aufklärung nur zu erwarten sein von der Untersuchung zweier langer Reihen von Gehirnen, von denen die eine Serienschnitten durch den Bluterguß und seine nähere und weitere Umgebung, die andere der Methode der Gefäßisolierung zu unterziehen wäre; die Grundlage müßten, wie gesagt, die Hirne liefern, deren Besitzer dem Hirnschlag durch Blutung in kürzester Zeit erlegen sind. —

Ehe wir aus den Referaten das entnehmen, worauf es uns hier ankommt, nämlich die Entstehung von *Hirnblutung durch Funktionsänderungen der Strombahn*, sprechen wir uns dahin aus, daß es zu weit geht, die Rhexisblutung aus durch Sklerose stark veränderten Arterien, insbesondere (falschen) Aneurysmen derselben in Abrede zu stellen, wie dies ROSENBLATH tut und KARL WESTPHAL mit seinem Ausspruche: „ein einfaches Platzen arteriosklerotisch veränderter Arterien oder miliarer Aneurysmen an diesen genügt nicht als Entstehung der apoplektischen Blutung". Wir glauben auf Grund eigener Erfahrungen mit der Schüttelmethode und dem schonenderen Verfahren des Ausspülens der Arterien aus der Hirnsubstanz, Verfahren, die ROSENBLATH nicht und die beiden Frankfurter Autoren ungenügend angewandt haben, daß es Fälle gibt, in denen die vor allem von L. PICK gegebene Erklärung zutrifft und das Blut aus einem geplatzten größeren Aneurysma stammt, das in einer Arterienstrecke aufgetreten ist, die Skleroseveränderungen aufweist und in der sich das Aneurysma mit seiner dünnen fibrösen Wand im engsten Zusammenhange mit der Sklerose ausgebildet hatte; der Hergang ist also derselbe, wie wenn er außerhalb des Hirnes z. B. an der Arteria fossae Sylvii abläuft. Wir glauben uns auch darin L. PICK anschließen zu müssen, daß eine sklerotische Arterie ohne Aneurysma im Hirn eine große Menge Blut austreten lassen kann, indem sich am Rande einer Plaque oder im Bereich eines Atheroms (das es in kleinem Maßstabe auch in intracerebralen Arterien gibt) Blut zunächst einwühlt und dann sich eine freie Bahn schafft, so also, wie es im großen beim Aneurysma dissecans der Aorta hergehen kann. Weitere Untersuchungen sind hier nötig, die, wie uns scheint, noch weitere Modi der Massenblutung aus sklerotischen Arterien ermitteln werden.

Die übrigen angeführten Autoren haben sich bemüht, die, wie wir glauben und auch PICK nach seinen Ergebnissen anerkennen muß, überwiegende Zahl der großen Hirnblutergüsse zu erklären, die nicht auf dem Boden von Arteriosklerose entstehen und auf Funktionsänderungen der Strombahn beruhen. Was wir selbst mit unseren Mitarbeitern hierzu, vorwiegend auf dem Gebiete der allgemeinen Pathologie der Blutung, indessen nicht ohne Anwendung auf die Blutungen, auch die massigen, im Zentralnervensystem, ferner auf dem Gebiete der Arterienveränderungen beigetragen haben, soll hier nicht referiert werden; wir erwarten aber, daß künftige Autoren in der Darstellung der Geschichte der Lehre von den uns beschäftigenden Blutungen unseres Anteils an ihrer Entwicklung gedenken werden, der sich aus dem Folgenden ergeben wird. —

Wenn wir uns nun zur Entstehung der massigen Hirnblutung äußern, und ihre Beziehungen zur Arteriohypertonie behandeln, so ist es zuerst notwendig, die Auffassung ROSENBLATHs vorweg zu besprechen, da sie aus dem Rahmen der übrigen völlig herausfällt. Wir erinnern uns, daß ROSENBLATH die Hirnsubstanz im Bereiche des späteren Blutergusses und darüber hinaus durch ein plötzlich frei werdendes Ferment, Produkt des abnormen Stoffwechsels bei dem, was er chronische Nephritis nennt, „peracut" zerstört werden und die Blutung aus der dabei mitgetroffenen Strombahn insbesondere den „massenhaft vernichteten" Capillaren und Venen erfolgen läßt; die *Nekrose* sowohl des nervalen Gewebes als der Strombahn entsteht also nach seiner ihm geboten erscheinenden Annahme *direkt* durch Fermentwirkung.

Die fermentative Zerstörung des Hirngewebes ist uns zunächst unannehmbar, weil sie kein Seitenstück im Körper hat; wenn sich ROSENBLATH auf die sog. Pankreasapoplexie beruft, so haben unsere mit W. KNAPE[1]) ausgeführten Untersuchungen im lebenden Tierkörper schon im Jahre 1912 gezeigt, daß sie mit Fermentwirkung genetisch nichts zu tun hat, sondern auf Diapedesisblutung und Stase nervalen Ursprungs mit Sequestrationsnekrose als Wirkung beruht; erst danach greifen die Fermente am sequestrierten und infarzierten Pankreas- und Fettgewebe an. Es ist kein Beispiel bekannt, daß Fermente Teile des lebenden Körpers angreifen können. Auch was ROSENBLATH an Beispielen von primärer

---

[1]) Virchows Arch. f. pathol. Anat., 207. Bd., 1912.

Nekrose toxischen Ursprungs als Beweismittel anführt, habe ich in früheren Mitteilungen[1]) und in dieser Schrift, soweit es die Arterien angeht, ausführlich in anderem Sinne erklärt. Das Gewicht dieser Gründe dünkt uns groß genug, dazu aufzufordern, die Befunde ROSENBLATHS anders zu deuten, insbesondere zu zeigen, daß es sich nicht um „Zerstörung", sondern um komplizierte Vorgänge der innervierten Strombahn handelt.

Wenn wir dazu an die „*Ringblutungen*" anknüpfen, die ROSENBLATH ausführlich bespricht und nachdrücklich zu seinen Gunsten verwertet, so ist dieser häufige Befund in der Umgebung des großen Blutergusses nach unseren Untersuchungen über die Diapedesisblutung und Stase so zu erklären, daß in einem terminalen Gebiet die Capillaren sich aufs stärkste erweitern und stärkste Verengerung der Arteriole, die in Verschluß übergehen kann, das rote Capillarblut in Stase versetzt; oder (in anderen Fällen) so, daß auch die Arteriole sich erweitert und in dem ihr vorgeschalteten Arteriensegment durch Verengerung und Verschluß die Stase im ganzen terminalen Gebiet entsteht. Während diese Stase im größeren zentralen Teil des Gebietes als Dauerstase bestehen bleibt, wird im schmalen Randgebiet — vermöge des allseitigen Zusammenhanges mit den Capillaren der benachbarten Stromgebiete — die Strömung wieder in Gang gebracht; wie gesagt in auf nervalem Wege erweiterten Capillaren und verlangsamt, da das von der Umgebung her zu durchströmende Capillargebiet zu groß für den Arteriolendruck geworden ist; überdies haben wir so oft in der Umgebung von Stasegebieten Ischämie — als Wirkung schwächerer Reizung — auftreten sehen, daß wir auch hier annehmen dürfen, die Durchströmung der peripherischen Zone erfolgt aus verengten Capillaren. So erklärt sich der in ihr herrschende stärkste peristatische Zustand und die Diapedesisblutung in der Kugelschale um das in Dauerstase verharrende Innere der „Ringblutung". Bleibt diese Durchströmung von der Nachbarschaft her aus, so entsteht keine „Ringblutung", sondern Dauerstase im ganzen Capillarsystem des terminalen Gebietes. Es lehrt nun die Erfahrung, daß im blutungsfreien Gebiet der Dauerstase das in Stase verharrende Blut, die Strombahn, die es enthält, und das von der Ernährung abgeschnittene gesamte Gewebe einem raschen Zerfall unterliegen; bei ihm dürfte — nach den Erfahrungen an Sequestern anderer Organe — die aus dem hyperämischen Grenzgebiet, in dem die peristatische Hyperämie rasch abnimmt und flüssiges Exsudat liefert, den *kleinen* Bezirk durchströmende Flüssigkeit eine Rolle spielen, der auch die Resorption des Sequesters zufällt. Wie uns zahlreiche Kriegserfahrungen ge-

---

[1]) Vgl. GUSTAV RICKER: Angriffsort und Wirkungsweise der Reize an der Strombahn, Krankheitsforschung, 1. Bd., 1925.

lehrt haben, kann in weniger als 24 Stunden, z. B. nach einer Verwundung oder Verschüttung, deren Eintrittsstunde bekannt ist, der Strukturverlust vollendet sein; schon wenige Stunden nach der Entstehung kann man im sequestrierten Gebiet die Verringerung der Färbbarkeit der Markscheiden nachweisen, die früher als die Färbbarkeit der Kerne abnimmt und erlischt. Daß im weiteren Verlauf entsprechend der stufenartig verlaufenden Abnahme der Hyperämie im Grenzgebiet zunächst zellige, dann zellig-fasrige, dann fasrige Hyperplasie der Glia unter Schwund des nervalen Parenchyms eintritt und der ganze Prozeß — nach Beendigung der Resorption — mit einem Häuflein faserreichen Gliagewebes endigt, sei als nicht mehr hierhergehörig nur ganz kurz angemerkt.

Dies ist abgekürzt der komplizierte Verlauf der Teilvorgänge, deren Ergebnis der anatomische Befund der sog. Ringblutung ist, kompliziert vor allem dadurch, daß in jedem Teilvorgang das Nervensystem der Strombahn beteiligt ist, in der Weise, wie wir es ermittelt haben, aber nicht immer wieder erneut angeben können. Es ist bekannt, daß die Erklärung, wie wir sie soeben auf Grund unserer Erfahrungen am örtlichen Kreislauf gegeben haben, in diesem und jenem Punkte von anderen Autoren, die sich hierzu in den letzten Jahren geäußert haben, anders gegeben wird; hierauf und auf die Modifikationen des Prozesses kommt es an dieser Stelle nicht an, es genügt festzustellen, daß auch diese Autoren mehr oder minder ausgesprochen in dem Befunde das Produkt einer Kreislaufsänderung und ihrer Folgen für das Gewebe sehen, nicht aber einer fermentativen Zerstörung. Hierzu kommt, daß diese Ringblutungen nicht im entferntesten an „Nephritis" gebunden sind, von der ROSENBLATH — willkürlich — Fermente im Blute annimmt, die die Ringblutungen (und ihr Zentrum) erzeugen sollen; sie treten im Hirne bei zahlreichen verschiedenartigen Krankheiten auf (wir führen als Beispiele die BIERMERsche Anämie und die Phosgenvergiftung an), von denen niemand glauben darf, daß bei ihnen hirn- und hirnstrombahnzerstörende Fermente wirksam sind, während es in den Rahmen aller dieser Krankheiten paßt, daß sie örtliche Kreislaufsänderungen (nervalen Ursprunges) im Hirne bewirken.

Nur ein Typ derselben ist die sog. Ringblutung; was von ihr über die kausale Beziehung der Stase zur Nekrose gesagt wurde, gilt auch von den *Kugelblutungen*, sofern in ihnen Dauerstase entsteht, und darf unbedenklich auf die größeren und größten Hirngebiete angewandt werden, in denen sei es ohne vorausgehende Diapedesisblutung, sei es nach solcher Stase eintritt. Durch Stase, aber auch mechanisch, nämlich durch ausgetretenes Blut völlig und auf die Dauer sequestriertes Hirngewebe verliert also in der angegebenen kurzen Zeit erst die Färbbarkeit des Markes, dann die der Kerne; daneben geht die übrige Struktur einschließlich der der Strombahn verloren, was nach einem Tage vollendet sein kann, worauf sich Auflösungs-, Verflüssigungsvorgänge einstellen.

Auf diese Weise erklären sich alle Befunde ROSENBLATHS, mit Ausnahme der wenigen, in denen er bereits 2—6 Stunden nach der Apoplexie Nekroseveränderungen an Strombahn und Hirnsubstanz festgestellt hat. Auf diese Befunde werden wir später zurückkommen.

ROSENBLATHS weitere Gründe, der, den er aus den Formeigentümlichkeiten des (großen) Blutergusses schöpft, und das auffallend häufige Ausbleiben des Eindringens größerer Blutmengen in das Hirnhohlraumsystem, an das die zerstörte „blutig erweichte" Hirnsubstanz grenzt, sprechen in der Tat gegen die rein mechanische Entstehung durch Rhexisblutung aus größeren Arterien und besonders aus einer einzigen, nicht aber gegen die Entstehung durch Diapedese; übrigens sind diese Eigentümlichkeiten nach unseren Erfahrungen seltener verwirklicht, als es nach der Darstellung ROSENBLATHS erscheint, der wir auch in der Betonung des Fehlens von Strombahn- und Hirntrümmern im frischen Bluterguß, das er mit raschester Auflösung durch die Fermente erklärt, nicht zustimmen können.

Wir sind zu dem Schlusse gekommen, daß ROSENBLATHS Lehre von der Entstehung der Hirnblutung in ihren beiden Teilen unhaltbar ist; in dem Teil, in dem sie die Wirkung von Fermenten heranzieht, und in dem, der die Blutung einfach aus zerstörten Teilen der Strombahn — durch den Blutdruck — zustande kommen läßt. Es wäre nun unsere Aufgabe, uns mit den Anschauungen, die in der WESTPHAL-BÄRschen Monographie vertreten werden, zu beschäftigen, wieder in den beiden Richtungen, der Entstehung der Strukturveränderungen sowohl der Hirnsubstanz als der Strombahnwand, insbesondere der Arterien, als des Austrittes von Blut ins Gewebe. Wir ziehen vor, zunächst unsere Ansichten von der Entstehung der Hirnblutung zusammenhängend darzulegen, ausgehend von den referierten anatomischen Befunden, die wir, wie erwähnt, aus eigenen (freilich unsystematischen) Erfahrungen kennen; dazwischen und namentlich im Anschluß sollen die Abweichungen von der Lehre WESTPHALS angegeben werden.

β) Das Verhalten der innervierten Strombahn vor und bei der Blutung.

In einer sehr großen Zahl von Fällen hat vor dem Eintreten der Hirnblutung Arteriohypertonie bestanden. Im Gedankengange dieser Schrift lautet also die zu beantwortende Frage: welche akzedente *Vorgänge* stellen sich in den terminalen Gebieten ein und auf welche Weise lassen sie das Blut austreten?

Die Antwort muß wie gesagt an die anatomischen Befunde anknüpfen und über sie hinaus zu Vorgängen führen, zu einer Kette von Teilvorgängen, von denen einer, und zwar der letzte, der Blutaustritt ist.

Die Grundlage zu dem, was wir hier auseinandersetzen werden, haben die Forscher gelegt, die, wie von uns referiert, nachgewiesen haben, daß die Blutung (in der Mehrzahl der Fälle) aus nicht sklerotischen oder nur mit leichten Skleroseveränderungen versehenen Gefäßen und aus Capillaren erfolgt. Wir sehen deshalb die Grundlage zum Verständnis in diesem Nachweis, weil sie nicht nur erlaubt, sondern fordert, die Blutung auf Funktionsänderung der Strombahnwand zurückzuführen, d. h. auf Reizung des Strombahnnervensystems von hinreichender Stärke. Unsere Aufgabe ist also, im einzelnen darzulegen und ausführlich zu beweisen, was schon Löwenfeld in Betracht gezogen und Karl Westphal in, wie wir sehen werden, unzulänglicher Weise versucht hat, die Abhängigkeit der Hirnblutung vom Nervensystem der Strombahn.

Wir haben (in der Kritik der Rosenblathschen Theorie) vorgegriffen, als wir die *capilläre Diapedesisblutung* besprachen in der Form des feinen roten Fleckes, als welcher die infarzierte Kugelschale der sog. Ringblutung, und die petechiale Kugelblutung der Hirnsubstanz erscheinen; wir haben dabei unsere experimentell gewonnene Theorie der peristatischen Diapedesisblutung zur Erklärung verwandt, deren Wesen darin besteht, daß auf nervale Reizung vor den erweiterten Capillaren Arterienverengerung sehr starken Grades eintritt, die denjenigen sehr hohen Grad der Verlangsamung des unter vermindertem Drucke fließenden Blutes in den erweiterten Capillaren verursacht, der mit Exsudation von Erythrocyten aus ihnen verbunden ist. Da die roten Blutkörperchen so lange austreten, wie dieser Zustand besteht, dem keine enge zeitliche Grenze gesetzt ist, und da das, was in einem terminalen Strombahngebiet verwirklicht ist, in allen einer Region (oder gar eines ganzen Organs) bestehen kann und nicht selten besteht, können große Mengen Blutes durch Diapedese austreten; wie schon mehrmals, bestätigen wir auch hier auf Grund zahlreicher Beobachtungen am Säugetier die von Julius Cohnheim[1]) am Frosche gewonnene Erfahrung, daß durch Diapedesisblutung aus Capillaren so viel Blut austreten kann, wie durch Rhexisblutung aus Arterien; auch tödliche Blutungen des Menschen können so entstehen, z. B., wie wir noch jüngst erlebt, durch einige Tage dauernde bei der ersten Menstruation, die mit Diapedesisblutung (nur in der oberflächlichen Schicht der Corpusmucosa) einhergeht. In einem kompakten Organ, wie dem Hirn, auftretend, liefert Diapedesisblutung aus dem ganzen Capillargebiet einer Region einen

---

[1]) Vorlesungen über allgemeine Pathologie, 1. Bd., 1882, S. 371. „Ebensowenig wie aus der Quantität, läßt sich aus der Form und Gestalt des Extravasats immer ein bestimmter Schluß ziehen" (ob Rhexis- oder Diapedesisblutung).

Bluterguß, der die Hirnsubstanz, die vom Blute durch Stase getrennt und von ihm in Trümmer zerlegt wird, der Sequestrationsnekrose überliefert; was resultiert, kann von den Folgen einer Rhexisblutung nicht ohne weiteres unterschieden werden. Das der Sequestrationsnekrose verfallene Gewebe wird verflüssigt; der langsame „Abbau" mit „Körnchenzellen" bleibt aus, er ist an Beziehungen zu strömendem Blute gebunden, die hier fehlen, es sei denn, daß sie im Grenzgebiet des Sequesters bestehen, wo die Stase sich löst[1]).

Wir haben eben von der Diapedesisblutung aus Capillaren gesprochen; es spielt aber auch die Blutung aus kleinen Arterien und Venen eine Rolle, auf die die obigen Referate hinweisen mit Beobachtungen, die auch wir gemacht haben. Diese Blutungen gehören in das Gebiet der *Diäresis*blutung, wie F. MARCHAND[2]) definiert, des „Blutaustrittes durch Auseinanderweichen der Wand bei krankhaften Veränderungen". Gleichgültig, welcher Umfang dieser Art des Blutaustrittes bei pathischen Prozessen im Körper zukommt (im Hirne tritt sie unserer Meinung nach häufiger auf als in anderen Organen), sie erfolgt, wie die Schnittpräparate erkennen lassen, aus stark erweiterten, mit rotem Blut gefüllten Gefäßsegmenten, deren Struktur nicht anders denn als aufgelockert zu bezeichnen ist; in den vergrößerten Spalten liegen, wie man besonders gut an etwas größeren Arterien erkennt, die roten Blutkörperchen. Somit sind Erweiterung und Auflockerung Eigenschaften („die krankhaften Veränderungen" MARCHANDs) der Wand, die Erythrocyten den Durchtritt ermöglichen; Eigenschaften also, die, wie früher gezeigt und hier zu wiederholen entbehrlich, sich durch das Auftreten von Constrictorenparese oder -paralyse in einem Segment erklären lassen. Es ist anzunehmen, daß ein Drittes hinzukommen muß, um Diäresisblutung in Gang zu bringen. Da alle Exsudation aus verlangsamt fließendem Blut erfolgt und da die von körperlichen Elementen des Blutes erst dann erfolgen kann, nachdem den Blutkörperchen die enge Berührung mit der Wand ermöglicht worden ist, ist für den Ein- und Durchtritt von Erythrocyten durch Gefäßstrecken bei der Diäresisblutung dasselbe zu fordern, was für ihre Diapedese durch Capillarwände gilt: daß nämlich stärkste Verlangsamung des Blutes als das Dritte besteht, diejenige, die wir beim Experiment als „trägen roten Strom" zu bezeichnen pflegen und bei der wir von „Ataxie" des Blutes sprechen, dem Zustande, in dem der plasmatische Wandstrom aufgehoben ist, so daß die Erythrocyten die Wand streifen, und sonstige Zeichen der Unordnung der Blutbstandteile

---

[1]) Dies ist für das Gebiet der roten und der weißen Erweichung die Antwort auf die Frage, die KARL NEUBÜRGER (Klin. Wochenschr., 1926 Nr. 37, S. 1690) aufwirft, die Frage, warum Hirnsubstanz das eine Mal rasch aufgelöst, das andere Mal langsam „abgebaut" wird.

[2]) Handb. d. allg. Pathol., 2. Bd., 1. Abtlg., S. 283.

bestehen, die der stärksten Verlangsamung zuzuschreiben sind. Im Sinne unserer durch Beobachtungen gewonnenen allgemeinen Theorie der Verlangsamung des Blutstromes schließen wir auch hier, daß die die Diäresisblutung aus gelähmten Arteriensegmenten ermöglichende stärkste Verlangsamung durch genügend starke Verengerung eines vorgeschalteten Segmentes zustande kommt, das eines sein kann, das im Dienste der Aufrechterhaltung der Arteriohypertonie steht. Wir sehen in der Verminderung des Blutdruckes, die hier — wie bei jeder Exsudation — die vorgeschaltete Arterienverengerung bewirkt, die Erklärung dafür, daß die Wand desjenigen Segmentes, in dem die Erythrocyten in die Wand eintreten und durch sie hindurchtreten, nicht maximal gedehnt und komprimiert wird, wie es der Fall ist, wenn der Blutdruck ungeschwächt oder gar erhöht auf der Wand eines gelähmten Arteriensegmentes einwirkt: hiervon haben wir an früherer Stelle Aufhebung des Ein- und Durchtretens von Flüssigkeit und als Wirkung Nekrose der Arterienwand abgeleitet, wovon wir alsbald Gebrauch machen werden.

Da man im Tierexperiment Diäresisblutung nicht willkürlich erzeugen kann, mußten wir uns des Schlußverfahrens bedienen, das sich auf Erfahrungen bei eng verwandten Vorgängen an der Strombahn stützt. Daß auch spezielle Erwägungen dies rechtfertigen, ergibt die enge Beziehung der Diäresisblutung zur capillären Diapedesisblutung, auf die die Präparate im zugehörigen Capillargebiet schließen lassen; ergibt sich auch daraus, daß man dicht nebeneinander (im Grenzgebiet eines großen Blutergusses) die Diäresis- und die Diapedesisbefunde erheben kann. — Wir stellen also die Diäresisblutung nahe an die Diapedesisblutung; beider Erklärung muß von der Tatsache der Innervation ausgehen und auf diesem Boden muß die Diäresisblutung auch aus den Venen erklärt werden, die experimentell bekanntlich schwer zu beeinflussen sind und deren Verhalten im Körper des Menschen offenbar komplizierter ist, als es im Tierversuch erscheint.

Wir haben nur noch hinzuzufügen, daß die Strombahn der verschiedenen Organe, wie sie unter physiologischen Bedingungen jeweils in verschiedener Weise durchströmt wird, so auch auf pathische Reize eigenartig reagiert, allerdings nicht so weit, daß dadurch einer allgemeinen Pathologie des Kreislaufs der Boden entzogen würde; im Rahmen dieser organ-individualen Reaktion mag es liegen, wenn Diäresisblutung im Hirn häufiger vorkommt als anderswo. Auch die normale Struktur der Gefäße der einzelnen Organe ist in höherem Maße verschieden, als es heute erscheint, wo eine systematische vergleichende Anatomie der Strombahn der Organe des Menschen noch fehlt; bekanntlich verleiht die adventitielle Lymphscheide der des Hirnes einen Charakter, der im übrigen Körper fehlt. Die in der besonderen Struktur der Hirngefäße begründeten Eigenschaften könnten das Entstehen von Diäresisblutung in diesem Organ — *nach* Erfüllung der angegebenen funktionellen Bedingungen — erleichtern. —

Indem wir nun zur *Nekrose* zunächst *von Arterien* übergehen, dürfen wir uns kurz fassen, da wir ihre Entstehung im ersten Teil dieser Schrift ausführlich an der Hand der Ergebnisse des allein zur Aufklärung geeigneten Experimentes dargelegt haben. Demgemäß handelt es sich um eine vollständige nervale Lähmung der Muscularis eines Arteriensegmentes; wie der Augenschein an experimentell in Lähmung versetzten Arteriensegmenten, in denen die Nekrose auftritt, lehrt, sind es spindelförmige wahre Aneurysmen, die auf diese Weise entstehen; d. h. solche, in denen der Grad der Lähmung gegen die Enden der beeinflußten Strecke abnimmt. Da herzwärts (so wenig wie peripheriewärts) keine verengte Strecke sich anschließt, fließt das Blut unter unvermindertem, bei Arteriohypertonie unter erhöhtem Druck durch die gelähmte Strecke. So erklärt sich die Kompression der Wand und als Wirkung der durch sie bedingten Sequestration von der Gewebsflüssigkeit die Nekrose; sie bleibt, wie wir gesehen haben, aus, wenn der Druck in dem erweiterten Arteriensegment durch ein vorgeschaltetes verengtes herabgesetzt ist, wie es nach unseren Ausführungen bei der Diäresisblutung der Fall ist.

Nachdem wir die Entstehung der Medianekrose noch einmal kurz angegeben haben, ist unsere Aufgabe, zu beantworten, wie sie Blutung veranlassen kann. Diese Fragestellung ist geboten, weil, wie bereits früher bemerkt, Arterionekrose weit davon entfernt ist, notwendig zu Blutung zu führen; im Hirn sind nekrotisierte, auch nachträglich verkalkte Arterien nicht selten anzutreffen, aus denen es nicht geblutet hatte.

Knüpfen wir an die Tatsache an, daß nekrotisierte Arterien später verkalken können, so lehrt sie uns, daß die hervorgehobene Sequestration von der Gewebsflüssigkeit nicht dauernd bestehen bleibt; es findet vielmehr mit der Zeit eine Quellung des Nekrotisierten statt, die den Zutritt und sei es noch so langsamen Durchtritt von Flüssigkeit ermöglicht, die als in den Endstrecken der Spindel eintretend aus dem Plasma des strömenden Blutes im Lumen herzuleiten ist. Mit der Flüssigkeit können unter Umständen (bei starker sekundärer Auflockerung und Auflösung) Erythrocyten in die Wand und nach außen gelangen; wir glauben aber nicht, daß die bisherigen anatomischen Befunde berechtigen, hierin eine häufige und starke Quelle von Hirnblutung zu sehen. Es kommen ferner und mehr Aneurysmen als Blutungsquelle in Betracht, die auf Grund der primären Lähmung und sekundären Nekrose entstanden sind, und zwar einmal Aneurysmen, die in der Gegend der stärksten Dehnung platzen, zum anderen dissezierende Aneurysmen, aus denen das Blut in die Umgebung eindringt. In der Abhandlung

FRITZ LANGES[1]) ist eines dissezierenden Aneurysmas gedacht worden, das sich am Rande eines durch Adrenalin erzeugten wahren Aneurysmas dadurch gebildet hatte, daß sich das Blut (der Carotis) in die Media eingewühlt hatte. Es ist das kein ganz seltenes Vorkommnis bei Adrenalinversuchen; auch in der Literatur des Gegenstandes sind ähnliche Befunde erwähnt worden, z. B. von KURT ZIEGLER[2]); wir zweifeln keinen Augenblick, daß die zum Teil gewaltigen Hirnblutungen eines mit vielen Adrenalininjektionen behandelten Kaninchens, die W. ERB JUN.[3]) ausführlich schildert, auf Grund von Arterienwandnekrose aus Aneurysmen entstanden sind. Es kann nicht genug betont werden und sei nochmals hervorgehoben, daß die Adrenalinwirkung nichts Spezifisches ist, und daß die Medialähmung mit ihren Folgen durch zahllose andere Reize, sofern sie nur die hinreichende Stärke besitzen, hervorgerufen werden kann: demgemäß dürfen die Ergebnisse der Experimente mit Adrenalin unbedenklich auf die Arteriennekrose im Hirne der Menschen angewandt werden, für deren Entstehung, wie wir sehen werden, chemische Reize nicht in Betracht kommen.

Wenn wir nun noch hinzubemerken, daß sowohl in der Darstellung ROSENBLATHS als in der der beiden Frankfurter Autoren Befunde niedergelegt sind, die ins Gebiet der an früherer Stelle dieser Schrift besprochenen und in Abhängigkeit von Nervenreizung gebrachten sog. *Periarteriitis* von Arterienstrecken gehören und im Hirne ebenso oder eher große BluterGüsse veranlassen dürften, wie sie es an anderen Stellen des Körpers (sehr selten) — auf die zwei oben angegebenen Weisen — tun, so ist das Wichtigste erwähnt, was zur Erklärung der nicht auf Sklerose beruhenden Hirnblutungen dienen kann.

Es läßt sich, wie sich aus dem gesamten Inhalte dieser Abhandlung ergibt, auf die kurze Formel bringen, daß auf sehr starke und stärkste nervale Reizung zurückgehende, in Erweiterung sehr starken bis stärksten Grades bestehende und mit stärkster Verlangsamung des Blutes einhergehende Kreislaufsänderungen auf die verschiedenen angegebenen Weisen Blut ins Hirn austreten lassen; wenn dies bei Arteriohypertonischen geschieht, dürfen wir unseren Begriff der akzedenten Kreislaufsänderungen anwenden, die sich entweder in terminalen Gebieten oder in Segmenten kleiner Gefäße besonders von Arterien einstellen. Diese Blutung hält im ersten Falle so lange an, als die verlangsamte Strömung andauert und nicht mit Übergang in Stase oder Thrombose oder so erlischt, daß der mit Erythrodiapedese einhergehende stärkste Grad des peristatischen Zustandes nachläßt. Sequestrierung durch capilläre Stase oder durch per rhexim ergossenes Blut, das sich in

---

[1]) l. c., p. 527.
[2]) ZIEGLERS Beiträge z. pathol. Anat., 38. Bd., 1905.
[3]) ZIEGLERS Beiträge, VII. Suppl. 1905.

die Umgebung einwühlt, bewirkt die Nekrose des Hirngewebes, der rasche Auflösung folgt.

b) Die weiße Hirnerweichung.

Wenn man das, was wir soeben erwähnt haben, rote Erweichung von Hirngewebe nennt, so ist weiße Erweichung die Nekrose, Sequestrationsnekrose durch Aufhebung der Blutströmung, die ohne Austritt von Blut erfolgt; wir sehen hier von dem Hierhergehörigen ab, das durch Thrombose oder Embolie entsteht, und behandeln die Entstehung des gleichen Befundes, der ohne mechanischen Arterienverschluß zustande kommt, und zwar wieder durch Funktionsänderungen der Strombahn. Wir werden dabei sehen, daß rote und weiße Erweichung keineswegs in so scharfem Gegensatze stehen, wie es zur Zeit angenommen wird; demgemäß wird ein gut Teil der folgenden Ausführungen dem gewidmet sein, was beiden Formen der Nekrose gemeinsam ist.

α) Die Entwicklung der Lehre von der weißen Hirnerweichung; ihre Entstehung durch Stase.

Wenn wir über die hierhergehörigen Mitteilungen kurz referieren, so muß als erste die meines Mitarbeiters ALBERT DAHLMANN[1]) aus dem Jahre 1910 genannt werden, in der er einen Beitrag zur Kenntnis der symmetrischen weißen Erweichung großen Umfanges im Großhirnmarke des Säuglings liefert, einer Veränderung, aus der nach Entleerung des weißen Breies eine große Höhle mit einer Wand hervorgeht, die aus minder stark weiß erweichter Marksubstanz besteht, worauf ödematöses Hirngewebe folgt. Da die Sektion und mikroskopische Untersuchung nicht den geringsten Anlaß gegeben hatten, Thrombose oder Embolie oder Intimahyperplasie als Ursache der Nekrose anzuschuldigen, hat DAHLMANN die Entstehung der Erweichung auf Aufhebung der Blutströmung durch nervale Beeinflussung zurückgeführt, Änderungen, die er freilich in Ermangelung genügender Kenntnisse, die uns erst die späteren jahrelangen Experimente verschafft haben, nicht befriedigend angeben konnte. DAHLMANN hat dann eine Übersicht über die zahlreichen Formen der Höhlenbildung im Hirne gegeben, die aus Erweichung, weißer oder roter, hervorgehen, ohne daß diese durch Verlegung des Lumens von Arterien und ohne daß durch „Encephalitis" die Nekrose herbeigeführt wird, an die sich die Verflüssigung des sequestrierten Hirngewebes schließt. Auch die Hirnbefunde, die CO-Vergiftung hervorbringt, hat DAHLMANN in den Kreis seiner Erörterungen einbezogen und als weiße oder rote Erweichung (Nekrose) durch

---

[1]) Zeitschr. f. d. ges. Neurol. u. Psychiatr., 3. Bd., 1910.

Aufhebung der Blutströmung im befallenen Gebiet erklärt, der nervale Reizung der Strombahn zugrunde liegt.

Schon in der DAHLMANNschen Abhandlung ist die Stase nervalen Ursprungs als Ursache der Nekrose, Sequestrationsnekrose, von Hirngewebe hingestellt worden; es ist aber nur rote Erweichung auf sie zurückgeführt worden, d. h. solche, in der die mit Zerfallsveränderungen versehene Hirnsubstanz mit den zahlreichen roten Blutkörperchen innig gemischt ist, die vor dem Eintritt der Stase häufig durch die Wand der Strombahn, insbesondere der erweiterten, stärkst verlangsamt durchströmten Capillaren hindurchtreten.

Nach fortgesetzten experimentellen Untersuchungen und nach sehr umfangreichen im Felde gewonnenen makro- und mikroanatomischen Erfahrungen habe ich im Jahre 1919 in der Abhandlung[1]) über die Wirkung der Commotio den für unser Thema entscheidenden Schritt getan, auch die weiße Erweichung auf Stase zurückzuführen, und zwar auf solche, die ohne das Vorstadium der Diapedesisblutung (im stärksten prästatischen Zustande) zustande kommt; so wie das so häufig im Experiment beobachtet wird, nämlich dann, wenn die Stase rasch, d. h. fast schlagartig eintritt. Demgemäß wurde damals erstmalig unterschieden zwischen 1. Nekrose durch reine Stase, 2. Nekrose durch mit blutiger Infarzierung verbundene Stase, und hinzugefügt: „Im ersten Falle haben wir es mit einem nur hyperämischen Gebiet zu tun, das der Nekrose verfällt; eine mehr oder minder stark hyperämische Stelle der weißen Substanz des Hirnes bleibt aber für das unbewaffnete Auge infolge des Überwiegens der weißen Farbe der Marksubstanz weiß. Wenn sich dann die der Hirnsubstanz zukommende besondere Form der Nekrose, die Erweichung, einstellt, ist sie eine weiße Erweichung, deren Farbe von den roten Blutkörperchen, die die Stasecapillaren und die Stasegefäßchen füllen, nicht merklich beeinflußt wird. In der Folge zerfallen die spärlichen roten Blutkörperchen rasch, ihr Hämoglobin mischt sich der aus dem zerfallenden Gewebe hervorgehenden Masse bei und verschwindet ohne Spuren, insbesondere ohne Pigment zu hinterlassen." Da Stase mit vorausgehender Diapedesisblutung nur eine Modifikation der reinen Stase darstellt, ist es leicht verständlich, daß es Bezirke gibt, in denen ein Neben- und ein Durcheinander der weißen und roten Erweichung besteht.

In meiner Darstellung der frischen Kriegsverletzungen des Zentralnervensystems[2]) habe ich die gleiche Auffassung vertreten; sie bedarf aber für die Befunde aus späterer Zeit einer wichtigen Erweiterung, die wir nicht unterdrücken möchten. Nachdem mir die in Feldlazaretten

---

[1]) Virchows Arch. f. pathol. Anat., 226. Bd., 1919.
[2]) Handbuch der ärztlichen Erfahrungen im Weltkriege, 8. Bd., Leipzig 1921.

vorgenommenen Kriegssektionen aufs deutlichste vor Augen geführt hatten, daß die *frische* Rückenmarkserschütterung und -verletzung die nach meist starker Diapedesisblutung eintretende Dauerstase zur Folge hat (siehe die zahlreichen Abbildungen am angegebenen Orte), habe ich die gesetzmäßige Erfahrung gemacht, daß die Sektionen, die ich in Kriegslazaretten und später in Heimatslazaretten vornahm, an denselben Stellen rein weiße Erweichung in vorgeschrittener Form ergaben, Befunde, die mir in der Heimat von erfahrenen Obduzenten als charakteristisch mit den Worten hingestellt wurden, daß die Rückenmarksschußverletzung und -erschütterung nicht rote, sondern weiße Erweichung hervorbringe. Dem ist nicht so: die weiße Erweichung geht durch Entfärbung aus der roten hervor. Stase als Dauerstase ist also die gemeinsame Grundlage; ob Diapedesisblutung vor ihrem Eintritt stattgefunden oder ausgeblieben, entscheidet zwar über das Aussehen in den ersten Tagen, später aber nicht mehr. Es gilt, vor allem die Nekrose zu erklären; sie hat nichts mit der Infarzierung zu tun, sondern wird von der Stase, Dauerstase verursacht. Dies gilt nicht nur für das Rückenmark, das infolge seiner geringen Größe viel leichter und vollständiger zu untersuchen ist als das Hirn, sondern auch für dieses.

Um nach diesem notwendig gewesenen Exkurs zum Thema zurückzukehren, so ist nach dem Gesagten festzustellen, daß zur Arteriohypertonie durch vom Nervensystem abhängige Kreislaufsänderung, und zwar Dauerstase in terminalen Gebieten Nekrose von Hirnsubstanz in Form wie der roten, so auch der weißen Erweichung treten kann.

β) Kritik der Lehre von der Entstehung der weißen Hirnerweichung durch Anämie.

Es erhebt sich nun die Frage, ob umschriebene *Nekrose* auch *durch lokale Anämie* im Zentralnervensystem zustande kommen kann. Wir verstehen unter lokaler Anämie das einzige, was hierunter auf dem hier zu behandelnden Gebiete, dem der reinen Funktionsänderungen der innervierten Strombahn, verstanden werden kann, Constrictorenerregung stärksten Grades der terminalen Strombahn, die sich in Verschluß der Arteriolen (und etwa dazu vorgeschalteter kleiner Arterien) und der Capillaren äußert. Arteriolen und Capillaren reagieren, wie unsere Kreislaufsstudien ergeben haben, stets auf Constrictorenreizung gemeinsam und gleichsinnig; das Verhalten der Venen kann nicht in allgemeiner Form angegeben werden, es ist nur zu bemerken, daß sie in den dem Experiment zugängigen Teilen des Säugetierkörpers in der Regel nur leichte Verengerung erfahren auf stärkste Reizung der Constrictoren; das Blut steht dann in ihnen still als Folge des vorgeschalteten Hindernisses und kommt damit für die Erhaltung des Gewebes nicht in Betracht.

Zur Beantwortung auch dieser Frage müssen wir zunächst feststellen, was das Experiment außerhalb des Zentralnervensystems ergibt.

Es hat uns gelehrt, daß stärkste Constrictorenreizung mit dem angegebenen Erfolg in terminalen Gebieten, Reizung, wie sie in reiner Form z. B. Adrenalin in geeigneter (1 : 10000) Dosis bewirkt, höchstens 20—30 Minuten währt; danach stellt sich rasch die normale Strömung wieder her. Wenn dies (für die Regio pankreatica, die Conjunctiva und andere Schleimhäute, die Nierenoberfläche — mit ihren postglomerulären Capillaren —) die Regel ist, so kann es als seltene, nach Anwendung etwas stärkerer Lösung (1 : 1000) wenig häufigere Modifikation an diesen Orten vorkommen, daß der Aufhebung des Verschlusses eine leichte Erweiterung der Capillarstrombahn folgt, in der das Blut leicht verlangsamt fließt; wenn man auf ein solches Stromgebiet Adrenalinlösung 1 : 10000 bringt (unter Maßregeln, die eine ausgedehntere Wirkung verhindern), so tritt eine Abnahme der Weite ein, während Verschluß ausbleibt. Es geht daraus hervor, daß $\frac{1}{2}$stündige maximale Constrictorenreizung von einem Zustand der herabgesetzten Erregbarkeit der Constrictoren gefolgt sein kann.

Verstärkt man die Adrenalinlösung auf 1 : 100, so währt die stärkste Constrictorenerregung (Verschluß der Arteriolen und Capillaren) länger, nämlich 1 Stunde und wenig mehr; es schließt sich an diese Wirkung, nachdem der Arterienverschluß einer Arterienverengerung Platz gemacht, eine Erweiterung der Capillaren an, in denen das Blut stark verlangsamt fließt und zu ausgedehntem Stillstand oder Stase kommt; das infolge der Arterienverengerung ebenfalls stark verlangsamt fließende Venenblut hält so viele weiße Blutkörperchen zurück, daß Pfröpfe solcher das Lumen verstopfen, worauf die (rote) Stase im Capillargebiet allgemein wird.

Das Ergebnis dieser Versuche läßt sich nur so erklären, daß lange Anämie der terminalen Gebiete einen Zustand setzen kann und längste einen Zustand setzt, in dem (auf hier nicht näher anzugebende Weise, auf nervalem Wege) das Strombahnnervensystem so eingestellt wird, daß der Anämie Capillarstase folgt, Stase, der, wie oft erwähnt, Diapedesisblutung von der Petechie bis zur Infarzierung vorausgehen kann. Es ist diese Nachwirkung nicht etwa Wirkung der erhöhten Adrenalinkonzentration; denn wenn man diese noch weiter als oben angegeben steigert, auf die höchste erreichbare Höhe von 3,6 vH (Suprareninborat), erhält man nicht etwa noch längere Anämie und längere oder stärkere peristatische Hyperämie als Nachwirkung, sondern nach allerkürzester Anämie (z. B. weniger als 1 Minute währender) Stillstand oder Stase, als unmittelbare Wirkung der hohen Konzentration. Demgemäß ist genügend langer Abschluß der Strombahn vom Blute, ein Abschluß, der auch ihr Nervensystem betrifft, ein Reiz für dieses, der

— bei hinreichender Dauer — die Strombahn so einstellt, daß Stase entsteht; wie wir oben gesehen haben, kann sich auf diese Weise schon nach 20 Minuten langer Anämie eine Herabsetzung der Erregbarkeit der Constrictoren der terminalen Gebiete bemerkbar machen, die eine schwächere Wirkung desselben Abschlusses des Strombahnnervensystems vom Blute ist, der nach längerer Dauer die Stase entstehen läßt. Welche mannigfaltige Kreislaufsänderungen der Abschluß der innervierten Strombahn vom Blute bewirkt, haben wir an der Niere so untersucht, daß wir für zwei Stunden die Arteria oder die Vena renalis unterbanden; als nicht von der Blutabsperrung an und für sich, sondern vom Charakter der sich nach Lösung der Unterbindung in mannigfacher Form wiederherstellenden Durchströmung oder vom Ausbleiben einer Durchströmung abhängig, werden in den Stromgebieten des Organs die vielseitigen Gewebsbefunde beobachtet, die zwischen dem Normalen und der Nekrose liegen und unter denen auch Bindegewebshyperplasie und Parenchymschwund vertreten sind; um welche mannigfaltige Formen der Kreislaufsänderung es sich handelt, haben freilich erst unsere Experimente ergeben, die wir nach jenen anatomischen Nierenuntersuchungen angestellt haben[1]).

Aus diesen Untersuchungen ist also hervorgegangen, daß Anämie von längerer Dauer von einer peristatischen Hyperämie gefolgt ist, die in Stase übergehen kann; die maximale Constrictorenreizung setzt als Abschluß des örtlichen Strombahnnervensystems vom Blute eine zweite Reizung, deren Wirkung stärker ausfällt als die erste.

Da entsprechende Untersuchungen am Hirn nicht angestellt sind, bleibt nun übrig, nachzusehen, ob das Experiment an der *Retina*, die dem Hirne gleichzusetzen ist, Ergebnisse gezeitigt hat, die hier verwendet werden können, nämlich zur Aufklärung des Einflusses der Blutabsperrung auf das Zentralnervensystem.

Der Autor der jüngsten dem Thema der „Erholungsfähigkeit der Netzhaut nach Unterbrechung der Blutzirkulation" gewidmeten Abhandlung, GUSTAV GUIST[2]), hat sein Verfahren so eingerichtet, daß er eine Gummischnur um die Bindehaut, die Gefäße, die Muskeln, die Nerven und den Opticus knüpfte; hierdurch hat er zweifellos die Zirkulation im Bulbus in großem Umfange aufgehoben, allerdings nicht vollständig, denn das „mächtig entwickelte" Ödem der Retina, das er nach halbstündiger Unterbindung feststellte, kann nicht anders erklärt werden als mit dem Bestehen einer Zirkulation im peristatischen Zustande des der Liquordiapedese zugeordneten Grades, sei es nun in der

---

[1]) Vgl. hierzu: RICKER, Pathologie als Naturwissenschaft, S. 251—254 (nach Untersuchungen mit JOHANNES BRODERSEN und mit FRANZ PAWLICKI).

[2]) Abhandlungen aus der Augenheilkunde, Heft 1, Berlin 1926.

Chorioidea, sei es außerdem in Teilen der Retina, einer Zirkulation, die die geknüpfte Fadenschlinge somit nicht verhindert hatte.

Was hat sich nach Lösung der auf verschiedene Zeiten aufrechterhaltenen Unterbindung in der Retina in den Zeitabschnitten abgespielt, die der Experimentator bis zur Entnahme des Bulbus verstreichen ließ?

Wir können hier nur eine abgekürzte Übersicht über die Ergebnisse bringen und knüpfen dazu an die Sätze an, in denen GUIST die Ergebnisse seiner zahlreichen Versuche und der sorgfältigen histologischen Untersuchungen zusammenfaßt; in diesen Sätzen ist unter anderem gesagt, „daß eine halbstündige Aufhebung der Ernährung hinreicht, um den sicheren Netzhautuntergang herbeizuführen".

Sehen wir nach, welche Befunde GUIST erhoben hat, nachdem die Ligatur eine halbe Stunde gelegen hatte, dann durch Lösung der Ligatur dem Blute wieder Zutritt gestattet und der Bulbus nach 10 und nach 20 Tagen der mikroanatomischen Untersuchung zugeführt worden war. Vor der Tötung des Tieres hatte der Augapfel äußerlich normal ausgesehen; die inneren Befunde waren für das unbewaffnete Auge sehr geringfügig gewesen.

Der Verfasser beschreibt von dem am 10. Tage nach Aufhebung der Blutsperre untersuchten Bulbus mannigfache Veränderungen aller Schichten der Retina, indessen keine Nekroseveränderungen außer scholligem Zerfall der meisten Stäbchen und Zapfen, d. h. von Zell-*teilen*; es handelt sich um Schrumpfungsbefunde, Form- und Färbungsveränderungen; von den Ganglienzellen ist Vacuolisation und „Randständigkeit des vergrößerten Kernkörperchens" erwähnt. Nachdem die doppelte Zeit, 20 Tage, nach der Lösung der 30 Minuten langen Unterbindung verstrichen waren, wurden stärkere Veränderungen angetroffen, insbesondere Nekroseveränderungen (Verlust der Kernfärbbarkeit) namentlich auch in der Ganglienzellschicht.

Wenn wir dem Verfasser folgen würden, so würde hieraus hervorgehen, daß, um seine Worte zu gebrauchen, „eine 30 Minuten lang andauernde Unterbrechung der Netzhauternährung irreparable Veränderungen der Retina zur Folge hat, die schließlich nicht nur zum Tod der funktionell hochwertigsten Elemente, sondern zum Untergang sämtlicher Schichten der Netzhaut führt".

Zu dieser Fassung des Ergebnisses bemerken wir, daß sie nicht nur weit über das Beobachtete hinausgeht, sondern auch die Folgen für das Gewebe nur einem Einflusse zuschreibt, der Sperre, und den anderen, dem was diese nach sich zog, vernachlässigt. Wir entnehmen den beiden Versuchen, daß nach halbstündiger Unterbindung die Untersuchung am 10. Tage keine Nekrose von Zellen, am 20. Tage Nekrose eines gewissen Umfanges ergeben hat, und beschäftigen uns nun mit der Frage, ob wirklich, wie GUIST meint, die Länge der Sperrzeit allein die Folgen für die Retina bestimmt, oder ob, wie wir meinen, dieser Einfluß *und* die nach Lösung der Ligatur pathisch veränderte Durchströmung maßgebend sind für das, was in der Retina geschieht.

Es läßt sich aus GUISTS Darstellung leicht der Nachweis führen, daß die zweite Auffassung richtig ist; er hat sich diese Einsicht versperrt dadurch, daß er von „unerwünschten, den Versuchsumständen zuzuschreibenden Begleiterscheinungen und Veränderungen", von „Komplikationen, wie Abhebung, ödematöse Durchtränkung, Blutung …", spricht, die „eine Trennung zwischen Zellschädigung als bloße Folge der Ernährungsunterbrechung und Schädigung als Folge von Nebeneinflüssen schwer, ja unmöglich" machen. Diese sog. unerwünschten Komplikationen gehören in unserer im vorhergehenden begründeten Auffassung zum Wesen der Kreislaufsänderungen, die sich in einer Strombahn gesetzmäßig einstellen, nachdem sie eine genügend lange Zeit vom Blute abgeschlossen gewesen war; sie sind die Folge der Reizung, die der Abschluß vom Blute auf das Nervensystem der Strombahn ausübt. Wie schwer diese Zirkulationsänderungen sind, wie früh sie einsetzen und wie lange sie währen, läßt sich aufs klarste aus GUISTS Darstellung entnehmen, die auch hierin sorgfältig und vollständig ist und das Material zum Beweise dafür liefert, daß die Kreislaufsänderungen sofort nach der Unterbindungsaufhebung beginnen und von ihrer anfänglichen Höhe, die in Diapedesisblutung kleineren oder größeren Umfanges und zweifellos in Stase besteht, herabsinken zu dem Grade, der mit Liquordiapedese einhergeht und weiter noch auf die geringste Stufe, in der der Strombahn nichts anzusehen ist, auf der sie aber auf Reizung abnorm reagiert. Dieser abnehmende peristatische Zustand fällt um so stärker aus, je länger die angegebene Reizung gedauert hatte; daß diese Reizung schon von 15 Minuten Dauer mittels des Abschlusses vom Blut auf diese kurze Zeit und mittels der Kreislaufsänderungen, die mit der Lösung der Ligatur einsetzten, auch wenn sie nur drei Tage bestanden hatten, „weitgehende Zerstörungen und pathologische Veränderungen der Netzhautelemente" „als Effekt der Ernährungsstörung" bewirkt hatte, gibt GUIST selbst an, aber nur um hinzuzufügen, daß dies nicht für ihn in Betracht komme.

Für den Zweck unserer Abhandlungen genügt es, auf Grund dieser Ausführungen, die wir so kurz wie möglich gehalten haben, den Schluß zu ziehen, daß GUISTS Experimente keinen Aufschluß darüber ergeben, wie lange die Retina oder Teile der Retina vom fließenden Blute abgeschlossen sein müssen, daß Nekrose entsteht; hierauf kommt es uns in unserem Zusammenhange an. Es ist noch hinzuzufügen, daß GUIST ausführlich zeigt, daß beim Menschen „das Vorkommen einer kompletten Embolie mit völliger Ernährungssistierung (der inneren Schichten der Retina) eine Rarität darstellt"; da wir glauben weitergehen und (auf Grund von literarischen Studien) sagen zu dürfen: nicht bewiesen ist, läßt sich auch für den Menschen die Frage nicht beantworten; es kommt hinzu, daß Blindheit, auch Dauerblindheit den Rückschluß auf Nekrose nicht erlaubt. — Das Gesagte ist auch auf die Lehre vom Krampf der Retinalarterien und seinen Folgen anzuwenden.

Da keine experimentellen Untersuchungen angestellt worden sind, die die Vorgänge während des Bestehens und nach der Aufhebung der Anämie unter steter Berücksichtigung des Verhaltens der innervierten Strombahn und des Gewebes ermittelt haben, ist die Frage zur Zeit nicht zu beantworten, ob durch Constrictorenreizung stärksten Grades (mit Verschluß der Arteriolen und Capillaren) bei Versuchstieren Nekrose von Hirnsubstanz herbeigeführt werden kann. Es liegt auf der Hand, daß Tierversuche viel dazu beitragen könnten, diese Lücke des Wissens auszufüllen; hiermit würde eine Grundlage gewonnen werden, die zur Beantwortung der Frage in bezug auf den Menschen wertvoll wäre, für den keine Kenntnisse darüber vorliegen, ob es eine maximale Constrictorenreizung der terminalen Gebiete des Hirnes und Rückenmarkes von so langer Dauer gibt, daß von ihr und zwar allein von ihr Nekrose durch Sequestration des Gewebes vom Capillarblute abhängig wäre; was von Thrombose- und Emboliefolgen gilt, und zwar nur in sehr beschränktem Umfange, da die Präparate nichts weniger als selten sind, in denen die Befunde beweisen, daß eine modifizierte Blutströmung im zugehörigen Gebiete stattgefunden, darf nicht zur Beantwortung der uns hier beschäftigenden Frage verwandt werden. Embolie schon deshalb nicht, weil der Embolus in einer reaktionsfähigen Arterie nur so lange vollständig verschließt, als der bei der Embolie entstehende segmentäre Arterienkrampf besteht; ein Thrombus kann vom Blute durchwühlt werden. Auch die Folgen von mechanischem Arterienverschluß sind nur mit Heranziehung des Strombahnnervensystems zu verstehen.

Es bleibt nun noch übrig, kurz eines Hilfsbeweises für die Abhängigkeit der Nekrose im Hirn von Anämie durch maximale Constrictorenreizung zu gedenken, des Analogieschlusses, der *an einem anderen Organe* gewonnen worden ist.

Karl Neubürger[1]) hat als Beweis des Vorkommens von „posttraumatischem arteriellen Gefäßspasmus" mit Nekrose als Wirkung die Niere eines 24jährigen Mannes beschrieben, in der bei der Sektion, fünf Tage nach einer Bauchquetschung mehrere weiße Sequester gefunden worden sind, ohne Thrombus oder Embolus. Unter unzutreffender Berufung auf mich, der ich nie gesagt, vielmehr in Abrede gestellt habe, daß zweistündige Sperrung der Zirkulation das Nierenepithel nekrotisch

---

¹) Zeitschr. f. d. ges. Neurol. u. Psychiatr., 105. Bd., 1926, S. 204.

macht, führt der Autor die Nekrose auf einen Spasmus der Arteria renalis oder größerer Äste zurück und sieht in der Beobachtung „eine wichtige Parallele für das Geschehen im Gehirn" in einem Falle, auf den wir zurückkommen werden.

Zu dem Schlusse NEUBÜRGERs bemerken wir, daß fünf Tage und weniger genügen, um Stillstand- oder Staseblut in der Niere sich auflösen zu lassen; dies geht aus den Beobachtungen meiner Mitarbeiter O. LANGE-MAK[1]), M. MOOS[2]), FRITZ WEILER[3]) und EGBERT STRACHE[4]) für die Niere klar hervor. Demgemäß kann es sich im Bereich der späteren Sequester um Stillstand oder Stase gehandelt haben. Diffundierender Inhalt der Harnkanälchen mag bei der Auflösung des Blutes beteiligt sein; indessen haben NATUS und wir im Mesenterium des Kaninchens, wo andere Einflüsse als die der normalen oder als Ödem vermehrten Gewebsflüssigkeit nicht in Betracht kommen, festgestellt[5]), „daß sowohl die roten Blutkörperchen der Stasecapillaren als die der Ekchymosen sehr schnell verschwinden, indem ihre Form unkenntlich wird und ihr austretender Blutfarbstoff die umgebende Ödemflüssigkeit bräunlich färbt, ein Vorgang, der sich schon binnen 24 Stunden vollzogen haben kann; auch die Wand der Stasecapillaren der betreffenden Stelle ist dann nicht mehr nachweisbar". Wie schon früher erwähnt, kann man in der Conjunctiva des Kaninchen Petechien und Stasecapillaren in 24 Stunden abblassen und restlos verschwinden sehen. Wir übergehen die Angaben meiner übrigen Mitarbeiter, die hier Platz finden könnten, und erwähnen nur noch, aus bevorstehenden Mitteilungen, daß L. LOEFFLER in der Leber des lebenden Kaninchens Stasegebiete sich in 10—20 Minuten nach Unterbindung des Choledochus, in wenigen Stunden nach Unterbindung der Leberarterie entfärben sah, dort unter Mitwirkung der Galle, hier ohne solche. Mag im Hirn etwas Mitwirkendes, als welches z. B. der Inhalt der adventitiellen Lymphräume in Betracht kommt, eine Rolle spielen oder die Auflösung allein der Gewebs- und Ödemflüssigkeit zufallen, gewiß ist, daß in 24 Stunden, so wie oben von den „Ringblutungen" beschrieben, Staseblut aufgelöst ist und die Wand der Capillaren (sowie kleinster Gefäße) verschwindet. Wenn wir dies zugrunde legen, wird der makro- und mikroanatomische Befund, dem NEUBÜRGER[6]) knapp zwei Tage nach einem Trauma im Hirne eines 31 jährigen Mannes als „schmierig-

---

[1]) l. c. (Bibliotheca medica, C. Heft 15, Stuttgart 1902).
[2]) Virchows Arch. f. pathol. Anat., 195. Bd., 1909.
[3]) Virchows Arch. f. pathol. Anat., 212. Bd., 1913.
[4]) Mikroskopische Beobachtungen an der Niere des mit Sublimat vergifteten lebenden Kaninchens, Med. Dissert., Breslau 1920.
[5]) Virchows Arch. f. pathol. Anat., 202. Bd., 1910 (S. 456).
[6]) l. c. S. 199.

zerfließliche, gelbweiße Zerfallsmassen" erhoben hat, verständlich: es hat sich um Stase gehandelt, Dauerstase; das diffundierte Haemoglobin des Staseblutes hat die Zerfallsmasse *„gelb*weiß" gefärbt und wäre in der für solche Dinge allein brauchbaren mikroskopischen Untersuchung im frischen Zustande zweifellos als gelbliche Färbung der Gewebsflüssigkeit aufgefallen. Da Dauerstase, die so plötzlich eintritt, daß Diapedesisblutung (im praestatischen Zustand) ausbleibt, eine stärkere örtliche Kreislaufsänderung (die allerstärkste) darstellt, als sich langsamer entwickelnde oder sich lösende Stase mit Diapedesisblutung im prästatischen oder im poststatischen Zustande, in dem Spätblutungen sehr häufig auftreten, ist es verständlich, daß NEUBÜRGER Blutungen (und andere hierhergehörige Befunde, z. B. Staseblut) in der Umgebung angetroffen hat, wo die Commotio schwächere Wirkungen gesetzt haben mußte. Ein Widerspruch zu unserem Stufengesetz, gemäß dem Anämie durch schwächere Reizung entsteht als Stase, läge nur vor, wenn NEUBÜRGER recht hätte mit seiner Ansicht, daß ein anämischer Bezirk von Stasebezirken umgeben gewesen sei; dem konnten wir nicht zustimmen und bestreiten überdies, daß allein durch Reizung einer größeren Arterie (durch segmentären Arterienkrampf) diejenigen Kreislaufsänderungen in den terminalen Gebieten entstehen, die insgesamt NEUBÜRGER im Hirne beschreibt; sie entstehen auf die angegebene wesentlich kompliziertere Weise.

Es ist nur noch hinzuzufügen, daß die Auflösung von Staseblut und von Petechien mit der ein- und durchdringenden Gewebs- oder Ödemflüssigkeit zu tun hat; demgemäß vollzieht sie sich um so rascher, je kleiner die Bezirke sind, je stärker der Flüssigkeitsstrom. Ferner, daß dichtgedrängte rote Blutkörperchen (in einem größeren Gefäß oder einer größeren Ekchymose oder in einem darüber hinausgehenden infarzierten Bezirk wesentlich langsamer aufgelöst werden; auch in einem anderen Verfahren, da hier Blutpigment entsteht, das dort ausbleibt.

Der langen Erörterung kurzes Ergebnis ist, daß wir das Vorkommen von Nekrose von Hirnsubstanz (einschließlich seiner Strombahn) durch maximale Constrictorenreizung (mit Anämie der terminalen Gebiete als Wirkung) im Hirn nicht in Abrede stellen, aber für unbewiesen halten, genau wie in den anderen Organen des Körpers. Dasselbe gilt vom segmentären Arterienkrampf als Ursache von Nekrose, sofern ein solcher mit Verschluß des Segmentes im Hirne vorkommt. Was nach Lösung des Verschlusses und des Krampfes in den terminalen Gebieten eintritt, ist das Ergebnis der Reizung, die die Unterbrechung der Durchströmung in den terminalen Gebieten setzt und kann bei genügender Stärke durch Stase Nekrose herbeiführen.

Was sich hieraus für unser Thema, die zur Arteriohypertonie akzedenten Kreislaufsänderungen in den terminalen Gebieten ergibt, liegt auf der Hand; wir erklären es als unbewiesen, daß Nekrose von Hirnsubstanz als Wirkung von akzedenter Anämie und von akzedentem Arteriensegmentverschluß vorkommt. Als nachgewiesene Ursache von Nekrose betrachten wir nur das Hinzutreten von Stase zur Arteriohypertonie; ferner das Auftreten von Nekrose in Arteriensegmenten, das in den Beziehungen zu Hirnblutung und von ihr abhängiger Nekrose von Hirngewebe steht, die wir angegeben haben.

Sollte die weitere Forschung das nachweisen, was wir heute als unbewiesen hinstellen müssen, so würde sich die Anämie ohne weiteres in das einreihen lassen, was wir als zur Arteriohypertonie akzedente Kreislaufsänderungen bezeichnen, und der segmentäre Arterienkrampf der segmentären Arterienlähmung an die Seite zu stellen sein; es darf aber nicht ein Schema, sondern es müssen die Beobachtungen maßgebend sein.

c) Die postkommotionelle Spätstase im Hirn.

Indem wir uns vorbehalten, auf den Zusammenhang des Gesagten mit der Lehre von der Arteriohypertonie zurückzukommen, müssen wir nun, nachdem wir uns mit der Erweichung von Hirnteilen, weißer und roter, beschäftigt haben, der sog. *traumatischen Spätapoplexie* einige Worte widmen; einem Vorgang, der sowohl bei ROSENBLATH als bei WESTPHAL eine Rolle spielt.

O. BOLLINGER[1]) gehört in die Reihe der Autoren, die sich mit der Genese der Hirnblutung (großen Umfanges) beschäftigt haben, deswegen, weil er im Jahre 1891, wenige Jahre nach dem Erscheinen der oben gewürdigten LÖWENFELDschen Studien (1886) aus dem von ihm geleiteten Institute, sich zu der Lehre von J. A. ROCHOUX (1833)[2]) soweit bekannt hat, daß er „für einzelne Fälle von Hirnblutung" „eine vorausgehende Degeneration des Parenchyms, eine Art prähämorrhagischer Erweichung" nicht ganz ausgeschlossen wissen möchte, und zwar namentlich für Fälle von Hirnblutungen, „die in der Umgebung der vierten Hirnkammer und der Seitenventrikel ihren Sitz haben". Daß er gerade diesen Sitz besonders in Betracht zieht, hat seinen Grund darin, daß M. H. DURET[3]) experimentell nachgewiesen hatte, daß nach Schlägen auf den Kopf Stellen der Zerreißung von Hirnsubstanz, der Erweichung von solcher und kleine Blutungen auftreten in der Wand des Aquaeducts und vierten Ventrikels, Wirkungen, wie er sich vorstellt, der Verdrängung des Liquors aus den Seitenventrikeln in diese engen

[1]) Festschrift, RUDOLF VIRCHOW gewidmet zur Vollendung seines 70. Lebensjahres, Berlin 1891, 2. Bd.

[2]) Recherches sur l'apoplexie, Paris 1833.

[3]) Études expérimentales et cliniques sur les traumatismes cérébraux, Paris 1878.

Räume. DURET erklärte also die Entstehung dieser anatomischen Befunde durch direkte mechanische Beeinflussung des Gehirngewebes durch den Liquor; desgleichen GUSSENBAUER[1]) (1880), der die DURETschen Befunde bestätigt und erweitert hat und von dem Liquor bei der Commotio mitgeteilten Bewegungsimpulsen spricht, die sich auf die Hirnsubstanz übertragen.

BOLLINGER sieht durch seine vier Beobachtungen den Beweis für die Gültigkeit der DURETschen Lehre erbracht. Er beschreibt die Hirne von drei Personen (26, 39, 13 Jahre alt), die 20 Tage, 12 Tage, mehrere Wochen nach einer Commotio aus gesundem Zustande heraus mit Hirnsymptomen erkrankt waren; die Sektion wies im 1. Falle „capilläre Apoplexien" in der Medulla oblongata und Blut im 4. Ventrikel nach, im 2. Falle rote Erweichung der Wand des 3. u. 4. Ventrikels, im 3. Falle in der Grenzgegend zwischen rechtem Schläfen- und Hinterhauptslappen einen halbhühnereigroßen Bluterguß mit Hirntrümmern, eingebrochen ins Ventrikelsystem. Im 4. Falle (7jähriger Knabe, erste Symptome 2 Tage, Tod 52 Tage nach dem Trauma) wurde eine „Erweichungscyste" in der 1. Hälfte des Bodens der 4. Kammer und Erweichung der l. Brückenhälfte gefunden; dieser Fall fällt aus dem Rahmen der übrigen heraus und wird mehr als die übrigen durch die Unvollständigkeit der Angaben in seinem Werte beeinträchtigt.

Wir haben bereits kurz bemerkt, was BOLLINGER aus den vier Beobachtungen folgert; um es etwas genauer mit seinen Worten zu wiederholen, verursacht die dem Liquor mitgeteilte Bewegung „zunächst eine mechanische Läsion", die als „traumatische Degeneration, vorzugsweise als Erweichungsnekrose" auftritt und „Gefäßalteration" mit sich bringt, die zur „traumatischen und tödlichen Spät-Apoplexie" führt.

Es ist noch anzumerken, daß BOLLINGER in der Anwesenheit von „kleinen oder großen Quetschungsherden in der Medulla oblongata und in der Umgebung der 4. Hirnkammer" *nicht* die Erklärung „des ganzen Symptomenkomplexes der Hirnerschütterung" sieht.

BOLLINGERs kurze 11 Seiten einnehmende Mitteilung und die zustimmenden Aufsätze, die sich rasch und sorglos an sie angeschlossen hatten, sind bekanntlich auf die scharfe Kritik gestoßen der 78 Seiten zählenden Monographie von ROB. LANGERHANS[2]). Es würde zu weit führen, die Gegenargumente, zu denen offenkundige Lücken und Mängel in der Darstellung BOLLINGERs berechtigten Anlaß gegeben haben, hier anzuführen und zu besprechen: wir verweisen auf die Schrift von LANGERHANS. Immerhin kommt auch dieser nach Prüfung der Literatur, die sich an BOLLINGERs Aufsatz angeschlossen hatte, zu dem Schlusse (S. 7), daß „das Trauma als ursächliches Moment bei Hirnblutungen in Betracht kommt, auch wenn ein gewisser Zeitraum zwischen Trauma und Blutung verstrichen ist", nach seiner Meinung vorwiegend mittels

---

[1]) Prager med. Wochenschr., 1880.
[2]) Die traumatische Spätapoplexie, Berlin 1903.

des Platzens von Aneurysmen, während er die der Blutung voraufgehende Erweichung (BOLLINGER) für unbewiesen erklärt.

Aus unseren vorangehenden Ausführungen ergibt sich klar, wie wir die „traumatische Degeneration", die „Erweichungsnekrose" und die zu Blutung führende „Gefäßalteration" auffassen, insbesondere wie wir sie vom Verhalten des Strombahnnervensystems abhängig gemacht haben. Wir haben auch in der oben herangezogenen Abhandlung über die Commotio und ihre Folgen angegeben, wie wir das Spätauftreten der Vorgänge an der innervierten Strombahn auffassen, nämlich als Ausdruck einer von der mechanischen Reizung bewirkten, langwierigen Erhöhung der Erregbarkeit des Strombahnnervensystems, die, Begleiterin der postcommotionellen Psychose, auf sonst unwirksame oder fast unwirksame äußere (mechanische) und innere (amechanische, auch amaterielle, nämlich psychische) Reizungen *Spät*kreislaufsänderungen entstehen läßt, unter denen auch Blutungen, auch massige, vorkommen. Die besondere Lokalisation, die BOLLINGER aufstellen zu müssen geglaubt hat, besteht nach unseren umfangreichen, vorwiegend im Felde gewonnenen Erfahrungen nicht zu Recht; die DURETschen Befunde, die uns außerordentlich selten in der Wand von Hirnhöhlen vorgekommen sind[1]), gehören in das Gebiet der (vom Liquor hervorgebrachten) Contusion (Zertrümmerung) von Hirnsubstanz (kleinsten Umfanges); aus ihnen geht eine kleine Glianarbe hervor, die mit Spätblutung so wenig zu tun hat, wie irgendwelche Glianarben anderer Herkunft.

Was nach der Commotio, die die Hirnsubstanz unversehrt läßt und in ihr funktionelle Änderungen des nervalen Gewebes, auch des der Strombahn zukommenden, hervorbringt, im Verlauf der postcommotionellen Psychose und Neurose am Strombahnnervensystem früh oder spät auftritt und Gewebsveränderungen erzeugt, ist lokalisationspathologisch zur Zeit nicht befriedigend erklärbar.

Von BOLLINGERs Lehre ist demnach nicht mehr und nicht weniger übriggeblieben, als daß nach einer mechanischen Reizung des Hirnes und seiner innervierten Strombahn, ausnahmsweise auch nach einer sehr leichten, ohne Commotiosymptome verlaufenen unter anderen Spätkreislaufsänderungen auch solche entstehen können, die mit Blutung einhergehen und tödlich werden können. Wie sich das abspielt und erklärt, ist oben angegeben.

Näher hierauf einzugehen, müssen wir uns versagen; der Gegenstand mußte wenigstens berührt werden, da, wie wir schon haben erkennen lassen und später zusammenfassend deutlicher aussprechen werden, mit

---

[1]) l. c. (Handbuch der ärztlichen Erfahrungen im Weltkriege), S. 341—42, 344—45.

Arteriohypertonie eine erhöhte Erregbarkeit des Strombahnnervensystems verknüpft ist. Bei Arteriohypertonie wird also metatraumatische Strombahnalteration leichter eintreten als ohne solche; sie kann, wie aus den Angaben an früherer Stelle erhellt, durch Stase zu roter und zu weißer Erweichung führen.

Unsere Darstellung der Vorgänge an der Hirnstrombahn, die bei Arteriohypertonie auftreten können, ist sehr umfangreich ausgefallen; daher sei zum Schlusse nur in kürzester Form unsere Zustimmung angemerkt zu dem oben zitierten Ausspruch von LANGERHANS, daß Erweichung nicht zu Blutung insbesondere nicht zu massiger Blutung aus veränderten Arterien führt: die auf die Dauer sequestrierte terminale Strombahn wird aufgelöst und was in einem erweichten sich verflüssigenden Gebiete an größeren Arterien übrigbleibt, wird vom Blute des Lumens ernährt und bleibt frei von hierhergehörigen Strukturveränderungen.

d) Kritik der Bär-Westphalschen Lehre von der roten und weißen Erweichung im Hirn.

Nach diesen Ausführungen beschäftigen wir uns mit den Ansichten WESTPHALS und BÄRS von dem Zustandekommen der Hirnblutung (und der weißen Hirnerweichung), wie sie in den beiden Teilen der von ihnen gemeinsam herausgegebenen Monographie vereinigt sind.

Der Hirnblutung läßt die Abhandlung BÄRS eine „angiospastische und arteriosklerotische Funktionsstörung an den Hirnarterien‟ vorangehen, deren „Wiedereröffnung‟ die Blutung herbeiführe, und zwar entweder „ohne deutlich erkennbare Schädigung der Gefäße‟ oder, häufiger, nach Nekrose derselben (und des Hirngewebes), die der Anämie zuzuschreiben sei. WESTPHAL spricht sich dahin aus, daß der „Angiospasmus bei Hypertonie‟ mittels der Säuerung des Gewebes, die die von ihm bewirkte Anämie mit sich bringe, die Strombahn des Hirnes (schneller und stärker als das Hirngewebe) einer verstärkten Autolyse „besonders auch der Arterienmedia‟ unterwerfe, so daß es beim Aufhören des Angiospasmus zu sofortiger Blutung komme; in dieser Faktorenreihe (Spasmus, Autolyse, Blutung nach Lösung des Spasmus) spiele die „erleichterte Blutungsbereitschaft der Hypertoniker und ihre Neigung zur Gefäßdilatation von Capillaren und Venen‟ eine stark unterstützende Rolle.

Indem wir zur Kritik dieser Ansichten übergehen, machen wir zunächst darauf aufmerksam, daß die Übereinstimmung in den Grundanschauungen der beiden verbündeten Autoren, die der flüchtige Leser vielleicht feststellt, für den kritischen Leser in wichtigen Punkten nicht besteht. BÄR läßt die Blutung auch aus in ihrer Struktur unveränderten Strombahnteilen erfolgen, WESTPHAL aus autolytisch veränderten;

BÄR spricht von Nekrose, wo WESTPHAL von Autolyseveränderungen spricht; BÄR kennt nur eine Art des Blutens, die nach Lösung des Spasmus der „Nachstoß des Blutstromes" infolge von Erhöhung der „Durchlässigkeit" durch Dehnung oder durch Nekroseveränderungen bewirke: das Bluten wird also von ihm mechanisch erklärt; WESTPHAL dagegen zieht außer dem mechanischen Moment das besondere Verhalten der Blutbahn bei Arteriohypertonie in Betracht. Wir beschränken uns darauf, auf diese unausgeglichenen Gegensätze hinzuweisen, denen sich als eine beiden Autoren gemeinsame Unklarheit anschließt, daß von „angiospastischen und arteriosklerotischen Funktionsstörungen an den Gehirnarterien" als dem Primären gesprochen wird (BÄR) und Beobachtungen, die an Arteriosklerotischen angestellt sind, im Rahmen einer Darstellung verwendet werden, die der Arteriohypertonie gewidmet ist (WESTPHAL).

Wir wenden uns zu Wichtigerem und fragen zuerst, ob es berechtigt ist, daß die beiden Autoren der Blutung eine *Anämie durch Angiospasmus* vorausgehen lassen.

Hier ist zunächst die Unklarheit des Begriffes Angiospasmus zu rügen. Klarheit auf dem Gebiete der örtlichen Kreislaufsänderungen ist nur zu erreichen, wenn man vom Verhalten nicht der „Gefäße", sondern der Arterien oder der Capillaren oder der Venen spricht oder von dem gemeinsamen Verhalten zweier oder der genannten drei Teile der Strombahn, je nach dem es Beobachtungen oder Schlüsse erfordern; dies haben wir seit vielen Jahren ebenso durchgeführt wie wir uns befleißigen, wo es möglich ist, nicht schlechthin von „Arterien", zu sprechen, sondern das Kaliber hinzuzufügen. Die Kenntnisse vom örtlichen Kreislauf, wie wir sie experimentell gewonnen und auch in dieser Abhandlung angewendet haben, fordern diese Sorgfalt im Ausdruck. Da uns hierin BÄR und WESTPHAL nicht gefolgt sind, bleibt es im Dunkeln, was sie unter „Angiospasmus" des genaueren verstanden wissen wollen.

Wenn wir also nur davon sprechen können, ob Anämie der Blutung vorausgeht, so ist dazu zu sagen, daß diese Annahme von den beiden Autoren unzureichend begründet worden ist. Wir finden für das Vorangehen einer Anämie bei BÄR (S. 22) als einzigen Beweis die Berufung auf die weiße Erweichung der Hirnsubstanz infolge von Thrombose oder „arteriosklerotischer Intimawucherung"; da diese Erweichung durch Anämie entstehe, sei Anämie „die nächstliegende Erklärung für die allgemeine Gewebsschädigung bei der Blutung", die Schädigung, die auch die Gefäße betreffe und sie zum Bluten veranlasse, wenn das Blut nachdringe. Wir sehen davon ab, daß die Analogisierung von Verschluß durch anatomische Veränderungen und von vorübergehendem Verschluß durch Funktionsänderung unstatthaft ist, und weisen zurück auf die

Seiten, in denen wir gezeigt haben, daß es unbewiesen ist, daß die weiße Erweichung durch Anämie entsteht, und ferner dargetan haben, daß Nekrose von Gefäßen nicht gestattet, auf Anämie zurückzuschließen, daß vielmehr Blutung aus nekrotischen Arterienstrecken infolge ihrer maximalen Erweiterung, Diapedesis- und Diäresisblutung bei stärkster Erweiterung entstehen, Erweiterungen, die nervale Reizungswirkungen sind und das Vorangehen von Anämie nicht im geringsten voraussetzen. Rote und weiße Erweichung unterscheiden sich nicht durch das „Nachstoßen" des Blutes dort, das Ausbleiben desselben hier; diese „einfachste Lösung" wird, wie wir gesehen haben, den Vorgängen an der Strombahn nicht gerecht: um BÄRs Worte zu gebrauchen, die er der Entstehung der Hirnblutung durch Platzen widmet, es waltet „auch hier, wie so oft in der Natur, an Stelle des anscheinend so leicht verständlichen ein komplizierteres Geschehen"; dies wird sich bald weiter herausstellen.

WESTPHAL, der die Ansicht von dem Vorausgehen einer Anämie teilt, muß dasselbe entgegengehalten werden; es ist von ihm nicht begründet und es ist nicht einzusehen, warum er Funktions- und Strukturänderungen im Hirn (und psychische Symptome, auf die wir später werden zu sprechen kommen) immer wieder auf „Angiospasmus" zurückführt und z. B. von „angiospastischen Insulten" spricht, die der Hirnblutung vorausgehen; es ist das um so schwerer begreiflich, als ihm wenigstens bei der Erörterung *eines* Symptomes, des Kopfschmerzes, zu Bewußtsein kommt, daß es „zu einseitig" wäre, „hier die Anämisierungszustände am Hirn als einzige Ursache anzusehen"; daher er ihm „vasomotorische Ataxie" zugrunde legt, worunter er das versteht, was wir als peristatischen Zustand verschiedenen Grades kennengelehrt haben; daß diese „Ataxie" an vorausgegangenen „Angiospasmus" gebunden sei, wie WESTPHAL auch an dieser Stelle behauptet, trifft nicht zu. — Als sonstige Versuche, die „cerebrale Anämie" zu begründen und es zu rechtfertigen, daß von „ischämischen Insulten" zu sprechen sei, finden wir bei WESTPHAL die Berufung auf die Strombahn des Augenhintergrundes bei Arteriohypertonie, in dem (nach VOLHARD) dauernde Ischämie die Ursache der Retinitis sei; hierzu haben wir das Nötige an früherer Stelle dieser Abhandlung gesagt und gezeigt, daß es sich um eine peristatische Hyperämie handelt. Ferner die Heranziehung des Verhaltens der Strombahn bei der RAYNAUDschen Krankheit; hierzu ist zu bemerken, daß mit dem Fortschreiten der langwierigen Krankheit Ischämie, Anämie, peristatischer Zustand und Stase sei es des erweiterten venösen Schenkels, sei es der erweiterten Schlinge im Papillarkörper anfallsweise als vorherrschende Formen aufeinanderfolgen und daß schließlich Nekrose als Sequestrationsnekrose nur bei *Dauer*stase der Schlingen und der Strombahn der tieferen Teile auftritt, soweit die Stase sich erstreckt. Die Anwendung der bei RAY-

NAUDscher Krankheit *im Laufe vieler Jahre* auftretenden, sich aneinanderreihenden Kreislaufsänderungen auf das Verhalten der Strombahn des Hirnes ist also kein Analogiebeweis für das, worauf es WESTPHAL ankommt, die Anämie als Vorstufe von Blutung darzutun.

Auch im weiteren Verlauf der Darstellung WESTPHALS stoßen wir auf Äußerungen, die in ihm wachgewordene Bedenken verraten, daß der Anämie die entscheidende Rolle als Vorbereitung der Hirnblutung zukommt; so wenn er das QUINCKEsche Ödem bespricht, das er der Hirnblutung vorausgehen sah, und von dem er sagt, daß es auf „Beziehungen zur pathologischen Gefäßfunktion über das arterielle Kontraktionsmoment hinaus" schließen lasse; und wenn er davor warnt, „das Zustandekommen solcher umschriebener Ischämien sich zu einfach vorzustellen", da dem der inverse Ausfall der Adrenalinreaktion (Erweiterung statt Verengerung) und andere „inverse Reaktionen der Gefäße im ganzen und in Einzelprovinzen" bei Hypertonie entgegenständen. Hätte WESTPHAL den Weg, den er also vor sich sah, weiter verfolgt, er hätte ihn zu dem Ergebnis geführt, das wir hier vertreten, daß bei Arteriohypertonie in den terminalen Gebieten eine Disposition zu Kreislaufsänderungen beliebiger Art besteht. Statt dessen stellt er in einer Zusammenfassung (S. 79) die nicht in Anämie bestehenden Kreislaufseigentümlichkeiten bei Arteriohypertonie „als Auslöser der hochgradig gesteigerten Arterienkontraktionen besonders am Großhirn" hin.

Während, wie wir gesehen haben, für BÄR, den Mitverfasser der Monographie, die (als vorausgehend nicht bewiesene und beweisbare) „Anämisierung durch angiospastische und arteriosklerotische Funktionsstörungen an den Gehirnarterien" genügt, die „Schädigung" der Gefäße (und des Hirngewebes) da zu erklären, wo „sekundäre Wiedereröffnung des arteriellen Gefäßes" zur Blutung führt, glaubt WESTPHAL, der diese Vorstellung offenbar nicht für ausreichend hält, zwischen die Anämie und die Blutung die Säuerung des Gewebes stellen zu müssen; ihr schreibt er eine ausgesprochene Förderung der autolytischen Prozesse im anämischen Gebiete zu, die sich besonders an den Hirngefäßen zur Geltung bringe und dahin wirke, daß aus ihnen die Blutung erfolgt.

Die Ansicht von der Bedeutung der Säuerung ist einige Jahre vorher (1923) von A. KNAUER und E. ENDERLEN[1]) ausgesprochen worden, auf die sich WESTPHAL beruft; auch wir müssen kurz auf das zurückgreifen, was die genannten beiden Autoren hierzu sagen.

Sie haben sich bemüht, die von mir mit Nachdruck betonte Tatsache, daß die Hirnrinde bei und nach Commotio frei von Strukturveränderungen bleibt, damit in Einklang zu bringen, daß in der Rinde

---

[1]) Journ. f. Psychol. u. Neurol., 29. Bd., 1923.

diejenigen physischen Vorgänge anzunehmen seien, mit denen der post-commotionelle Bewußtseinsverlust verknüpft ist. Die beiden Autoren haben festgestellt, daß die Rinde wenige Minuten nach der experimentellen Erschütterung nicht mehr alkalisch, sondern sauer reagiert, so wie nach der Aufhebung der Durchströmung durch den Tod oder Exzision, und zwar sauer reagiert, auch wenn sie hyperämisch ist (als Form der Hyperämie kommt unserem Nachweis zufolge nur die peristatische in Betracht). Aus diesem Auftreten der Säuerung sowohl bei Verminderung als bei Vermehrung des Blutes glauben die beiden Autoren schließen zu dürfen, daß nur die unmittelbare Wirkung des Traumas auf den „Chemismus" der Rinde zur Erklärung geeignet sei; sie werde also trotz des Ausbleibens histologischer Veränderungen bei der Commotio „materiell schwer geschädigt"; die Verfasser sprechen sogar von einer „Mortifikation" der Hirnrinde (obschon sie ihre rasche Erholung betonen) und ziehen außerdem (beiläufig und ohne jede Begründung) eine toxische Wirkung der sauren Zerfallsprodukte auf die Dilatation der Strombahn in Betracht.

Hierzu haben wir nur zu bemerken, daß das Auftreten von sauren Stoffen nach Unterbrechung der Blutzirkulation im Körper weitverbreitet ist; wir erinnern an die Säuerung des Muskels und an die Herabsetzung der alkalischen Reaktion des weißen Nierensequesters, die mein Mitarbeiter M. Moos[1]) nachgewiesen hat. Es handelt sich um die Folge der Aufhebung der Durchströmung mit dem alkalischen Blut und der ihm entstammenden Gewebsflüssigkeit, die sonst saure Stoffwechselprodukte sofort neutralisiert; demgemäß ist es nicht verwunderlich, daß auch Hyperämie, nämlich mit Stillstand oder Stase einhergehende, die Säuerung bewirkt, die Wiederingangkommen der Zirkulation ebenso beseitigt, wie wenn sie nach Anämie eintritt. Da nach unseren Untersuchungen vorübergehender Stillstand und Stase in den Rindencapillaren durchaus im Rahmen dessen liegt, was eine starke Hirnerschütterung an der Strombahn bewirkt, liegt kein Recht vor, der Meinung Kɴᴀᴜᴇʀs und Eɴᴅᴇʀʟᴇɴs zu folgen, daß das Trauma direkt auf den Chemismus des nervalen Gewebes wirkt.

Wᴇsᴛᴘʜᴀʟ schreibt, wie oben bemerkt, der Säuerung, die er nur als Wirkung von Anämie, nicht auch von Stillstand oder Stase kennt, die Bedeutung zu, daß sie die Autolyse der Hirnsubstanz beschleunige und dabei die Strombahn, besonders Arterien aber auch Capillaren und Venen, so in ihrer *Struktur* verändere, daß die Blutung eintrete. Als Kennzeichen der Strukturveränderungen werden die beschriebenen histologischen Befunde (Kernverlust, Quellung) hingestellt. Die Wirkung

---

[1]) Vɪʀᴄʜᴏᴡs Arch. f. pathol. Anat., 195. Bd., 1909. In dieser Abhandlung wird eine ablehnende Kritik des Begriffes der „Coagulationsnekrose" gegeben, eines Begriffes, der auch in der Lehre von der Nekrose im Hirn gebraucht wird.

der Säuerung vollzieht sich nach WESTPHAL sehr rasch, wie rasch, gibt
er freilich nicht an, doch geht aus seinen Ausführungen hervor, daß er
schon minutenlange Anämisierung für genügend hält, um — mittels
Säuerung, wie es seine Theorie lehrt — ausgedehnte Blutung und „ausgesprochene histologische Schädigung" zu erzeugen. Wir werden so-
gleich auf anderem Wege zeigen, daß WESTPHAL mit sehr kurzen Zeiten
der Anämie und der Säuerung rechnen *muß*; daß *momentan* das Hirn
„abgetötet" wird durch völlige Anämisierung und die dabei „ungeheuer
schnell" eintretende Säuerung, ist freilich eine unhaltbare Behauptung
WESTPHALS, da Verlust der Funktion als vorübergehend nichts mit
„Abtötung" zu tun hat und als dauernd nichts mit ihr zu tun zu haben
braucht.

Was WESTPHAL über die Bedeutung der Säuerung sagt, ist so leicht
als unhaltbar darzutun, daß wir uns kurz fassen und auf die Aufzählung
von vier Einwänden beschränken können.

1. Hätte die Säuerung die Kraft, die ihr WESTPHAL zuschreibt, und
würde sie sich in der, wie wir sehen werden, von den Umständen gebotenen sehr kurzen Zeit zur Geltung bringen, so müßte sich dies mikroskopisch an den fortschreitenden Veränderungen der Hirnsubstanz und
der Strombahn äußern, die nach dem Tode auftreten. Davon kann
auf Stunden für die Hirnsubstanz keine Rede sein, und erst recht nicht
für ihre Strombahn, die man auch in autolytisch veränderten Gehirnen
in ihrer Struktur nicht wesentlich alteriert findet. Gewiß beschleunigt
die Körperwärme (oder die Wärme des Thermostaten) die Verfalls-
veränderungen, aber doch nicht so beträchtlich, daß nach kürzester
Frist größere Strukturveränderungen der Strombahn entstehen.

2. Die Säuerung ist außerstande in der weißen Substanz, wo sie
ausbleibt, die Strombahnveränderungen zu erklären, die WESTPHAL
als Vorbedingung des Blutens ansieht. In der weißen Substanz
treten aber Strombahnwandveränderungen und Blutungen, wie jeder
pathologische Anatom weiß, ebenso auf wie in der grauen, die allein
sauer wird.

3. Würden Anämie und Säuerung der Blutung in dem Bezirke, den
sie befällt, gesetzmäßig vorausgehen, so wäre Funktionsverlust mit
ihnen verbunden; Einseitenlähmung z. B. müßte also der Apoplexie
*voraus*gehen. Dies ist auf keine Weise zu begründen; der Apoplexie
geht die Aura voraus, die nichts mit Anämie und nichts mit Säuerung
zu tun hat, wie wir alsbald erwähnen werden. — Wir merken an, daß
dieser Einwand auch die Fermenttheorie ROSENBLATHS trifft, an deren
Stelle WESTPHAL die seinige setzt, und daß WESTPHAL, wie es ROSEN-
BLATH tut, um das Zusammenfallen von Lähmung und Bewußtseinsverlust zu erklären, ein plötzliches Wirken der Anämie und Säuerung
annehmen *muß*, was (vgl. den ersten Einwand) unmöglich ist.

4. Säuerung, nach WESTPHAL im Sinne der Autolyse wirkend und zu Quellung und Kernverlust führend, ist völlig unvereinbar mit der von uns nachgewiesenen Tatsache, daß alle Formen der Blutung vitale Vorgänge sind und daß auch die Medianekrose, die mit Autolyse nichts zu tun hat, aus vitalen Vorgängen hervorgeht; diese Vorgänge an der Strombahn und ihren Teilen bestehen in Nervenreizung, in davon abhängiger Verengerung von Arterien durch Muskelkontraktion, Erweiterung durch Muskellähmung, in Erweiterung der Capillaren, d. h. in Funktionsänderungen nervalen Ursprungs.

Jeder einzelne dieser Einwände genügt, die Lehre WESTPHALS zu widerlegen; wir verzichten daher auf Weiteres und Spezielles, das zu sagen wäre.

Die von WESTPHAL aufgestellte „Faktorenreihe": Angiospasmus — Säuerung — Wandveränderungen an der Strombahn — Bluterguß beim Aufhören des Angiospasmus haben wir, dies ist das Ergebnis unserer Kritik, nicht anzuerkennen vermocht; wir haben nur von Vorgängen der innervierten Strombahn gesprochen und sind damit imstande gewesen, die auftretenden Folgen, insbesondere die Blutung zu erklären. Es bedarf kaum der Erwähnung, daß wir in der „erleichterten Blutungsbereitschaft der Hypertoniker und ihrer Neigung zu Gefäßdilatation von Capillaren und Venen", Eigentümlichkeiten, die nach WESTPHAL die Wirkung der Anämie und Autolyse stark unterstützen, aber als vital mit Autolyse unverträglich sind, die bei Arteriohypertonie bestehende Disposition zu akzedenten Kreislaufsänderungen sehen, deren wichtigste, die peristatische, unter anderem in Erweiterung von Capillaren und Venen besteht. Die bei WESTPHAL und BÄR zu vermissende Berücksichtigung des Nervensystems der Strombahn bei *jeder* Änderung derselben hat uns gestattet, an Stelle teils inhaltsleerer, teils falscher Begriffe (als welche außer den bereits der Kritik unterzogenen Nachstoß, collateraler Zustrom, erhöhte Dehnungsbereitschaft, Änderung der Durchlässigkeit und Dichtigkeit usw. zu nennen sind) Vorgänge an der innervierten Strombahn zu setzen, deren Kenntnis uns das Experiment verschafft hat und die wir geraume Zeit vor dem Erscheinen der Monographie, mit der wir uns soeben kritisch beschäftigt haben, ausführlich beschrieben und erklärt haben[1]).

Das Ergebnis unserer Ausführungen über die *Hirnblutung* bei Arteriohypertonie (neben der wir eine Hirnblutung aus geborstenen sklerotischen Arterien unterscheiden) ist also kurz dies, daß zur Arteriohypertonie als Kreislaufsänderung in terminalen Gebieten die stärkste Form

---

[1]) Auf die Experimente WESTPHALS und ihre Verwertung einzugehen, liegt nach dem Gesagten kein Anlaß vor.

derselben tritt, die auf Grund von stärkster nervaler Reizung Dia-
pedesis- und Diäresisblutung als diejenige Exsudation, die dem stärksten Grad des peristatischen Zustandes zugeordnet ist, entstehen läßt.
Liegt dies im Rahmen dessen, was wir von anderen Organen als akzedente Kreislaufsänderungen angegeben haben, so ist als neu hinzugekommen die akzedente Nekrose der Muscularis von Arterienstrecken;
Wirkung einer vollständige Lähmung herbeiführenden nervalen Reizung,
hebt sie die Durchströmung nicht auf, solange das Endothel intakt
bleibt, führt nicht Nekrose von Hirnsubstanz herbei, — wohl aber kann
sie auf einem gewissen Grade der Erweichung oder Dehnung des
Nekrotisierten zu Blutung Anlaß geben. Wir haben auch gezeigt, wie
rasch vom strömenden Blute durch Dauerstillstand oder Dauerstase im
Capillargebiet Hirn- und Hirnstrombahngewebe, auch Arteriolae und
Venulae nekrotisch werden; indessen ist hier noch etwas anzumerken,
das wir schon an einer früheren Stelle als der Erörterung bedürftig
hingestellt haben.

Es handelt sich um die Nekroseveränderungen der Hirnstrombahn
oder Hirnsubstanz, die mit schwachem oder ohne Blutungsbefund
zuweilen in der Umgebung von großen Blutergüssen angetroffen werden,
die so wenige Stunden vor dem Tode aufgetreten waren, daß jene Veränderungen nach dem Stande des Wissens nicht in dieser kurzen Zeit
entstanden sein können. Wir nehmen ein Entstehen *vor* der mit Apoplexie einhergegangenen Blutung an und berufen uns zur Rechtfertigung
dieser Annahme auf das Vorkommen von nekrotisierten Arterienstrecken
in blutungsfreier Hirnsubstanz und auf den häufig beschriebenen Befund
der Nekrose von ganzen Strombahngebieten des Hirnes, in deren Bereich
Blutung ausgeblieben war und die der Verkalkung anheim gefallen sind.
In solchen (wie wir glauben annehmen zu dürfen seltenen) Fällen wäre
also die Gegend des Hirnes, in der später plötzlich eine große Blutung
auftritt, früher der Sitz von (in der angegebenen Weise zu erklärenden)
Vorgängen an der Strombahn gewesen, deren geringe Ausdehnung keine
oder nur leichte funktionelle Folgen gehabt hätte; in derselben Gegend
hätten sich dann die ausgedehnteren Veränderungen in der Form eingestellt, daß die große, tödliche Hirnblutung entstand. Grundlagen
dieser Annahme sind die Tatsachen, daß Medianekrose ebensowenig zu
Blutung führen, wie der Stase notwendig Blutung vorausgehen muß:
Tatsachen, die als gesichert gelten müssen.

Bei dem Auftreten von massiger Hirnblutung kann in einem solchen
Falle und in allen Fällen Zunahme des erhöhten Blutdruckes eine aus-
lösende Rolle spielen; in einem doppelten Sinne, nämlich einmal, indem
der emporgeschnellte Blutdruck da, wo er auf eine gelähmte und auf
Grund der Lähmung mit nekrotisierter Media versehene Arterie wirkt,
das Blut durchpreßt oder ihm durch Zerreißung einen Weg bahnt: dies

würde eine direkte Wirkung sein; zum zweiten so, daß der Anfall von Blutdrucksteigerung bei bestehender Arteriohypertonie das Hinzutreten der Kreislaufsänderungen in den terminalen Gebieten begünstigt, ein Zusammenhang, auf den schon an früheren Stellen dieser Abhandlung geschlossen werden mußte.

Unsere Auffassung derjenigen Vorgänge in den terminalen Gebieten, die — durch Stase — zur *weißen Erweichung* von Hirnsubstanzen führt, haben wir an einer früheren Stelle so deutlich auseinandergesetzt, daß wir nur auf sie zu verweisen brauchen und uns Ausführungen ersparen können, die zeigen würden, daß andere, insbesondere die WESTPHAL-BÄRschen Auffassungen unhaltbar sind.

e) Die interstitielle Encephalitis.

Während die Arteriohypertonie in ihren Beziehungen zu den Kreislaufsänderungen der roten und weißen Hirnerweichung, wie wir gesehen haben, anerkannt und nur das Wie? dieser Beziehungen zu diskutieren ist, gilt das gleiche nicht von den Beziehungen zwischen Arteriohypertonie und interstitieller Encephalitis. Die hierhergehörigen anatomischen Befunde sind bisher auf Arteriosklerose zurückgeführt worden; unsere Aufgabe wird sein, darzulegen, daß sie durch das Hinzutreten von einer bestimmten Kreislaufsänderung in terminalen Gebieten zu Arteriohypertonie, nicht aber durch die Arterio- oder Arteriolosklerose erklärt werden können. Weiter werden wir nicht gehen, da uns selbst systematisch gewonnene Erfahrungen fehlen; dieser Umstand muß uns auch veranlassen, kurz zu sein und nur so viel zu sagen, wie uns zur Anregung von Untersuchungen notwendig dünkt.

Was wir unter interstitieller Encephalitis hier verstehen, ist, wie gesagt, diejenige Form des Prozesses, die man zur Zeit mit Arteriosklerose in Zusammenhang bringt; nur diese Form in ihren verschiedenen Ausprägungen ist hier zu behandeln. Wir verstehen also unter dieser Bezeichnung, die wir auch hier im Bewußtsein ihrer Mängel anwenden und nicht als terminologischen Vorschlag betrachtet wissen wollen, den Prozeß, der, was das Gewebe angeht, in langsamem Schwund des nervalen Parenchyms und in Hyperplasie der Glia besteht und in einem rein aus fasriger Glia bestehenden Bezirk ausgeht; was die terminale Strombahn angeht, so handelt es sich um peristatische Hyperämie eines gewissen mittleren Grades, die von ihrem im Anfang des Prozesses gelegenen Höhepunkt herabsinkt und schließlich erlischt. Was sich an der innervierten Strombahn einerseits, dem nervalen Gewebe andererseits abspielt, betrachten wir auch hier aus den angegebenen allgemeinen Gründen als Ursache und Wirkung und lassen die kausalen Relationen im einzelnen so verlaufen, wie gelegentlich der Erörterung der interstitiellen Nephritis ausführlich, insbesondere in bezug auf den gegensätzlichen Einfluß einer und derselben Hyperämie auf das Parenchym und auf das Stroma dargelegt; was dort vom Bindegewebe gesagt, gilt hier für die Glia, doch kann auch das Hirnbindegewebe, nämlich adventitielles, teilnehmen.

Von Einzelheiten ist nur hinzuzufügen zunächst in bezug auf das Verhalten des Gewebes, daß das Parenchym nicht nekrotisch wird, sondern, wie gesagt, langsam schwindet; und daß auch von der Glia, wie es vom Bindegewebe gilt, eine zellige und eine fasrige Hyperplasie zu unterscheiden ist: jener liegt ein stärkerer Grad der peristatischen Hyperämie zugrunde, bei dessen Sinken die vermehrten Zellen größtenteils schwinden, so daß vermehrte Gliafasern fast allein übrigbleiben, deren Menge mit dem weiteren Nachlassen der Hyperämie abnimmt; beim Prozeß der Faserhyperplasie der Glia setzt die Hyperämie mit geringerer Stärke ein und auch hier nehmen die vermehrten Fasern später an Menge ab. In beiden Fällen ist nach dem Schwunde des Parenchyms und der Abnahme des Neugebildeten am Schlusse ein Minus an Gewebe vorhanden. Mit dem stärkeren Grad der Gliahyperplasie, der zelligen oder vorwiegend zelligen, ist nach unserer Ansicht ein leichter Grad von Capillarneubildung verbunden; die vermehrten und die nicht vermehrten Capillaren verschwinden z. T., nämlich soweit sie beim Sinken der Hyperämie nicht mehr durchströmt werden. Der am Schlusse vorliegende Bezirk faserreichen Gliagewebes enthält weniger Capillaren als das Ausgangsgewebe.

Von der peristatischen Hyperämie jedes Grades, um daran zu erinnern, gilt, daß eine verengte Arteriole einem erweiterten Capillargebiet, oder häufiger, und nur dies wollen wir im folgenden berücksichtigen, ein verengtes Segment einer kleinen Arterie der erweiterten Arteriole und dem erweiterten Capillargebiet vorgeschaltet ist. Indem wir anerkennen, daß der Nachweis der, wie wir gesehen haben, zu erwartenden Hyperplasie (auch der Media) der verengten Arterienstrecke an den dünnen, muskelarmen kleinen Arterien des Hirnes schwer zu erbringen ist und weiterer Bemühung bedarf, ist kein Zweifel, daß ein großer Teil der mehr oder minder vollständig ausgebildeten Gliafilze, die das Ergebnis des Prozesses darstellen, hyaline Arteriolen enthält. Auf diese Beschaffenheit der Arteriolen, d. h. auf die auch den Hirnarteriolen zukommende Form der Sklerose, wird der kurz beschriebene Prozeß zurückgeführt; wir haben nun anzugeben, warum wir diese Ansicht nicht teilen, sondern in der Erweiterung der Arteriole, wie sie der peristatische Zustand erst mit sich bringt, die Ursache der Hyalinisierung sehen.

Wäre die Hyalinisierung — als mit zunehmender Verengerung einhergehend — die Ursache des Prozesses, so müßte sie als ihm vorausgehend nachzuweisen sein; es müßte also ein gewisser Grad der Verengerung bestehen, so daß das Gewebe vermindertes Blut erhielte, woraus wenigstens ein Teilvorgang, die Abnahme des Parenchyms, zu erklären wäre. Es kann keine Rede davon sein, daß dieser Nachweis erbracht wäre; man kann sogar weitergehen und sagen, daß gegen diesen Verlauf des Prozesses der Umstand spricht, daß im Präparat mehr oder minder eng erscheinende hyaline Arterienstrecken im Zentralnervensystem als Teilbefunde der sog. allgemeinen Arteriosklerose nicht selten sind, ohne daß die mikroanatomischen Befunde bestehen, mit denen wir uns beschäftigen; und daß in diesen die Strecken mit hyalinisierter Wand keineswegs immer stark verengt oder gar verschlossen sind. Wir erinnern noch daran, daß wir von den Arteriolen der Nierenrinde als Ergebnis zahlreicher Untersuchungen nach Injektion die Überzeugung gewonnen haben, daß in der Leiche stark verengt erscheinende hyaline Arteriolen von der Injektionsflüssigkeit, deren Druck etwa der des Blutdruckes ist, erweitert werden; das gleiche nehmen wir auch für die im Schnittpräparat verengt erscheinenden Hirnarteriolen mit hyalingewordener Wand an.

Wenn es somit nicht nachgewiesen und mit den Arterienbefunden nicht vereinbar ist, daß die als Hyalinisierung auftretende Sklerose von Arteriensegmenten den Prozeß verursacht, so ist hinzuzufügen, daß die Sklerose als zunehmende Verengerung vorgestellt durchaus nicht dazu angetan ist, die Vermehrungsvorgänge zu erklären, weder die Capillar- noch die Zell- und Faservermehrung der Glia oder die Faservermehrung derselben. Primäre verminderte Zufuhr zu einem Stromgebiet würde durch nervale Reizung eine Verengerung desselben, insbesondere der Capillaren bewirken; mit verminderter Zufuhr kann niemals eine Neuanlagerung erklärt werden. Wir verweisen auf das, was wir bei Erörterung der interstitiellen Nephritis auseinandergesetzt haben mit dem Ergebnis, daß jede Neubildung, sei sie auch kleinsten Umfanges, ihre Quelle haben muß; als diese Quelle betrachten wir die peristatische Hyperämie, von der wir gesehen haben, daß sie zugleich geeignet ist, den Schwund des nervalen Parenchyms zu erklären. Mit der Deutung der Gliahyperplasie als Vacatwucherung oder als reaktiver Wucherung ist eine kausale Erklärung nicht gegeben.

Wir stellen also fest, daß eine zu Arteriohypertonie hinzutretende peristatische Hyperämie geeignet ist, die Bezirke der Rinde und des Markes zu erklären, in denen durch den Prozeß der interstitiellen Encephalitis aus dem Hirngewebe Gliagewebe hervorgeht und die erweiterten Arteriolen sklerotisch werden. Es bedarf nach dem früher Gesagten nur der Wiederholung in kürzester Form, daß der Vorgang sich bei bestehender Arteriohypertonie einstellen kann in Hirnen ohne Arteriosklerose und in solchen mit leichtester bis stärkster; und daß bestehende Sklerose der größeren Arterien (der der Hirnbasis, in der weichen Haut) beliebigen Grades mit den Kreislaufsänderungen in den terminalen Gebieten, die die Gewebsveränderungen hervorbringen, nichts zu tun hat: der Prozeß setzt erregbare terminale Gebiete voraus, wie sie bis in das höchste Alter vorhanden sind. Es bedarf schließlich nicht der Begründung, daß der ausnahmsweise in größerem Umfange auftretende Prozeß (bis zur „Lappenatrophie") so wenig mit der Sklerose großer Arterien zu tun hat, wie die zusammenhängenden, ausgedehnten Schrumpfungsbezirke der Nierenrinde mit Sklerose großer Nierenarterien: es handelt sich hier wie dort um Kreislaufsänderung der terminalen Gebiete, aus denen die Gewebsvorgänge entstehen, Kreislaufsänderungen, die sowohl in verstreuten kleinen terminalen Gebieten als in zusammengehörigen Gruppen solcher, die eine gemeinsame Nervenversorgung haben, auftreten können.

Die soeben erörterten Befunde trifft man auch in Hirnen, die keinen Gewichtsverlust aufweisen, in Körpern mit Arteriosklerose und mit Herzmuskelhyperplasie, die auf Arteriohypertonie zurückzuführen ist, wie sie bekanntlich bis ins höchste Alter vorkommt und zu der bis ins höchste Alter Kreislaufsänderungen in den terminalen Gebieten hinzutreten können. Wir haben die „Glianarben" auf interstitielle Encephalitis zurückgeführt, die mit dem Hinzutreten des peristatischen Zustandes beginnt, der die Veränderungen des Gewebes zur Folge hat. Es sei kurz angemerkt, daß nicht alle die vorkommenden Schrumpfungsbezirke auf diese Weise entstehen; wir haben nur die häufigste und die am meisten chronisch verlaufende Form des Prozesses berücksichtigt. Es gibt aber auch eine stärker einsetzende Form: rote Stase im terminalen Gebiet, deren genügend langes Bestehen das Parenchym nekrotisch macht, während das Stroma unversehrt bleibt; löst sich die Stase, geht aus ihr der postrubrostatische Zustand hervor, so ist er stärker als in unserem Paradigma; es kommt infolgedessen zu stärkerer Capillar- und zu ausgesprochenerer zelliger Gliahyperplasie und in den gewucherten Gliazellen treten synthetisch die *gelöst* aus den durch die Sequestration vom Blute alterierten Markscheiden austretenden Stoffe zu Lipoiden und Fett zusammen, die während des Sinkens der peristatischen Hyperämie unter dem Einflusse der lebhafter werdenden Beziehung zum Blute und der Gewebsflüssigkeit schwinden, worauf sich mit dem weiteren Nachlassen und dem Erlöschen der Hyperämie dasselbe Endergebnis einstellt, das die ausführlicher besprochene reine Form der interstitiellen Encephalitis erreicht. Es gehört nicht mehr zu unserem jetzigen Gegenstande, sondern zu dem im vorigen Kapitel behandelten, daß auch kleinste Cysten, Pseudocysten entstehen können: an solchen Stellen zerfällt das durch Dauerstase sequestrierte Gesamtgewebe, auch das Mark von Nervenfasern, zu derselben Flüssigkeit, die in der Wand, da wo nach vorübergehender Stase die poststatische Hyperämie vergrößerte und vermehrte Gliazellen hatte entstehen lassen, in diesen Produkte der Synthese derjenigen Stoffe hervorbringt, die in der Pseudocyste gelöst enthalten sind.

Alles dieses kann sich wie gesagt, auf Grund von akzedenten Kreislaufsänderungen in terminalen Gebieten bei bestehender Arteriohypertonie abspielen. Alles dieses hat, um es zu wiederholen, mit bestehender Arteriosklerose nichts zu tun, deren Wesen, wie wir gesehen haben, eine mit Herabsetzung der Erregbarkeit der Constrictoren verbundene Mediaparese ist, die die Contraction der Muscularis, wie sie zum peristatischen Zustande gehört, unmöglich macht; nur dieser kann die Gewebsvorgänge erklären, auch die zur örtlichen Sklerose gehörenden der Arteriolen.

Wir haben oben die Tatsache berührt, daß die erörterten Befunde auftreten können in Hirnen ohne oder ohne deutlichen Gewichtsverlust; es fehlen ihnen auch die sonstigen Kennzeichen des „senilatrophischen" Gehirnes. Die Prozesse haben also keine Beziehung zu den auch im Hirn hochbetagt Verstorbener inkonstanten Befunden, die man als „senile Atrophie" zusammenfaßt und die auch hier, wie bekannt, sehr vielseitig sind, Befunden, die von der gleichzeitig vorhandenen Arteriosklerose nicht hervorgebracht werden und erst recht mit Arteriohypertonie nichts zu tun haben. Was die funktionelle Bedeutung der mit Arteriohypertonie in Verbindung gebrachten Prozesse und anatomischen Befunde angeht, so müssen wir uns mit der Aufforderung begnügen, zu untersuchen, ob die interstitielle Encephalitis und die zur Vervollständigung herangezogenen Nekrosevorstadien desselben kleinen Umfanges physische und psychische Symptome bewirken, zutreffenden Falles welche während ihres (relativ kurzen) Ablaufes und welche durch den entstandenen Dauerausfall an nervalem Gewebe; oder ob die auf sie bezogenen Symptome vom Verhalten der morphologisch unversehrten oder mit Altersveränderungen behafteten Teile des Hirnes abhängen. Es sind das dieselben Fragen, die die Funktion der Niere betreffen, nachdem sie durch interstitielle Nephritis bei Arteriohypertonie Schrumpfungsbezirke erhalten hat: haben wir gesehen, daß diese nur während ihres Entstehens auf das Sekret ändernd einwirken, ausgebildet aber unwirksam sind, so könnte das gleiche vom Hirne gelten.

Wir sind nicht in der Lage, mit eigenen Ergebnissen aufzuwarten, die den Zusammenhang zwischen Arteriohypertonie und interstitieller Encephalitis insbesondere statistisch klarstellen; wir behaupten nur, daß die in Betracht kommenden Befunde, bei Arteriohypertonie häufig, auf die angegebene Weise verständlich werden, nicht aber durch Sklerose. Von der (unkomplizierten) Arteriosklerose ziehen wir auch hier nur ein abweichendes und zwar abgeschwächtes Reagieren der innervierten terminalen Gebiete auf normale und pathische Reize in Betracht, das wohl zu funktionellen, nicht aber zu Strukturveränderungen des zugehörigen

Gewebes führt; die zugehörigen Symptome sind ebenso wie die mit der Arteriohypertonie in Beziehung stehenden herauszuarbeiten und müssen sich als in beiden Fällen verschieden ergeben. Bei dieser Arbeit ist das zu berücksichtigen, was an physischem und psychischem Verhalten dem so häufig zugleich verwirklichten Einfluß des Alters zuzuschreiben ist, der sich ebenfalls als eigenartig herausstellen wird. Diese Arbeit, zu der wir auffordern, kann offensichtlich nur so zum Ziele führen, daß man das mit der klinischen Methodik Ermittelte von Fall zu Fall in Verbindung bringt mit dem, was die anatomische Untersuchung, die sich nicht auf das Hirn beschränken darf, ergibt.

Die sich ergebenden Aufgaben im einzelnen zu präzisieren kann dem Leser überlassen werden. Ziel der Forschung muß auch hier sein, vom anatomischen Denken frei zu werden und das was in seinem Banne heute auf Arteriosklerose zurückgeführt wird, in die, wie wir gesehen haben, vielseitigen Vorgänge aufzulösen, die in Funktionsänderungen bestehen, deren stärkere und stärkste Grade Strukturveränderungen hervorbringen; von den Symptomen muß ermittelt werden, ob sie von jenen oder von diesen abhängig sind.

f) Die rasch vorübergehenden Kreislaufsänderungen im Hirn.

Es bleibt nun noch übrig, daß wir uns mit den bei Arteriohypertonie auftretenden *kurzen, rasch vorübergehenden lokalen Kreislaufsänderungen* im Hirn beschäftigen, auf deren Vorkommen und Wirken aus sich einstellenden vorübergehenden Funktionsänderungen der vom Hirn innervierten Organe geschlossen wird. Wir beschränken uns darauf, zu bemerken, daß nach unseren Untersuchungen als solche Kreislaufsänderungen in Betracht kommen Stillstand und Stase, peristatischer Zustand jedes Grades, Anämie und Ischämie, Fluxion, sie alle als vorübergehend und im oft angegebenen Sinne als zur Hypertonie akzedente Kreislaufsänderungen in terminalen Gebieten, Kreislaufsänderungen, die Exsudation von Blutbestandteilen mit sich bringen, soweit und in der Form wie es zu ihrer Natur gehört, und die als kurz zwar die Funktion von Hirnteilen abändern, aber keine oder höchstens geringe Strukturveränderungen des Gewebes, insbesondere reparable zur Folge haben.

Der Physio- und Pathologe wird von der Erfahrung gezwungen, einen engen Zusammenhang zwischen den physischen Hirn- und den psychischen Vorgängen anzunehmen; er kann ihn unseres Erachtens nicht anders auffassen, als daß die beiden Vorgangsreihen aufeinander wirken, trotz ihrer Wesensverschiedenheit und ohne daß eine Vorstellung von dem Wie der Wechselwirkung möglich ist. Demgemäß können psychische Vorgänge und Zustände die Arteriohypertonie und das Akzedente hervorbringen oder steigern oder herabsetzen, und können diese physischen Einflüsse das psychische Verhalten so abändern, daß Schwindelgefühl, Kopfschmerz, Nachlassen des Gedächtnisses, depressive Stimmungslage angegeben werden oder die Zeichen der Benommenheit, des kurzen Bewußtseinsverlustes auftreten. Für diese psychischen Alterationen leichteren Grades ist charakteristisch, daß sie bei Personen mit Arteriohypertonie besonders dann auftreten, wenn — ebenfalls abhängig von akzedenten Kreislaufsänderungen im Hirn — vorübergehende physische Zustände vorhanden sind, wie Blässe oder Blaufärbung der Extremitätenakren, Sprachstörung, Parese der Gesichts- oder Extremitätenmuskulatur: es verbinden sich physische und psychische Symptome z. B. vor Ausbruch der Eklampsie, vor Einsetzen von Hirnblutung als Aura derselben. Wir können daher von psychischen Anfällen bei Arteriohypertonie sprechen und führen sie wie die genannten physischen Anfälle auf die angegebenen akzedenten Kreislaufsänderungen zurück, die die Funktion der zugeordneten Hirnteile und damit das psychische Verhalten ändern. Diese Kreislaufsänderungen stellen wir uns so vielseitig vor, wie oft bemerkt; Angiospasmen so in den Vordergrund zu stellen, wie F. Kauffmann [1]) und K. Westphal (l. c.) tun, ist unberechtigt. sowohl für das Hirn als für die von ihm innervierten Organe.

C. Schlußbemerkungen über die Arteriohypertonie mit Berücksichtigung der Arteriosklerose.

Wir sind an dem Schluß dessen angelangt, was wir zur Lehre von der Arteriohypertonie und den akzedenten Kreislaufsveränderungen in den terminalen Gebieten im Speziellen sagen wollten; was etwa sonst hierher in bezug auf andere Organe (Auge, Herz, Magen, Pankreas, Knochenmark usw.) gehört, was in bezug auf das Klimakterium zu sagen wäre, soll nicht erörtert werden und muß nach der im vorhergehenden begründeten Ansicht so erklärt werden, wie für die besprochenen Prozesse geschehen. Indem wir anders und kürzer verfahren als in dem ersten der Arteriosklerose gewidmeten Teil dieser Abhandlung, bringen wir nun noch einen Schlußabschnitt, in dem auf Grund der speziellen Angaben allgemeine gemacht und Ergänzungen getroffen werden sollen; hierbei kann die Arteriosklerose nicht unberücksichtigt bleiben.

Wir haben im vorhergehenden die veränderte, unter Schwankungen abnorm hohe Engeeinstellung derjenigen Teile des Arteriensystems, in denen es die Blutdrucksteigerung herstellt und unterhält, auf Beeinflussung, Reizung des Nervensystems zurückgeführt und sehen somit in der Arteriohypertonie eine funktionelle Änderung. Als sie er-

---

[1]) Münchener mediz. Wochenschr., 1924 Nr. 36.

zeugend und aufrechterhaltend, als Vermittlerinnen der Schwankungen des erhöhten Blutdruckes, mögen sie tägliche sein oder nach langem annähernd gleichmäßigem Bestehen z. B. in einem Abfall von maximaler Höhe zur Norm oder nahe an diese heran bestehen, kommen nur voll erregbare Arterien in Betracht, wie sie vor dem Auftreten von Arteriosklerose überall im Körper vorhanden sind. Dagegen sind die der Arteriosklerose verfallenen Arterien nicht im vollen Besitze ihrer Constrictorenerregbarkeit; haben wir doch im ersten Teil dieser Schrift ausführlich gezeigt, daß Sklerose auf Grund von Mediaparese entsteht, die als früh irreparabel anzusehen ist. Hiermit ist für den Fall des Auftretens von Arteriohypertonie bei Bestehen von Arteriosklerose, gleichermaßen für den Fall, daß Sklerose zu Arteriohypertonie hinzugetreten, ausgesprochen, daß die Arteriohypertonie nicht allgemein ist; es liegt vielmehr so, daß im Körper des Arteriohypertonischen eine genügende Zahl von Arterien in genügender Stärke durch nervale Beeinflussung erregt ist, während die durch Sklerose veränderten Arterien unbeteiligt sind. Da es an einem Verfahren fehlt, den Umfang der Arterienverengerung im Körper zu ermitteln, und da es zur Zeit auch nicht in der Leiche gelingt, diesen Umfang nachträglich zu ermitteln, so muß man auch für diejenige Arteriohypertonie, neben der keine Sklerose besteht, die Frage offen lassen, wie weit sie sich im Körper erstreckt. In beiden Fällen gilt, wie wir oben gesehen haben, daß an ihr die terminalen Gebiete der Strombahn unbeteiligt sind, — so lange als und überall da, wo in ihnen keine solche Kreislaufsänderung hinzugetreten ist, die in Ischämie oder im peristatischen Zustande bestehend verengte Arterien der terminalen Gebiete in einem Maße hinzutreten läßt, daß sich dadurch der erhöhte Blutdruck steigert. Von einer allgemeinen Arteriohypertonie im Körper kann also nicht die Rede sein; wie eine allgemeine Arteriosklerose nicht vorkommt, so zweifellos auch keine allgemeine Arteriohypertonie; im besonderen wüßten wir nicht, wie auch nachdem eine sog. Glomerulonephritis mit Zubehör hinzugetreten, der Nachweis geführt werden könnte, daß es sich um eine allgemeine Arteriohypertonie handelt. Es geht also bei der Arteriohypertonie jeder Form so zu, daß das Vorhandensein auf Enge oder Verengerung eingestellter Arterien neben solchen, die ihre normale mittlere Weite besitzen, neben etwa auch solchen, deren Weite durch Sklerose abgeändert ist, genügt, je nach Grad und Ausdehnung Blutdrucksteigerung geringeren oder stärkeren Grades zu unterhalten. Das Blut weicht also nicht aus beteiligten in unbeteiligte Strombahngebiete aus; diese Vorstellung hämodynamischer Natur ist unhaltbar, da sich Bahnen im Körper nur dann öffnen, wenn eine genügend starke nervale Reizung, wie sie auch in Änderung des Blutdruckes — als mechanischer Reizung — bestehen kann, diese Wirkung hat; diese Stärke wird, wie wir uns im

lebenden Tier bei der Beobachtung von Strombahnprovinzen überzeugt
haben, oft auch dann nicht erreicht, wenn man sie erwartet hatte, und
sie spielt keine oder eine sehr geringe Rolle auf dem Gebiete der Arteriohypertonie, die andernfalls nicht den Blutdruck erhöhen und den erhöhten nicht erhalten könnte.

Wir haben in diesen Schlußbemerkungen kurzweg von Arterien
geredet, die hypertonisch sind, und erinnern nun daran, daß wir im
speziellen Teil die Hypertonie den „kleinen Arterien" zugesprochen
haben. Hier ist nun in Ergänzung dessen, was wir soeben über den Umfang der Arteriohypertonie im Körper gesagt haben, hinzuzufügen, daß
wir nicht wissen, wie weit herzwärts diese kleinen Arterien reichen, mehr
noch, ob nicht auch große beteiligt sind; man kann das, wie bereits
bemerkt, im lebenden Körper nicht feststellen und aus dem toten zur
Zeit nicht erschließen. Es dürften hier Schwankungen herrschen,
Schwankungen, wie sie auch, nach den früheren Bemerkungen, in allerdings geringem Grade darin bestehen, wie weit die Arterien terminaler
Gebiete herzwärts reichen, sowohl, wenn sie unbeteiligt als wenn sie an
akzedenten Kreislaufsänderungen beteiligt sind. Es ist vorstellbar, ja
wahrscheinlich, daß die Arteriohypertonie nicht weit herzwärts reicht;
wie dem auch sein mag, zwischen den hypertonischen Arterien und der
Wand des linken Ventrikels herrscht erhöhter Blutdruck, der von einer
bestimmten Höhe ab je nach dem Grade und nach der Dauer die Constrictoren der Arterienwand reizt oder in Parese versetzt, dieses vielleicht erst nach vorausgegangenem Reizungszustande: Mediahyperplasie
und Skleroseveränderungen müssen die Folge sein, wenn das, was wir
für anhaltende Verengerung und Erweiterung nachgewiesen haben,
auch unter den nicht selten sehr beträchtlichen Schwankungen des
erhöhten Blutdruckes uneingeschränkt gültig ist. Wir wissen heute
nur von Skleroseveränderung, die als Wirkung (oder unter Mitwirkung) des erhöhten Blutdruckes, der vor dem hypertonischen Arteriengebiet herrscht, entstehen kann; ob ihr Mediahyperplasie als
Wirkung eines zunächst schwächeren Grades der Reizung vorausgeht,
kann nicht bestimmt gesagt werden. Bei den schon einmal als notwendig bezeichneten Untersuchungen über die Topik der Arterienbefunde im ganzen Körper nach Arteriohypertonie müssen diese Gesichtspunkte angewandt und muß weiter berücksichtigt werden, daß
auch hypertonische Arterien der Parese und Sklerose verfallen können,
die auch in den Arterien der terminalen Gebiete auftreten können.

Wir haben diese Bemerkungen, die Gesagtes ergänzen, nicht unter-
drückt, weil sie Wege weisen, auf denen an anatomische Befunde an-
knüpfend die Forschung sich betätigen muß, und weil sie einen kurzen,
klaren Einblick in die hohe Komplikation des Verhaltens der Körperstrombahn verschaffen, wie sie bei Arteriohypertonie besteht, insbe-

sondere in der Kombination von amechanischer Reizung, wie sie ihr zugrunde liegt, und mechanischer Reizung, wie sie der erhöhte Blutdruck setzt. Daß diese Komplikation noch erhöht werden kann vonseiten des Herzens, nachdem seine mechanisch (vom erhöhten Blutdruck) gereizten zentripetalen Endokardnerven auf kompliziertem, reflektorischem Wege die Hyperplasie ausgelöst haben und Schwäche hinzugetreten, ist für den Endkomplex des Schrumpfnierenleidens von uns betont worden; es mag auch sonst in Betracht kommen, doch haben uns die Krankenblätter und die Sektionen der Leichen von an akuter Feldnephritis Gestorbenen nicht davon überzeugt, daß Herzschwäche hierbei eine wichtige Rolle spielt.

Wir haben in unserer Darstellung die *terminalen Gebiete* als den Teil der Strombahn des Körpers hingestellt, in dem sich bei Arteriohypertonie das abspielt, was die Änderungen des funktionellen Verhaltens und bei genügender Stärke die Änderungen der Struktur der Organe mit sich bringt, deren wir an Beispielen gedacht haben. Den von uns aufgestellten und seit langem benutzten Begriff der innervierten terminalen Gebiete verwenden wir als in der ganzen Physio- und Pathologie grundlegend, weil es sich in ihnen um ein allen Körpervorgängen Gemeinsames handelt, in dem sich die Beziehungen zwischen Nervensystem, Blut und den Geweben (je nach ihrer Beschaffenheit) herstellen, also das, was wir unter Stoffwechsel verstehen, das was den Stoffbestand und seine Änderungen bestimmt, kurz allen Funktions- und Strukturänderungen zugrunde liegt. Dieser unser Begriff stellt also — auf Grund unserer Beobachtungen im lebenden Säugetierkörper — nicht Arterien und Capillaren, sondern Arterien, nämlich die vor den terminalen Gebieten gelegenen, einerseits und die aus Arteriolen, Capillaren und Venulae bestehenden terminalen Gebiete andererseits einander gegenüber: jene sind die nicht unveränderlichen, sondern (geringen) Schwankungen der Weite und der Geschwindigkeit des Blutes unterworfenen, immerhin nur Blut zuführenden Teile, diese, kraft der höheren und komplizierteren Erregbarkeit ihres Nervensystems, Sitz der wesentlich reicher gegliederten Vorgänge, die wir ermittelt, beschrieben und erklärt haben, — der Vorgänge, die sich in zwei Gruppen teilen lassen, die des konformen Reagierens der Arteriolen und Capillaren (Fluxion, Ischämie) und die des dissoziierten Reagierens der Arteriolen und Capillaren, wie es in einer großen Mannigfaltigkeit der Typen und ihrer Zwischenformen dem eigen ist, was wir den peristatischen Zustand nennen, der in der Stase gipfelt und die pathische Kreislaufsform katexochen darstellt. Aus dieser experimentell am Säugetier gewonnenen Auffassung vom örtlichen Kreislauf ergibt sich, daß wir eine Capillarphysiologie und -pathologie nicht anerkennen; wir kennen nur in bestimmten Organen des Körpers, so in der Haut, in der Leber, eine Gliederung des Reagierens in Capillargebieten, das aber zusammen mit Reaktion der Arteriolen vor sich geht; in den soeben herangezogenen Organen also der beiden Schenkel der Papillarkörperschlinge und etwa noch ihres Schaltstückes, in der Leber das verschiedene Reagieren der Capillaren der peripherischen und der zentralen Zone des Läppchencapillarnetzes oder beliebig gelegener Teilsysteme (L. LOEFFLER und M. NORDMANN, l. c.)[1]).

Auf dem Gebiete, dem diese Schrift, insbesondere der die Arteriohypertonie behandelnde Teil, gilt, lehnen wir folgerichtig die Verursachung oder Mitverursachung von Blutdruckerhöhung durch (unter Schwankungen dauerhafte) Capillarenge oder -verengerung ab; wir kennen eine solche nur als *eine* der vorkommenden Formen der zu Arteriohypertonie akzedenten Kreislaufsänderungen, die mit Enge oder Verengerung der Arteriolen gesetzmäßig verbunden ist; hinzugetreten trägt sie bei genügender Ausdehnung zur Blutdrucksteigerung bei. Wenn dies richtig ist, so kann es keinen für Arteriohypertonie typischen und konstanten Capillarbefund (bei der Beobachtung mit der Methode OTFRIED MÜLLERs) geben: dies hat denn auch FRITZ LANGE[2]), derselbe, dessen Arteriosklerosestudien in diesem Aufsatze so ausgiebig verwendet worden sind, jüngst (in der Klinik v. ROMBERGs) an einem großen Material festgestellt. Ebensowenig ist es mit unserer begründeten Vorstellung vereinbar, daß man von einem bestimmten Verhalten

---

[1]) Unsere Ablehnung einer Physio- und Pathologie der Capillaren, wie wir (Krankheitsforschung, 1. Bd., 1925) sie mit einer ausführlichen Kritik der AUGUST KROGHschen Monographie (Anatomie und Physiologie der Capillaren, Berlin 1924) vorgenommen und bei der wir uns auch gegen OTFRIED MÜLLERs Darstellung „der Capillaren der menschlichen Körperoberfläche in gesunden und kranken Tagen" (Stuttgart 1922) kurz gewandt haben, hat keine Beachtung bei OTFRIED MÜLLER und U. EBBECKE gefunden, wie u. a. aus dem Referat dieser beiden Autoren an die 89. Versammlung der Gesellschaft Deutscher Naturforscher und Ärzte zu Düsseldorf (Die Naturwissenschaften, 14. Jahrgang, Heft 48/49, 1926) hervorgeht. Wir wiederholen also, daß nicht eine „Capillarpathologie des Menschen" die Aufgabe ist, sondern die Physiologie und Pathologie der innervierten terminalen Gebiete der Strombahn; diese Aufgabe kann allein am Menschen nicht gelöst werden, es bedarf dazu der Versuche am Säugetier. Es bedarf dazu auch nicht nur der Beschreibung, sondern auch der Erklärung — auf dem von uns seit 1910 begangenen Wege oder auf anderen besseren, neu zu bauenden Wegen —; diagnostische Begriffe, wie der des „Endothelsymptoms", wertende wie der der Capillarschädigung, oberflächlich symptomatische wie der der erhöhten Durchlässigkeit u. dgl. sind wertlos, solange ihnen eine naturwissenschaftliche Grundlage fehlt. — Daß Begriffe wie der der Capillaritis (Capillarentzündung) und Capillaropathia, vollends der der mit Exsudation nicht nach außen, sondern in das Lumen einhergehenden „Endocapillaritis" unbrauchbar sind, bedarf keines Beweises.

Wir merken noch an, daß wir in der herangezogenen Abhandlung die zur Zeit geübte physikalisch-chemische Betrachtung der Capillaren als unzulänglich hingestellt haben.

[2]) Arch. f. klin. Med., 152. Bd., 1926.

des Capillardruckes bei Arteriohypertonie spricht; er muß je nach dem Verhalten der terminalen Gebiete verschieden sein, doch gibt es bekanntlich keine brauchbare Methode, dies durch Messung festzustellen. Und da, schließlich, auch die chemische Reizung, die man zur Prüfung des Verhaltens der Körperstrombahn bei Arteriohypertonie angewandt hat, insbesondere durch Adrenalin, nicht nur auf die den erhöhten Blutdruck aufrecht erhaltenden hypertonischen Arterien, sondern auch und vor allem auf die terminalen Gebiete wirkt, ist bei ihrem schwankenden Verhalten im Körper bei Arteriohypertonie ein gleichmäßiger Ausfall der Versuche nicht zu erwarten, der denn auch aus der Literatur nicht hervorgeht; im besondern halten wir es für unberechtigt, Versuchsergebnisse, die an Arteriohypertonischen ohne Vorgänge in den terminalen Gebieten gewonnen worden sind, solchen, die während des Bestehens insbesondere starker und ausgebreiteter Kreislaufsänderungen in den terminalen Gebieten, z. B. bei sog. Glomerulonephritis und im Endkomplex des Schrumpfnierenleidens, ermittelt worden sind, gegenüberzustellen und darauf die Unterscheidung von zwei Formen der Arteriohypertonie zu gründen. Es gibt nur *eine* Arteriohypertonie als Funktionsänderung, zu der Kreislaufsänderungen von der schwächsten, z. B. Gesichtsröte, bis zu der stärksten, z. B. Hirnblutung bewirkenden treten können. Will man auf dem Gebiete der Arteriohypertonie eine Einteilung treffen, so kann sie nur darin bestehen, daß man von Arteriohypertonie mit und ohne akzedente Kreislaufsänderung in den terminalen Gebieten spricht. Diese Vorgänge in den terminalen Gebieten sind von der großen Mannigfaltigkeit, die wir ausführlich gewürdigt haben; was von ihnen in dem einen Organ festgestellt worden ist, darf nicht als in einem anderem bestehend angenommen und nicht ohne weiteres zur Erklärung von Vorgängen in anderen Organen benutzt werden.

Die terminalen Gebiete sind es, in denen sich z. B. die chronische interstitielle Nephritis abspielt; in den Rindengebieten, in denen sie abläuft, stellt sich, wie ebenfalls dargetan, abhängig von einem stärkeren Grade der Erweiterung von Arterienstrecken ein stärkerer Grad der Skleroseveränderungen ein, als er etwa in den übrigen Rindenteilen besteht. Wenn wir hierauf zurückkommen, so geschieht es, um noch einmal zu betonen, daß diese hinzutretende starke bis stärkste Sklerose in Organteilen uns nicht veranlaßt hat, unseren Satz einzuschränken, daß chronische Blutdrucksteigerung auf im Nervensystem begründeter Funktionsänderung beruht und nicht direkt mechanisch hervorgebracht, unterhalten oder gesteigert wird. Die klinische Methode lehrt, daß, wenn der interstitiellen Nephritis ein subakutes und akutes Stadium vorausgehen, in denen die hierhergehörigen Arterienveränderungen fehlen, daß dann während des Ablaufes dieser Vorstadien die Blut-

drucksteigerung beträchtlicher ist als in der Zeit, in der die interstitielle
Nephritis als drittes Stadium jene Arterienveränderungen hervorbringt,
und in der langen Zeit, in der, nach Ablauf der interstitiellen Nephritis,
die fertige sog. sekundäre Schrumpfniere mit den Arterienveränderungen
besteht. Unsere anatomischen Erfahrungen führen uns anhaltend vor
Augen, daß in Leichen von älteren Personen, mögen sie Arteriohypertonie gehabt haben oder nicht, die gleichen wechselnden Grade von
Skleroseveränderungen angetroffen werden können, sowohl wenn der
Gesamtarterienbefund im Körper als wenn der von einzelnen Organen,
z. B. der Niere der Beurteilung zugrunde gelegt wird; sie lehren uns
schließlich, daß Verstärkung der Arteriosklerose in umschriebenen
Teilen von Organen (der Nieren, des Hirnes) inkonstant ist und, vorhanden, in ihrem Umfange, der Zahl der befallenen Strombahngebiete
außerordentlich wechselt: man kann, ohne daß dem die Höhe des Blutdruckes parallel ginge, nach höchsten Graden der Blutdrucksteigerung
— ebenso gut wie keine — wenige verstreute oder zahlreiche, mehr
oder minder gleichmäßig verteilte geschrumpfte Bezirke finden, die,
auf die hinzugetretene interstitielle Nephritis zurückzuführen, in ihrem
Bereich die während ihres Ablaufes verstärkt sklerotisch gewordenen
Arterien einschließen, in den wenigen Organen, in denen auf Teile derselben beschränkt derartiges überhaupt vorkommt, unter denen die
Nierenrinde die Hauptrolle spielt. Von dieser haben wir gezeigt und es
gilt dies zweifellos allgemein, daß durch Intimahyperplasie oder Hyalinisierung der Wand verengt erscheinende Arterien nach Injektion weiter,
nicht mehr auch nur eng erscheinen, und daß selbst verödete Glomeruli
vom Blut auf anderen Bahnen, neugebildeten, umgangen werden.
Nicht die Arteriosklerose, etwa durch ihr natürliches Fortschreiten
oder Sichausbreiten, bringt die Schrumpfungsbezirke und die in ihrem
Bereich sich steigernden Skleroseveränderungen hervor, sondern die
akzedente Kreislaufsänderung in den terminalen Gebieten bei bestehender Arteriohypertonie, deren Wirkung auf den Blutdruck eine
nachweisbare Steigerung durch den hinzugetretenen Prozeß, soweit
er die Arterien betrifft, nicht erfährt.

Haben wir oben unterschieden zwischen Arteriohypertonie ohne und
solcher mit akzedenten Kreislaufsänderungen, so stehen wir nun vor
der Aufgabe, den Ort der nervalen Vorgänge anzugeben, die die Arteriohypertonie und das was zu ihr hinzutreten kann hervorbringen und
unterhalten. Wir sehen, was zunächst die sozusagen reine, unkompli-
zierte Arteriohypertonie angeht, also eine Engeeinstellung von Arterien
in Teilen des Körpers, in verschiedenen Organen desselben, deren Strombahn und deren Parenchym, soweit dieses Nerven bezieht, vom Zentralnervensystem aus innerviert ist, in diesem, das auch den normalen Arteriotonus aufrecht erhält, den gesuchten Ort; eine Erörterung, welche

Bezirke in Betracht und welche besonders in Betracht kommen, kann hier unterbleiben und würde bei dem Mangel an Kenntnissen wenig befriedigend ausfallen. Wird die Arteriohypertonie vom Zentralnervensystem aufrechterhalten, so entsteht sofort die Frage, ob dies auf reflektorischem Wege oder areflektorisch, wie man zu sagen pflegt, automatisch geschieht. Wenn diese Frage für den normalen Arteriotonus zur Zeit nicht beantwortet werden kann, so gelingt es für seine Steigerung ebensowenig; wir glauben nur bemerken zu dürfen, daß wir Beweise dafür vermissen, daß Personen mit Arteriohypertonie erhöhter reflektorischer (und psychischer) Beeinflussung ausgesetzt gewesen sind oder sind: hiergegen spricht, daß sie in allen Volksklassen auftritt, unter beliebigen Lebensbedingungen, den einfachsten, wie den verwickeltsten, und im Bereiche unserer Beobachtungen, die fast nur kleinen Leuten und ihren Leichen gegolten haben, sehr häufig ist. Daher glauben wir das Entscheidende den Zentren des Zentralnervensystems beilegen zu müssen; was in diesen zur Erhaltung des normalen und des gesteigerten Arteriotonus vor sich geht, ob ihm autochthone Prozesse zugrunde liegen, ob vom Blute aus Reize auf sie einwirken, wie zentripetale Nervenvorgänge in die Zentrenvorgänge eingreifen, so daß die zentrifugalen Nerven diese oder jene Wirkung hervorbringen, dies alles ist in Dunkel gehüllt, in dem nicht einmal Hypothesen gedeihen und Aussicht auf eine sei es noch so bescheidene Ernte eröffnen; in ein Dunkel, das seine Undurchdringlichkeit dann offenbart, wenn man überlegt, daß man nur Teilvorgänge angeben, aber von ihrem speziellen Ablauf — der so erfolgen muß wie in den übrigen Organen, nämlich in von der Gewebsflüssigkeit vermittelter Beziehung zu dem in innervierter Strombahn fließenden Blute — nicht das geringste angeben kann, nicht in bezug auf die Zentren, nicht in bezug auf die Nervenleitungsvorgänge; auch nicht darüber, wie der Nervenvorgang die Strombahn und ihre Teile (die mit Muskelfasern versehenen Gefäße und die aus Zellröhren bestehenden Capillaren) zur Verengerung oder Erweiterung veranlaßt.

Da es mit den übrigen vergleichbaren Körpervorgangskomplexen nicht wesentlich anders steht, müssen wir uns mit diesen Angaben begnügen und auf den Versuch verzichten, das Verhalten anderer nervaler Zentren zur Aufklärung heranzuziehen, aus dem aus demselben Grunde auch keine Einwände gegen unsere Darstellung zu schöpfen sind.

Wir sprechen also von einer anderen Einstellung der Zentren für den Arteriotonus der Art, daß die Arteriohypertonie besteht, deren Gegenstück die chronische Arteriohypotonie ist. In den Ablauf der zentralen Vorgänge, wie immer sie entstanden sein mögen, greifen zentripetale Nervenvorgänge ändernd ein; ihnen, doch nicht ihnen allein, da auch Zentrales in Betracht kommt, schreiben wir die Schwankungen zu, die an dem Erfolgsorgan, der Blutstrombahn, bemerkt werden und an den

Schwankungen des erhöhten Blutdruckes erkennbar sind. Eine etwa
in den Nieren, z. B. beim Bestehen von Hydronephrose, Cystennieren,
zustande kommende Arteriohypertonie (in dem hier gebrauchten Sinne
der dauerhaften) erkennen wir nicht an, da nach unseren Erfahrungen
in solchen Fällen die Herzmuskelhyperplasie ganz inkonstant ist und
vorhanden mit zentrogener Arteriohypertonie erklärt werden kann, die
so häufig in dem Alter ist, in dem der Tod an den genannten Krankheiten eintritt.

Indem wir zu kurzen wiederholenden und ergänzenden Bemerkungen
über die *akzedenten Kreislaufsänderungen* übergehen, bemerken wir
zunächst, daß wir von Hinzutreten sprechen, um zu verhindern die
Vorstellung von einer Verursachung dieser peripherischen Vorgänge
durch die zentralen in dem Sinne, daß diese die unmittelbare und
einzige Ursache jener seien; diese Auffassung ist wie in allen anderen
Gebieten der Pathologie so auf dem in Rede stehenden, so wenig bekannten ungenügend, da sie der Zahl und Komplikation der ineinander-
greifenden Teilvorgänge nicht gerecht wird; sie scheitert auch daran,
daß Arteriohypertonie lange allein bestehen kann, ohne daß ein solches
Hinzutreten erschließbar oder nachweisbar ist, und ist schädlich, da
sie die falsche Aussicht hervorbringen kann, daß der hohe Druck als
solcher (direkt-mechanisch) die Kreislaufsänderungen setzt und Exsudat,
z. B. rote Blutkörperchen aus den Capillaren hinauspreßt. Der Ausdruck akzedent soll auf der anderen Seite keineswegs das Bestehen von
kausalen Relationen ausschließen, das vielmehr von der Häufigkeit
der bei bestehender Arteriohypertonie auftretenden Kreislaufsänderungen in den terminalen Gebieten gefordert wird; diese Relationen
sind in ihrem Entstehen heute nicht Gegenstand des Wissens, sondern
Aufgabe der Forschung. Wir können hierzu nur soviel bemerken, daß
wir uns das Hinzutreten als im Zentralnervensystem stattfindend vorstellen; z. B. also so, daß nachdem im Zusammenhang mit Scharlach
Arteriohypertonie entstanden ist, zentrale Vorgänge es bewirken, daß
die dem Einsetzen der sog. Glomerulonephritis eigentümliche Kreislaufsänderung in den Nieren, im Unterhautfettgewebe die das Ödem,
im Hirn die die Eklampsie herbeiführende auftritt; desgleichen, daß
alle die zahlreichen Vorgänge in terminalen Gebieten der Körperstrombahn, die im Endkomplex des Schrumpfnierenleidens auftreten, im
Zentralnervensystem entstehen. Diese Auffassung ist die unvermeid-
liche Konsequenz dessen, was wir im speziellen Teil auseinandergesetzt haben; sie mehr im Einzelnen zu entwickeln, ist hier nicht mehr
der Platz und würde lange Erörterungen z. B. über die Natur des Scharlachs nötig machen, Erörterungen, ferner darüber, welche Rolle das
Zentralnervensystem bei den Infektionskrankheiten spielt, eine Rolle,
auf die u. a. aus dem Fieber zu schließen ist. Wir haben schließlich in

der Lehre von der Eklampsie der Schwangeren ein Beispiel dafür gegeben, daß Erregung zentripetaler Nerven mit dem Auftreten wie von Arteriohypertonie so von akzedenten Kreislaufsänderungen zu tun hat.

Wir erinnern erneut und nachdrücklich daran, daß die akzedenten Kreislaufsänderungen zwischen der geringsten und der höchsten vorkommenden Stärke liegen, daß also keineswegs bei Arteriohypertonie Ischämie und Anämie eine besondere Rolle spielen; wir erinnern auch daran, daß starke, lange Kreislaufsänderungen, wie sie z. B. vom Einsetzen der akuten sog. Glomerulonephritis an bis zum Erreichen der sog. sekundären Schrumpfniere bestehen, abhängen von der Stärke und Dauer der *initialen* Kreislaufsänderung, die ihren weiteren abnehmenden ausgesprochen chronischen Verlauf automatisch nach sich zieht. Schließlich ist es zweckmäßig, darauf aufmerksam zu machen, daß die akzedenten Kreislaufsänderungen nichts „Spezifisches" an sich haben; es sind vielmehr dieselben, wie sie auch ohne Arteriohypertonie auftreten: der Zusammenhang mit dieser kann also nur im quantitativen Sinne wie die Häufigkeit des Auftretens, so den Grad der Stärke, insbesondere den Grad der initialen Stärke, dessen entscheidende Bedeutung wir soeben wieder betont haben, festlegen, insbesondere steigern. Da die Gewebsvorgänge, wie wir ausführlich gezeigt haben, von den durch Nervenreizung hervorgebrachten Kreislaufsänderungen abhängig und weit davon entfernt sind, „spezifisch" zu sein, sind es wieder nicht qualitative, sondern quantitative Charaktere, die den Verlauf derjenigen Gewebsvorgänge, seien es nur die die Funktion, seien es auch die die Struktur betreffenden, auszeichnen, die bei Arteriohypertonie auftreten. Eine sehr gründliche und kritische Beschäftigung mit dem Gegenstande, wie sie bisher in genügendem Umfange nicht stattgefunden hat, wird den Geltungsbereich der in den terminalen Gebieten akzedenten Kreislaufsänderungen im gesamten Körper festzustellen haben und den wie es scheint auf gleicher und erster Stufe stehenden Organen, Hirn und Niere, die anderen in der ihnen zukommenden Bedeutung anreihen.

In dieser unserer Lehre von den akzedenten Kreislaufsänderungen in den terminalen Gebieten sehen wir eine Klärung der Sachlage, zu der die Kritik Stellung nehmen möge; eine Erklärung, welche Relationen (kausale, die allein in Betracht kommen) bestehen zwischen der Arteriohypertonie und dem Hinzutreten von Kreislaufsänderungen in den terminalen Gebieten in der zu beobachteten Häufigkeit, vermögen wir, um dies zu wiederholen, nicht zu geben. Wir sehen eine *Erklärung* nicht darin, wenn man von einer erhöhten Erregbarkeit der in Betracht kommenden Teile des Nervensystems sowohl in bezug auf die Arteriohypertonie als das Akzedente spricht; es würde das nicht mehr als eine — *berechtigte* — *Zuordnung* zu anderem, ebenso Unbekanntem bedeuten. Wir billigen auch die Anwendung des Begriffs der Neurose, Vasoneurose nicht, dessen Verschwommenheit sofort erhellt, wenn man ihn zu definieren versucht.

Arteriohypertonie und die mit ihr irgendwie kausal verbunden zu denkende Disposition zum Eintreten von akzedenten Kreislaufsveränderungen, sehr verbreitete persönliche Eigentümlichkeiten, gehen häufig so weit in die Jugend zurück und sind so häufig an Familienzugehörigkeit geknüpft, daß man in solchen Fällen die Arteriohypertonie auf eine ererbte konstitutionelle Eigenschaft der sie aufweisenden Personen zurückführen darf; wie oft das der Fall ist, wie oft sie unabhängig von Erbeinflüssen entsteht, ist der Kenntnis entzogen. Es liegt auf der Hand, daß kausale Urteile, in denen die Wirkungsweise der Vererbung einer Anlage, aus der die Arteriohypertonie sei es in der Jugend, sei es im späteren Alter hervorgeht, ausgesprochen werden könnte, nicht möglich sind; es bleibt daher nur übrig, zu erörtern, ob rein von außen wirkende Einflüsse bekannt sind, die Arteriohypertonie erzeugen. Als solche wird auch jetzt noch von der Nebenniere vermehrt sezerniertes oder nicht vermehrtes, indessen durch die „sensibilisierende" Wirkung anderer chemischer Körper auf die Erfolgsorgane gesteigerte Kraft erhaltendes Adrenalin angeführt; wir müssen auch hier noch einmal einwenden, wie bei Gelegenheit derselben Erörterung im Kapitel über die Genese der Sklerose, daß Adrenalin unserem Nachweis zufolge je nach der Konzentration (fluxionäre) Erweiterung, Verengerung oder Verschluß von Arterien und Capillaren, den peristatischen Zustand mit Ausgang in Stase zu bewirken vermag; von einem hypertonieerzeugenden und — unterhaltenden Einfluß des Adrenalins oder anderer Körper im Blute könnte also nur die Rede sein, wenn bekannt wäre, daß es im Körper des Menschen mit Arteriohypertonie allein oder unter Mitwirkung anderer Stoffe diejenige Stärke der Wirkung ausübt, die man am erhöhten Blutdruck mißt. Dieser Nachweis ist nicht erbracht; auch für die angeblich sensibilisierenden Stoffe, die noch andere Wirkung haben, unter ihnen Senkung des Blutdruckes, müßte erst die Frage ihrer Konzentration gelöst sein, ehe man ihnen diese oder jene Wirkung zuschreiben dürfte. Schließlich ist darauf aufmerksam zu machen, daß Adrenalin am stärksten in den terminalen Gebieten angreift; diese sind es aber, wie wir gezeigt haben, nicht, in denen die Blutdrucksteigerung zustande kommt. Zu allerletzt wiederholen wir auch hier, daß wir den Nachweis nicht erbracht sehen, daß der normale Blutdruck von chemischen Stoffen im Blute (durch chemische Reizung) hervorgebracht und aufrecht erhalten wird; demgemäß nehmen wir es auch nicht für den chronisch gesteigerten an. — Was wir eben vom Adrenalin auseinandergesetzt und namentlich in bezug auf die Quantenfrage betont haben, die zuerst für den menschlichen Körper gelöst sein muß, soll einem Stoffe eine bestimmte Wirkung zugeschrieben werden, gilt mutatis mutandis auch für das Cholesterin; an der früheren Stelle, an der wir uns mit der Hypercholesterinämie als angeblicher Ursache der Sklerose des Menschen beschäftigt haben, ist belegt worden, daß sich die behauptete blutdrucksteigernde Wirkung der Zufuhr sehr großer Cholesterinmengen in den Körpern von Versuchstieren, Mengen, die eine wesentlich stärkere Hypercholesterinämie bewirken, als sie beim Menschen vorkommt, sich in den späteren Experimenten nicht bestätigt hat. Das Gesagte darf genügen, auch diese Hypothese abzulehnen; daß nichts geschehen ist, sie auf die nervale, insbesondere zentrale Komponente der Arteriohypertonie anwendbar zu machen, sei nicht versäumt zu erwähnen; physikalisch-chemische Hypothesen, die der angenommenen Beeinflussung der glatten Muskelfasern durch das Cholesterin gelten und so die Arteriohypertonie zu erklären sich bemühen[1]), werden dem nicht gerecht, daß es sich um einen neuromuskulären Vorgang und Zustand bei der Arteriohypertonie handelt, dem mit unzulänglichen physikalisch-chemischen Vorstellungen über Muskelkontraktion und muskulären Tonus nicht beizukommen ist.

Wir haben im vorhergehenden das gesagt, was heute von der Entstehung der Arteriohypertonie, so wir sie auffassen, gesagt werden kann, und hoffen, recht zahlreiche Leser davon überzeugt zu haben, daß es die ewigen Probleme der Physiologie sind, zu denen sie als Teilproblem gehört; in dieser Betrachtungsweise erscheinen uns die Versuche, einen bestimmten chemischen Körper als *die* Ursache hinzustellen, als der Größe der Aufgabe unangemessen und aussichtslos. Wir haben von dem ausschließlich über das Zentralnervensystem sich vollziehenden Einfluß der psychischen Vorgänge auf Entstehen und Bestehen der Arteriohypertonie und der akzedenten Kreislaufsänderungen nur sehr kurz gesprochen; unbestreitbar und unbestritten, ist er nur verständlich auf dem Standpunkte, daß die physischen Vorgänge, in denen die Arteriohypertonie und das Akzedente bestehen, im Zentralnervensystem begründet sind.

Arteriohypertonie und Arteriosklerose zu vergleichen bieten die beiden Teile unserer Abhandlung dem Leser Gelegenheit und Stoff. Wenn wir selbst darauf verzichten, diesen Vergleich auszuführen, so liegt dem die Hoffnung zugrunde, daß ihn weitere Forschung besser vorbereiten wird, als es heute der Fall ist; welche zunächst sichtbare Lücken auf beiden Seiten stören, haben wir teils ausgesprochen, teils erkennen lassen; als besonders hinderlich die Lücke, die darin besteht, daß über das Verhalten der terminalen Gebiete bei reiner Arteriosklerose

---

[1]) K. WESTPHAL, Zeitschr. f. klin. Med., 100, Bd., 1925.

nichts bekannt ist. Wir beschränken uns hier darauf, in der Richtung auf den Vergleich, den erst vervollständigte Kenntnisse werden vornehmen können, seinen Gegenstand zu präzisieren: es ist nicht die Aufgabe, Arteriohypertonie und Arteriosklerose gegenüberzustellen, da diese, wie wir nun wissen, zwei disparate Begriffe sind, der eine funktionellen, der andere anatomischen Inhaltes: Arteriosklerose das Ergebnis des anatomischen Denkens und Erklärens, Arteriohypertonie das des Denkens und Erklärens in Vorgängen, des, den Ausdruck ateleologisch verstanden, funktionellen Denkens, das dem lebenden Körper allein angepaßt ist, dem die klinische und die experimentelle Methode der Pathologie unmittelbar dienen und dem die anatomische Methode nur ein wertvolles Mittel zu dem einzigen Zwecke der pathologischen Forschung ist, kausale Zusammenhänge von Vorgängen nachzuweisen und auf diese Weise wie Funktions-, so Strukturänderungen zu erklären. So verstanden ist unserem Nachweis zufolge der Gegenstand des Vergleiches Arterio*hyper*tonie und Arterio*hypo*tonie, von dieser diejenige Form, die zu Skleroseveränderungen führt. Wir glauben der Erkenntnis der beiden Vorgangskomplexe, die diese Stichnamen führen, in unserer Schrift die Grundlage gegeben zu haben mit dem Nachweis, daß es das zentrale und das peripherische Nervensystem ist, in dem der erste Teilvorgang abläuft; und mit dem ferneren Nachweis, daß die Teilvorgänge insgesamt, einer so wichtig wie der andere, schon jetzt in kausalen Zusammenhängen dargestellt werden können, sei es auch nur in erster, sehr schwacher Annäherung an ferne Ziele auf einem Wege, der alle Bestandteile des Körpers berücksichtigt und auf dem sich alle Methoden der Pathologie zu betätigen haben: jedoch so, daß die Allgemeine Pathologie aus den Teilergebnissen ein Ganzes formt. Dies ist hier versucht worden mit einer Allgemeinen Pathologie, die nicht die zellulartheoretische, nicht die physikalisch-chemische, sondern so beschaffen ist, wie es unsere Eingangsworte kurz angeben.

Pathologische Anatomie und Histologie des Blutes und Knochenmarks, der Lymphknoten und Milz. Bearbeitet von
M. Askanazy, E. Fraenkel †, K. Helly, P. Huebschmann, O. Lubarsch, C. Seyfarth, C. Sternberg. Erster Teil: Blut. Lymphknoten. (Bildet den ersten Band vom „Handbuch der speziellen pathologischen Anatomie und Histologie“, herausgegeben von **F. Henke**-Breslau und **O. Lubarsch**-Berlin.) Mit 133 Abbildungen. X, 372 Seiten. 1926. RM 63.—; gebunden RM 66.—

Handbuch der Krankheiten des Blutes und der blutbildenden Organe. Hämophilie. Hämoglobinurie. Hämatoporphyrie.
Bearbeitet von L. Aschoff-Freiburg, M. Bürger-Kiel, E. Frank-Breslau, H. Günther-Leipzig, H. Hirschfeld-Berlin, O. Naegeli-Zürich, F. Saltzman-Helsingfors, O. Schauman †-Helsingfors, F. Schellong-Kiel, A. Schittenhelm-Kiel, E. Wöhlisch-Würzburg, herausgegeben von **A. Schittenhelm**. In zwei Bänden. (Aus „Enzyklopädie der klinischen Medizin“. Spezieller Teil.) Erster Band. Mit 110 Abbildungen. X, 616 Seiten. 1925.
RM 72.—; gebunden RM 75.—
Zweiter Band. Mit 101 Abbildungen. VIII, 692 Seiten. 1925.
RM 78.—; gebunden RM 81.—
Beide Bände werden nur zusammen abgegeben.

Blutkrankheiten. Eine Darstellung für die Praxis. Von Prof.
Dr. **Georg Rosenow**, Oberarzt an der Medizinischen Universitäts-Klinik in Königsberg i. Pr. Mit 43 zum Teil farbigen Abbildungen. („Fachbücher für Ärzte“, herausgegeben von der Schriftleitung der Klinischen Wochenschrift, Band XI.) VIII, 260 Seiten. 1925. Gebunden RM 27.—
Die Bezieher der „Klinischen Wochenschrift“ erhalten die „Fachbücher“ mit einem Nachlaß von 10%.

Die Krankheiten des Herzens und der Gefäße. Ein kurzgefaßtes
praktisches Lehrbuch von Geh. Med.-Rat Dr. **Heinrich Hochhaus †**, Professor an der Akademie für praktische Medizin, Direktor des Augusta-Krankenhauses, Köln. Bearbeitet und herausgegeben von Dr. G. Liebermeister, leit. Arzt der Inneren Abteilung des Städtischen Krankenhauses Düren. Mit 72 Textabbildungen. VI, 313 Seiten. 1922.
RM 8.—; gebunden RM 10.—

Lehrbuch der Herzkrankheiten. Von Sir **James Mackenzie**.
Zweite, deutsche Auflage. Nach der dritten englischen Ausgabe übersetzt und durch Zusätze erweitert von Prof. Dr. C. J. Rothberger, Wien. Mit 327 Abbildungen. XVI, 551 Seiten. 1923.
RM 22.—; gebunden RM 24.—

Über das Asthma cardiale. Versuch zu einer peripheren Kreislauf-
pathologie. Von Prof. Dr. **Hans Eppinger**, Dr. **L. v. Papp** und Dr. **H. Schwarz**, Erste Med. Klinik in Wien. Mit 39 Abbildungen im Text. VII, 257 Seiten. 1924. RM 9.60

Das Versagen des ganzen Kreislaufes. Dynamische und ener-
getische Ursachen. Von Prof. Dr. **Hans Eppinger**, Direktor der Medizinischen Klinik Freiburg i. B., Dr. **Franz Kisch**, Wien, und Dr. **Heinrich Schwarz**, Wien. Mit etwa 55 Textabbildungen. Erscheint im Juli 1927.

Emphysem und Emphysemherz. Klinik und Therapie. Von Dr.
Nikolaus Jagič und Dr. **Gustav Spengler**, Wien. (Abhandlungen aus dem Gesamtgebiet der Medizin.) 42 Seiten. 1924. RM 1.50
Für Abonnenten der „Wiener klinischen Wochenschrift“ ermäßigt sich der Bezugspreis um 10%.
(Verlag von Julius Springer in Wien.)